抗菌药 与 超级细菌

天使与魔鬼的博弈

主　编　汤文璐

副主编　李文思

编　者　（以姓氏笔画为序）

汤文璐　李文思　李良瑾　陈玉洁

人民卫生出版社

图书在版编目（CIP）数据

抗菌药与超级细菌：天使与魔鬼的博弈/汤文璐主编.—北京：人民卫生出版社，2020

ISBN 978-7-117-29586-4

Ⅰ.①抗… Ⅱ.①汤… Ⅲ.①抗菌素－关系－细菌－抗药性－研究 Ⅳ.①R978.1

中国版本图书馆 CIP 数据核字（2020）第 019782 号

| 人卫智网 | www.ipmph.com | 医学教育、学术、考试、健康，购书智慧智能综合服务平台 |
| 人卫官网 | www.pmph.com | 人卫官方资讯发布平台 |

抗菌药与超级细菌——天使与魔鬼的博弈

主　　编：汤文璐

出版发行：人民卫生出版社（中继线 010-59780011）

地　　址：北京市朝阳区潘家园南里 19 号

邮　　编：100021

E - mail：pmph @ pmph.com

购书热线：010-59787592　010-59787584　010-65264830

印　　刷：河北新华第一印刷有限责任公司

经　　销：新华书店

开　　本：710×1000　1/16　印张：20

字　　数：317 千字

版　　次：2020 年 3 月第 1 版　2020 年 3 月第 1 版第 1 次印刷

标准书号：ISBN 978-7-117-29586-4

定　　价：59.00 元

打击盗版举报电话：010-59787491　E-mail：WQ @ pmph.com

质量问题联系电话：010-59787234　E-mail：zhiliang @ pmph.com

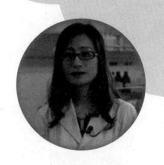

● 主编寄语 ●

在没有抗菌药的时代，人们可能因为一次普通的感染而丧命；而如今，纵然坐拥众多抗菌药，面对细菌感染我们依然无法高枕无忧——误用、错用，乃至滥用抗菌药催生了无药可医的超级细菌，人类正面临前所未有的困境。

难道后抗生素时代真的要来临了吗？细菌耐药性和超级细菌已成为全人类共同面临的严峻的公共卫生危机，我们委以重任的抗菌药已是岌岌可危。面对这样的挑战，我们该做些什么，又能做些什么？

我是复旦大学药学院汤文璐，医药学者和师者的双重使命促使我携教学团队撰写此书，为人类打赢这场菌药博弈尽一份绵薄之力：敲响超级细菌肆虐的警钟，传播实用、易懂的抗菌药知识，提高合理使用抗菌药的意识，教育民众投入延缓耐药菌产生的实际行动。

在本书中，抗菌药和超级细菌分别化身为天使与魔鬼，展开了一场拉锯战。本书以独特、新颖的视角，为你展现抗菌药和超级细菌间博弈的历程；以深入浅出、生动形象的文字，教你抗菌药与超级细菌的知识；以浅显易懂、亦庄亦谐的描述，让你辩证地看待菌药的关系。

超级细菌的汹汹来势关系每个人的健康安危，面对这危及每个人的严酷现实，是坐以待毙还是奋力反击？相信你心中已有答案。

让我们行动起来吧！战争已经打响，智慧勇敢的你，快来用知识武装自己，迎击魔鬼般来袭的超级细菌，帮助天使般护佑我们的抗菌药打赢这场菌药博弈之战。

汤文璐

2019 年夏 于上海

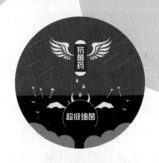

· 前言 ·

你是否知道，在没有抗菌药的时代，人们可能因为一次普通的感染而丧命？

你是否认为，在有着众多抗菌药的今天，面对细菌感染我们大可高枕无忧？

抗菌药耐药已成为 21 世纪一大严峻的公共卫生问题。目前，多重耐药菌乃至广泛耐药的超级细菌在全球范围内肆虐，微生物感染导致的死亡已位居各种死因的前十位。英国科学家近来发表的研究显示，到 2050 年，抗菌药耐药每年会导致 1 000 万人死亡，造成 100 万亿美元的经济损失。而在当前抗菌药用量约占世界一半的中国大陆，如不采取有效措施，到 2050 年，抗菌药耐药每年将导致 100 万人死亡，累计造成 20 万亿美元的损失。

面对这一公共卫生问题，世界卫生组织与各国纷纷采取了严厉的监管手段，限制抗菌药物的滥用，推进抗菌药物的合理使用。自 2004 年起，国家卫生健康委员会（原卫生部）颁布了多项行政规范并开展各项整治活动，严格管制抗菌药物的滥用。这些举措获得了显著成效，但遗憾的是，这些举措多数仅针对医疗机构，民众对抗菌药物滥用的危害以及超级细菌的泛滥仍知之甚少，而日常生活中滥用抗菌药的现象仍比比皆是；此外，细菌感染是一种常见疾病，抗菌药的使用与百姓生活息息相关，众多网友在网上的问答平台纷纷留言想要了解如何正确使用抗菌药物。于是我们发现，民众既缺乏抗菌药使用知识，亦缺乏了解相关知识的有效途径。

实际上，细菌的耐药性传播与抗菌药物的滥用息息相关，因此，在面对细菌耐药这一公共卫生问题时，我们有必要提供一个有效的知识获取途径，通过在民众间普及抗菌药使用常识，传达合理使用抗菌药的观念，呼吁民众从自身做起，拒绝滥用抗菌药物。

本书从多方面介绍抗菌药与超级细菌间的关系，全书内容分为七章，介绍了超级细菌的肆虐、抗菌药的发现历史、抗菌药的分类与机制、抗菌药的不良反应、抗菌药的滥用、抗菌药的使用误区及抗菌药的监管等多方面的知识，以期为读者全面地展现"菌药大战"的缘起、战况和未来局势。

本书作为科普类读物，考虑到读者具有多元的教育与生活背景，因此在写作时兼顾科学性与趣味性，用通俗易懂的方式，将枯燥的细菌耐药性产生、抗菌药的药理机制、药物的不良反应等方面的知识以生动的形式呈献给读者；在介绍"菌药大战"时，以"天使""魔鬼"分别作比抗菌药与超级细菌，将抽象的这两者拟人化，并灵活运用举例子、打比方、讲故事等多种方式，将枯燥的知识生动化；书中还大量穿插与抗菌药的发明发现有关的故事和名人轶事，使本书更具可读性。

通过全面、生动地介绍抗菌药与超级细菌的相关知识，本书旨在为非医药专业的读者提供了解抗菌药与超级细菌的一扇窗口，知晓抗菌药物的合理使用以及防治超级细菌的有效措施，为百姓家庭合理用药和用药安全提供保障。同时，由于本书涉及较多医药专业知识，因此对于刚进入医药专业学习的学生而言，本书也是医药学科的敲门砖：学生可以借助通俗易懂的方式，初步掌握较为深奥的药理学和抗感染治疗学的内容，为之后的深入学习打下基础，达到事半功倍的效果。再者，通过普及这些知识，民众也将更能理解国家卫生健康委员会为抑制抗菌药滥用推出的一系列举措，能够从自身做起，积极主动地配合国家措施，更好地打赢这场拒绝滥用抗菌药物的攻坚战。

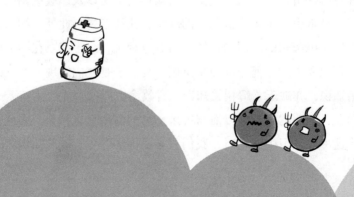

值得一提的是，与本书同名的慕课课程（massive open online courses，MOOC）已在美国和国内两大著名的在线教育 MOOC 平台上开课，读者可免费至美国 COURSERA 课程平台*及中国大学 MOOC 平台**学习配套课程。该课程的主体内容及知识脉络与本书一致，主要是以真人授课辅以教学情景剧的形式简明扼要地介绍相关内容。读者可通过 MOOC 在线课程这一渠道，以更为直观的形式建立"菌药大战"的基础概念、学习其基础知识，再通过阅读本书拓展知识、巩固理解，获得更佳的学习效果。

尽管本书编写者尽了最大的努力，但由于编写经验不足、水平有限，书中难免存在疏漏和不足，恳请广大读者批评指正。

你听到了吗？战争的号角已经吹响！超级细菌魔鬼般汹汹来袭，它在宣战！

天使般庇护人类的抗菌药已岌岌可危！天使和魔鬼间的殊死搏战已是剑拔弩张！

来吧！让我们一起徜徉此书——《抗菌药与超级细菌——天使与魔鬼的博弈》，找到遏制抗菌药滥用与反击细菌耐药的答案。当每一位读者都成了抵御细菌耐药的生力军，我们终将赢得这场菌药博弈。

*COURSERA 是免费大型公开在线课程项目，由美国斯坦福大学两名教授创办。旨在同世界顶尖大学合作，在线提供免费的网络公开课程。本书主编就职的复旦大学也是 COURSERA 进军中国后首选的几所国内顶尖高等学府之一。

（课程网址：https://www.coursera.org/learn/kangjunyao-chaojixijun）

**中国大学 MOOC 是网易云课堂和爱课程网合作推出的 MOOC 平台，也是最大的中文 MOOC 平台。

（课程网址：http://www.icourse163.org/course/fudan-461003）

·目录·

第一章
超级细菌的肆虐

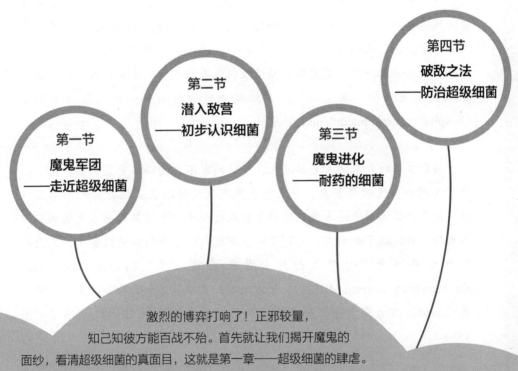

第四节
破敌之法
——防治超级细菌

第二节
潜入敌营
——初步认识细菌

第三节
魔鬼进化
——耐药的细菌

第一节
魔鬼军团
——走近超级细菌

激烈的博弈打响了！正邪较量，知己知彼方能百战不殆。首先就让我们揭开魔鬼的面纱，看清超级细菌的真面目，这就是第一章——超级细菌的肆虐。

本章分为四小节，第一节领教魔鬼的威力；第二节摸清细菌的家底；第三节剖析细菌耐药的原因；第四节洞悉除魔的方略。

超级细菌肆虐，人类正被逼向后抗生素时代的险境。不战则亡，让我们应战吧：迎击魔鬼，拯救人类！

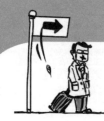
呼哧，呼哧，呼哧……

一个脸色苍白的人正躺在病床上，通过嘴里插着的白色管子艰难地呼吸。周遭是一片寂静的白色，正如他无助的脸色一样，唯一的色彩恐怕只有床旁心电监护仪上的条条曲线，仿佛在诉说着一个艰难求生的故事。他大睁双眼，嘴巴一瘪一瘪，努力地借助呼吸机吸入氧气，似在向世人无声呐喊着强烈的求生欲望。床尾病卡上的诊断写得分外清楚：医院获得性肺炎（hospital acquired pneumonia，HAP）。

一群穿着白大衣的人突然涌入，让这间本不大的病房更显拥挤。为首的是一个花白头发的年长者，一眼望去很有教授的派头。他身边一个略显憔悴、似乎仓促间胡子还未及刮净的年轻人赶忙将一个厚厚的病案夹递给了这位教授。教授翻了翻病历，看到了一张刚刚打印出来的检验报告单，上面的培养结果写着"耐甲氧西林金黄色葡萄球菌"（methicillin-resistant *Staphylococcus aureus*, MRSA），下方还有一大堆药名如青霉素、克林霉素、苯唑西林、万古霉素等，药名的后面无一例外都跟着"R"这个字母（图1.0-1）。

教授对着这张报告单万般无奈地长叹了口气，又把目光转向床头的透明小瓶子，里面装着患者的痰液。天哪！瓶子里面的痰液已经不是液体了，而是黏糊糊的，像黏胶一样，黄白色中还伴着一丝丝血色。教授摇摇头，对着

XX医院细菌培养报告单

姓名：XXX　　科室：呼吸科监护室　　性别：男

年龄：XX　住院号：XXXXXXXX　送检样本：痰

　　鉴定结果：**耐甲氧西林金黄色葡萄球菌**

药敏结果：

庆大霉素	R	克林霉素	R
青霉素	R	红霉素	R
苯唑西林	R	万古霉素	R
利奈唑胺	R	环丙沙星	R
利福平	R	四环素	R

核对人：XX
2014.01.05

痰样本：样本黏稠，结果相对可靠

图 1.0-1　患者痰细菌培养报告单结果

那个年轻人无奈地说："患者体温还是没有降下来，耐药金葡菌感染，对所有抗菌药都耐药，已经没有什么特效药使用了，继续使用万古霉素看看吧。记得痰液是要每天送检培养的，还要监测患者的肾功能是否正常。"年轻人惶恐地点头并在纸上记录着这些凝重的话。随后，感到病情已经回天乏术，教授迈着沉重的步伐离开了病房。

第一节　魔鬼军团——走近超级细菌

一、超级细菌的定义——知己知彼百战不殆

引子中讲述的故事，其实每天都在各家医院中真实地发生。尽管不同患者的表现不同，有的表现为咳嗽咳痰、呼吸不畅，有的表现为反复腹泻等，但是这些患者的生命无一例外地都受到了耐药细菌的威胁。那么耐药细菌与我们通常所说的细菌有什么不同吗？

耐药细菌，简称为耐药菌，顾名思义是对抗菌药物耐药的细菌，也就是说抗菌药物不能杀灭细菌或者抑制细菌的生长。那张报告单上一连串大写的"R"字母，是耐药"resistant"的首字母，代表细菌对该抗菌药物耐药，即该抗菌药不能单独用于对抗该细菌的感染。有些细菌天生就对某些抗菌药物耐药，但更多的细菌是因为人类不合理的使用才出现了耐药性。在有些细菌培养报告单上我们还能够看到大写的"S"或"I"：抗菌药物后面标有"S"，意味着细菌对这个药物敏感（susceptible）；而标有"I"，代表中介的（intermediate），意味着使用该类抗菌药物的疗效并不确定，可能需要大剂量使用才能够发挥抗菌疗效。那么耐药菌与超级细菌又是什么关系呢？

耐药菌根据耐药种类的多寡分为以下几类：①多重耐药性（multi-drug resistance, MDR）指一种微生物对3类或3类以上抗菌药同时耐药（编者注：抗菌药物的分类详见第三章）。②泛耐药性（pan-drug resistance, PDR）指对5类及5类以上抗菌药耐药，另有专家认为PDR是指除了对多黏菌素外的所有抗菌药物都耐药。③超级细菌（superbugs）作为本书的主角，也是耐药菌中最厉害的一种，是指对有效治疗药物全部耐药的细菌（图1.1-1）。在引子里提到的耐甲氧西林金黄色葡萄球菌（MRSA）就是超级细菌的一种。可以说，对这种王牌耐药菌人类几乎束手无策。

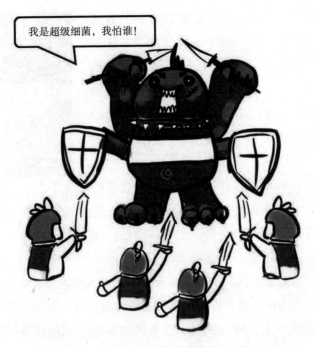

图 1.1-1 超级细菌几乎对所有的抗菌药耐药

二、超级细菌的危害——严酷现实触目惊心

2010 年，一位鼻梁高耸、浓眉大眼的比利时帅小伙在前往巴基斯坦旅游时遭遇了严重车祸，导致腿部受伤。他在巴基斯坦当地接受了外科大手术治疗，随后回到比利时继续休养。但很不幸的是，在巴基斯坦治疗时这个小伙子感染上了一种叫做 NDM-1 的超级细菌，尽管比利时医生使用了药效最为强劲的抗菌药物，最终仍无法挽回他的生命。一条年轻而鲜活的生命过早陨落了，这个年轻人的命运悲剧在医学史上留下了悲伤的印记，他也成为因此种超级细菌死亡的"第一人"。2013 年 10 月 16 日，中国香港卫生署公开宣布一名感染了 NDM-1 超级细菌、年仅 25 岁的患者不治身亡。自此仿佛打开了潘多拉的魔盒，全球 14 个国家和地区相继报道了感染 NDM-1 超级细菌的病例，仅中国香港就有 34 例相同的病例。

NDM-1 指"新德里金属蛋白酶 -1"，是一种超级抗药性基因，含这种基因的细菌对几乎所有 β- 内酰胺类抗菌药耐药（图 1.1-2）。欧洲临床微生物与感染性疾病学会断言：预计至少 10 年内没有抗菌药可以"消灭"含 NDM-1 基因的细菌，这是一种名副其实的超级细菌！医学领域权威期刊《柳叶刀》杂志专门发文详细阐述了这种可怕的细菌，为全球的医护工作者敲响了警钟。看！超级细菌不再满足于肆虐在老年人和长期住院患者的体内了，它已将魔爪伸向了年轻人！

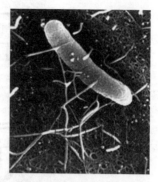

图 1.1-2　日本科学家拍下的第一张拥有"NDM-1"基因的"超级"肠杆菌照片

有人说，超级细菌有什么厉害的，看看非洲埃博拉病毒的致死人数才恐怖呢，而且传染性更强。但是病毒的感染和传播有一定的时效性，往往突然暴发、突然结束；而超级细菌却像隐形杀手一样，每日都潜伏在我们的身边，一旦沾上就无药可救，悄悄夺走人的宝贵生命。央视新闻也连连呼吁大家重视超级细菌，万不可掉以轻心。

超级细菌可不止一种，从引子中提到的 MRSA 到耐碳青霉烯类革兰氏阴性杆菌，五花八门的超级细菌就在我们的身边，像魔鬼般如影随形。它们是为了逃脱抗菌药物的剿杀而不断进化成的恶魔，造成了难以估计的损失。在被称为抗菌药物"黄金时代"的 20 世纪五六十年代，全世界每年死于感染性疾病的人数约为 700 万，而这一数字到了 1999 年则飙升至 2 000 万。在号称世界上科技最发达国家的美国，1982—1992 年死于传染性疾病的人数上升了 40%，死于败血症的人数上升了 89%。造成病死率升高的主要原因是耐药菌带来的用药困难。面对来势汹汹的超级细菌，2014 年 4 月 30 日，世界卫生组织（World Health Organization, WHO）发布首份全球抗菌药物耐药性报告（于 2017 年更新），表明耐药细菌的严重威胁已不再是对未来的一种预测，它正发生在世界上所有地区，事关每一个人，无论男女老少。尽管很难量化耐药菌对公众健康的总体影响，但由耐药菌引起的感染使治疗无效，确实大幅增加了感染的发病率和死亡率。耐药菌已经对公众健康造成了巨大威胁。

让我们再来看看 2013 年美国疾病控制与预防中心（Centers for Disease Control and Prevention, CDC）的数据：在美国每年有超过 200 万人因为感染耐药菌而住院治疗，其中 2 万余人因此而死亡。这是多么惊人的数字！另一项关于儿童肿瘤患者的研究显示，由产超广谱β-内酰胺酶（extended spectrum beta-lactamases, ESBLs）的超级细菌所致的感染直接或间接导致了15%的患儿死亡。超级细菌威胁着人类的健康，同时也造成了社会的恐慌。美国弗吉尼亚州的一名17岁高中生因感染超级细菌死亡，导致当地的学校停课，扰乱了社区的稳定。

当然，超级细菌最常出没的地方还是医院，最喜欢的人群是卧病不起的患者，尤其是老年人以及长期住院的或是重症患者，更容易合并超级细菌的感染。针对超级细菌感染的治疗既复杂又充满了矛盾：抗菌药物大多数都有一定的副作用，尤其越是强效的药物（如万古霉素、多黏菌素等）其副作用就越大，而老年人或者住院患者由于衰老或是疾病因素导致脏器功能低下而无法承受这些副作用，或属于用药禁忌人群，从而造成强效、特效抗菌药的使用受到了限制，使得原本应重拳迎击超级细菌的治疗方案在现实中变得进退两难、难以抉择。由此，超级细菌引发的医院获得性感染变得很难控制和清除，无效的治疗又导致了医疗费用增长、病程延长、频繁住院和住院时间的延长，甚至威胁到患者的性命，增加了死亡的危险，如MRSA感染患者与非耐药菌感染患者相比，死亡风险竟高出64%。

除了增加患者痛苦、威胁患者生命，超级细菌还会带来沉重的医疗负担。有研究显示，耐药菌的治疗费用是敏感菌的100倍。美国为对付耐药菌所使用的抗感染药物费用每年增加100亿美元。伴随着治疗费用的增长，患者所遭受的痛苦反倒有增无减。有患者在医院手术期间使用导尿管后不幸感染上耐药的铜绿假单胞菌（编者注：铜绿假单胞菌旧称为绿脓杆菌，是一种革兰氏阴性杆菌，为医院获得性感染的常见菌之一），导致顽固性尿路感染，无法痊愈，只能终身服用昂贵的抗菌药物。如果停药，患者就会出现尿频、尿急、尿痛、腰痛等症状，生活质量明显下降。

更为恐怖的是，这些超级细菌很有可能成为新时代可怕的生物武器。一旦超级细菌的耐药性与强毒力或强传染性的病原体如霍乱弧菌、炭疽芽孢杆菌结合，就有可能成为生物恐怖分子的战斗武器，让已经销声匿迹的传染病再次大规模暴发，而且更加难治、更具致命性，从而造成无法控制的灾难。

三、超级细菌的流行——魔鬼当道杀人无形

超级细菌作为王牌耐药菌，所到之处犹如魔鬼降临，杀人于无形之中。那么超级细菌只是散兵游勇还是乌合之众？它们是零星作恶还是大规模逞凶？离我们的日常生活究竟有多远？要回答这些问题，需要我们充分认识到超级细菌的出现和流行的现况。

在超级细菌出现之前，人类发现或发明的抗菌药物就像是为细菌打造的监牢，细菌在抗菌药的威力之下无法为非作歹。但是狡猾的细菌们却随着时间而进化，不断地出逃、越狱，脱离监牢束缚的细菌摇身成了超级细菌，让抗菌药失去了原有的威力。其中最为臭名昭著的 6 个"亡命之徒"的首字母正好拼成了"ESCAPE"——肠球菌属（*Enterococcus*）、金黄色葡萄球菌（*Staphylococcus aureus*）、艰难梭菌（*Clostridium difficile*）、鲍曼不动杆菌（*Acinetobacter baumannii*）、铜绿假单胞菌（*Pseudomonas aeruginosa*）以及肠杆菌属（*Enterobacteriaceae*）。它们频繁出没于各种场合，成为了控制感染性疾病的严重阻碍，延长了患者病程，增加了患者死亡率以及医疗费用。接下来让我们依次揭开这些"亡命之徒"的真面目，逐一领教它们究竟猖狂到怎样的地步。

E 来自美国 CDC 的数据显示：耐万古霉素肠球菌（vancomycin-resistant *Enterococcus*，VRE）已经成为排名第 2 位的医院内感染菌。肠球菌比其他细菌的恐怖之处在于，它的存活能力很强，存活期可以长达 3 年。换句话说，普通人可能一直携带 VRE，当免疫功能低下或处于疾病状态时，VRE 可以在体内优势繁殖，造成感染。2017 年中国细菌耐药性监测网（China antimicrobial surveillance network，CHINET）分离的 14 866 株肠球菌属中就有 121 株 VRE。也许你觉得这个数字在总数对比下显得太过渺小，可是你要知道，万古霉素是对肠球菌最有力的杀手锏！换句话说，医生对这 121 株细菌无药可用！而在北美，调查发现 VRE 的流行率为 28%。更令人担忧的是，在美国一家大学医院重症监护室（intensive care unit，ICU）中，9.5% 的患者有 VRE 和 MRSA 的复合定植及复合感染。

S 在超级细菌庞大的队伍里，最臭名昭著的莫过于耐甲氧西林金黄色葡萄球菌（MRSA）。自从 20 世纪 40 年代青霉素问世后，金黄色葡萄球菌

引起的感染性疾病受到较大的控制，但青霉素的广泛使用催生了超级耐药菌"萨先生"（MRSA），MRSA 已成为让人头痛、束手无策的"魔鬼"。2017 年 CHINET 的监测数据显示，MRSA 的检出率为 35.3%。而从国家卫生健康委员会全国细菌耐药监测网（China antimicrobial resistance surveillance system, CARSS）2016 年收集的 1 397 家医院的监测数据来看，全年 MRSA 的流行率在 20.2%～48.8%，其中华东地区的检出率最高，为 48.8%。2014 年 WHO 的全球性数据显示，MRSA 的检出率为 44%。过去认为 MRSA 只和医院感染有关，而近些年发现了具有杀白细胞素毒力基因的社区获得性 MRSA（community acquired MRSA，CA-MRSA）的严重感染。这意味着此种超级细菌不仅能够在医院中流行，而且在我们身边就可以流行起来，极大地威胁到我们的日常生活安全。1995—2008 年，加拿大 48 家医院收集了 7 942 例 MRSA，其中 CA-MRSA 占 16.6%。根据 2013 年美国 CDC 公布的数据，MRSA 夺去了数以万计患者的性命。所幸的是，经过多年来不断的努力，全球 MRSA 的感染得到一定控制，MRSA 检出率不断下降，感染人数也在不断下降。（图 1.1-3、图 1.1-4）

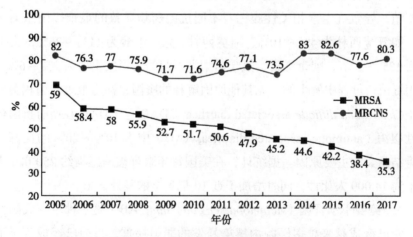

图 1.1-3 我国 MRSA 和 MRCNS 的检出率 13 年间的变迁
（MRCNS：耐甲氧西林凝固酶阴性葡萄球菌）

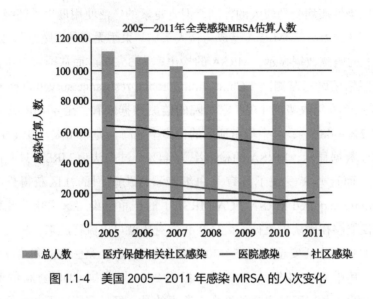

2005—2011年全美感染MRSA估算人数

图 1.1-4　美国 2005—2011 年感染 MRSA 的人次变化

C 艰难梭菌（*Clostridium difficile*, CD）是引起腹泻和假膜性肠炎的一种厌氧革兰氏阳性芽孢杆菌。它的感染和流行完全是人类的罪过。长期应用广谱抗菌药物后，正常肠道菌群屏障遭到破坏，艰难梭菌"乘虚而入"，大量繁殖，导致抗生素相关性腹泻。不同抗菌药物导致的艰难梭菌感染率不同，如氨苄西林为 4%～10%、阿莫西林 / 克拉维酸为 11%～26%，头孢克肟为 13%～21%，阿奇霉素、氟喹诺酮类引起的腹泻发生率为 2%～6%。在使用抗菌药过程中发生的、无其他原因解释的腹泻，称为艰难梭菌相关性腹泻（*Clostridium difficile* associated diarrhea, CDAD）。CDAD 在所有抗菌药相关性腹泻（antibiotic associated diarrhea, AAD）中占 10%～20% 的比例，是严重结肠炎的主要原因。据统计，在美国每年艰难梭菌感染约 250 000 人，其中约 14 000 人死亡，同时增加了近 10 亿美金的额外支出。

A 鲍曼不动杆菌（*Acinetobacter baumannii*, AB）是一种革兰氏阴性杆菌，它已变成越来越多医院内感染暴发的罪魁祸首，目前已经成为了 ICU 患者中最容易感染的细菌之一。最近从伊拉克和阿富汗战争中返回的英国及美国军事和非军事人员遭受的多重耐药鲍曼不动杆菌感染引起了人们对这种超级细菌的关注。2017 年，CHINET 对不动杆菌属耐药性监测结果显示，鲍曼不动杆菌对除替加环素、头孢哌酮 / 舒巴坦、米诺环素、阿米卡星外的大多数抗菌药的耐药率均在 50% 以上（图 1.1-5）！看一看这是多么吓人的数字！

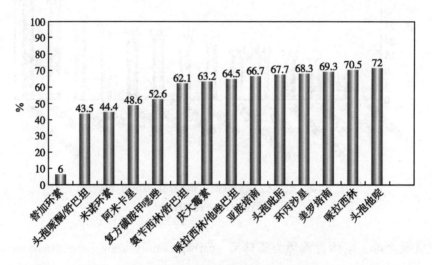

图 1.1-5　19 246 株鲍曼不动杆菌对抗菌药的耐药率
（数据来自 CHINET）

P　铜绿假单胞菌（*Pseudomonas aeruginosa*, PA）也是医院获得性感染的常见细菌之一，可以导致患者出现咳绿脓痰、引流液变成绿色等症状。最讨厌的是，这种细菌常聚在一起、躲在一个叫做"被膜"的"保护伞"下，使抗菌药物极难进入并杀灭细菌，加之对 PA 有效的抗菌药物种类本身就较少，因此这种细菌生存能力极强。不幸的是，少数对铜绿假单胞菌有效的药物的耐药率逐年增高，多重耐药的铜绿假单胞菌（MDRP）比例年年增加，而泛耐药的铜绿假单胞菌（PDRP）更是直线增加（图 1.1-6）。

E　肠杆菌是一种菌属的名称，最常见的是一种学名叫做大肠埃希氏菌（*Escherichia coli*, *E.coli*），俗称为大肠杆菌的细菌。它还有一个"亲属"也较为常见，叫做肺炎克雷伯菌（*Klebsiella pneumoniae*, KP）。能够产生超广谱 β- 内酰胺酶（ESBLs）的大肠埃希氏菌是临床感染的首位细菌。而这些肠杆菌可以继续"进化"出碳青霉烯酶。这样的细菌可以水解亚胺培南或美罗培南这类对产 ESBLs 阴性杆菌有效的抗菌药物。2001 年，有研究首次报道在美国卡罗来纳州的一家医院检测到携带碳青霉烯酶的肺炎克雷伯菌，它很快

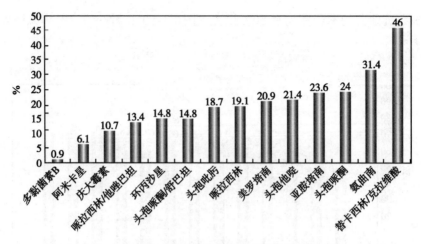

图 1.1-6　16 562 株铜绿假单胞菌对抗菌药的耐药率
（数据来自 CHINET）

就波及全球。耐碳青霉烯类肠杆菌（carbapenem-resistant *Enterobacteriaceae*，CRE）有较高的致病率和致死率，特别是在重症患者和接受侵袭性操作的患者中。2013 年美国耐药性报告中指出，每年美国大约有 9 300 例患者的感染是由 CRE 引起的，610 名患者的死亡与 CRE 有直接关系。表 1.1-1 中的数据清晰地展现了肠杆菌属在中国乃至全球范围内严重的耐药形势。

表 1.1-1　肠杆菌属细菌在中国以及全球范围内耐药数据一览

药物	耐药率	
	大肠埃希氏菌	肺炎克雷伯菌
中国（2017 年 CHINET）		
亚胺培南	1.9%	20%
美罗培南	2.3%	23.1%
头孢他啶	27.1%	34.3%
环丙沙星	57%	31.1%
全球（2014 年 WHO 报告）		
第三代头孢菌素	44%	45%
氟喹诺酮	47%	NA
碳青霉烯类	NA	37%

注：NA，not applicable（无适用数据）。

至此，我们近距离地洞悉了这些超级细菌组成的魔鬼军团。看了以上的数据，想必大家已经对目前严峻的超级细菌流行趋势及其引起的危害有了深刻感触。对抗超级细菌的战争已经悄然打响，在两军对垒中，最重要的是充分了解自己的敌人。接下来让我们来逐步揭开恶魔的面纱，看看这些"小东西"究竟为何如此厉害，只有了解了细菌的基本知识，才能在菌约博弈中占据先机。

第二节　潜入敌营——初步认识细菌

和人类这样的复杂生物体不同，细菌是单细胞生物，具有相对简单而基础的结构，包括细胞壁、细胞质膜、拟核、核糖体以及胞质颗粒等。除了这些基本结构，部分细菌还可能具有一些辅助结构以帮助它们更好地在严酷的环境下生存下去，如鞭毛、菌毛、荚膜等。尽管细菌的结构简单，但是我们对它们的了解之路是曲折前进的，是一代又一代科学家们付出了艰辛的努力，才让我们更深刻地知晓了细菌的结构与特性。这一节就让我们潜入敌营，认识细菌，在与超级细菌的战斗中做到知己知彼，百战不殆。

一、踏上认识细菌的漫漫征途

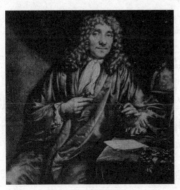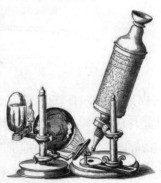

图 1.2-1　列文虎克和他的显微镜

令人难以置信的是，拉开人类认识细菌大幕的第一位科学家竟然只是一位"平凡"的玻璃匠人。这位伟大的科学家就是显微镜的发明者——安东尼·列文虎克（Antony van Leeuwenhoek）（图 1.2-1）。列文虎克于 1632 年出生在荷兰一个风光旖旎的小镇——代尔夫特市。由于家境贫寒，列文虎克 16 岁就外出谋生，在市政厅当了一个看门人。一个偶然的机会，列文虎克了解到可以通过磨制的凸透镜将细小的东西放大，这引起了他浓厚的兴趣，在工作之余便不断地磨制镜片，去观察身边的"小人国"。由于勤奋及特有的天赋，列文虎克磨制的透镜越来越多、越来越精细，可以将物体放大到两三百倍，成为同时期的佼佼者。列文虎克利用这些优良的镜片观察了许许多多的物体，其中就有干草浸剂。通过透镜他看到液体中有些从未见过的"小虫子"在不断地蠕动，他童心未泯地将这种"小虫子"称之为"Dierken"，意为细小活泼的小东西。列文虎克画下了这些"小虫子"（图 1.2-2），并将"小人国"中的"捣蛋鬼"公之于众，这些小虫子就是今天我们所熟知的细菌。而他所发明的显微镜也成为以后科学家们继续研究细菌必不可少的利器。

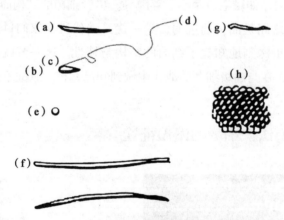

图 1.2-2　列文虎克用其显微镜观察细菌的记录图

在列文虎克之后，有许许多多的科学家都观察到了这些"Dierken"。1828 年，德国科学家埃伦伯格提出用"bacteria"指代细菌。这个词来源于希腊语"βακτηριον"，意为"小棍子"。

路易·巴斯德（Louis Pasteur）和罗伯特·科赫（Robert Koch）是微生物史上具有划时代意义的两位伟人。巴斯德否定了"自然发生说"，他通过鹅颈瓶的肉汤实验证明了细菌是来自空气中的已有微生物，而不是自行产生的；并且他经过不断尝试后发明的"巴氏消毒法"，避免了细菌污染，成为目前食品、医疗等领域消毒的标准方法。他所作出的杰出贡献将无数人从感染的死亡线上拉回来，巴斯德也因此被誉为"微生物学之父"。科赫则是提出了一系列的科学依据证明了细菌可导致疾病，发明了用固体培养基的细菌纯培养法。其提出的"科赫原则"到目前为止依然是确定未知传染病病原体的基本依据。巴斯德和科赫开启了细菌研究的新时代，此后我们对细菌的认识越来越深入，越来越成熟。

随着细菌学的发展，越来越多种类的细菌被发现。它们的形状不一（图1.2-3），有的是棒状，有的是球状，有的外表有一层光滑的膜，有的外表长了像脚一样的鞭毛……我们需要系统的分类来辨别这些多种多样的细菌。丹麦的病理学家革兰建立了革兰氏染色法，将细菌分成了两大类——革兰氏阳性菌和革兰氏阴性菌。

革兰氏染色法鉴别细菌

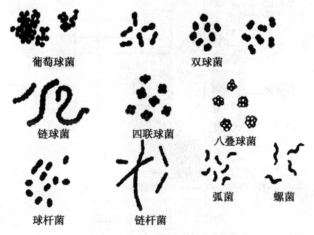

葡萄球菌　　　双球菌

链球菌　　　四联球菌　　　八叠球菌

弧菌　　　螺菌

球杆菌　　　链杆菌

图 1.2-3　细菌的不同形态

自此，人们对细菌的认识越来越深入，不仅了解了各类细菌"光鲜的外表"，也逐步地了解了细菌的"内心"——DNA 及其他生物大分子物质的作用，人类对细菌的认识愈加系统，对细菌的来袭也有了应对措施。但在深入了解的过程中，我们也发现，细菌这般小小的生物也仍有许多未解之谜。因此，认识细菌的这条征途尚未抵达终点。

二、"晒"出细菌的"模样"

正是在对细菌不断了解的过程中，科学家们发现了抗菌药物。抗菌药物常被用于杀灭细菌或抑制细菌的生长，其实质是针对细菌的选择性毒性作用，这一选择性基于细菌和人的细胞结构和代谢的不同。换句话说，我们希望抗菌药物能够作用在细菌特有的结构上，而人体内没有这些结构，或人体的这些结构与细菌的存在差异。因此知道细菌的结构，将非常有助于我们后续了解常用抗菌药物的作用机制。接下来，就让我们去看看这些从远古时代就存在的"捣蛋鬼"到底长什么样子（图 1.2-4）。

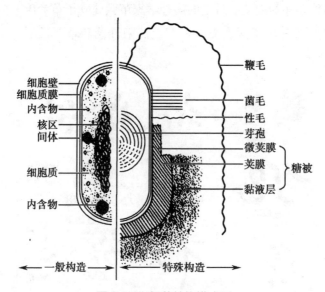

图 1.2-4　细菌结构模式图

1. 细胞壁（cytoderm）　细菌细胞与动物细胞最大的不同在于细菌细胞最外侧有一层厚厚的铠甲——细胞壁。细胞壁的存在对细菌的生存有着非同一般的意义，它维持了细菌细胞的形状和完整，提供一个坚实的外壁来维持细胞内高浓度无机盐离子所形成的渗透压。因此细胞壁是抗菌药杀死细菌而对人类正常细胞不造成伤害的一个显而易见的靶点。β- 内酰胺类药物、糖肽类药物以及磷霉素等抗菌药都作用在细菌的细胞壁上，起到特异性抗菌作用。大多数细菌的细胞壁都具有一个共同的成分——肽聚糖（亦称胞壁质或黏肽）。不同的多糖交替"串成"多糖链，再通过多糖四肽连接起来，从而构成了肽聚糖的骨架，正如同建造墙壁时所搭建的钢筋结构。丹麦病理学家革兰发明的染色法将细菌分成两类：革兰氏染色后呈紫色的细菌为革兰氏阳性菌，其肽聚糖占细胞壁的 60%～80%；革兰氏染色后呈红色的细菌为革兰氏阴性菌，其肽聚糖占细胞壁的 10%～20%。

革兰氏阳性菌的细胞壁较厚，大部分的肽聚糖在三维结构上广泛交联形成网状多聚体。除了肽聚糖外，革兰氏阳性菌的细胞壁中常含有酸性的多糖磷壁酸，可以将离子运送入细胞内。在部分的革兰氏阳性菌中，甘油 - 磷壁酸与膜脂连接在一起，成为脂磷壁酸。在感染过程中，死亡的细菌释放的脂磷壁酸可引起免疫反应。

革兰氏阴性菌的细胞壁结构非常复杂，在肽聚糖层外侧存在第二层膜（外膜）。这种外膜是不对称的，由蛋白质、脂蛋白、磷脂和一种革兰氏阴性菌特有的成分——脂多糖（lipopolysaccharides, LPS）所组成，并通过脂蛋白与肽聚糖相连。小分子可以轻易地通过外膜，但是酶或者大分子是不能通过外膜的，疏水性化合物也不易通过外膜，这让去污剂面对革兰氏阴性菌也无可奈何。

革兰氏阳性菌与革兰氏阴性菌的细胞壁结构比较，见图 1.2-5。

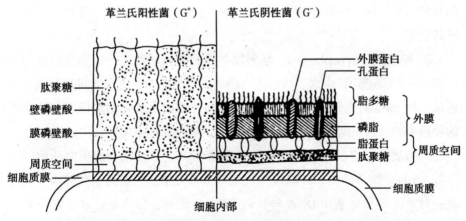

图 1.2-5　革兰氏阳性菌与革兰氏阴性菌的细胞壁结构比较

外膜中的脂多糖（LPS）是革兰氏阴性菌横行肆虐的武器，它决定了革兰氏阴性菌的抗原性，并对动物细胞产生毒性。LPS 主要由类脂 A、核心多糖和 O- 特异性多糖（即 O- 抗原）组成（图 1.2-6）。类脂 A 使革兰氏阴性菌具有毒性和致热原的性质，核心多糖连接了类脂 A 和 O- 特异性多糖。

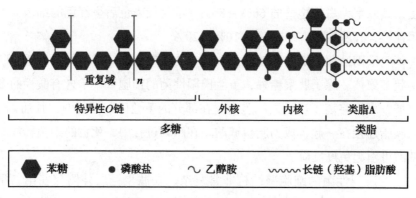

图 1.2-6　脂多糖（LPS）结构示意图

2. 细胞膜（cytomembrane）　细胞膜是流动性的磷脂双分子层，膜上分布有蛋白质。细胞膜将细胞质与细胞周围环境分隔开来，使得细胞能够耐受一些恶劣的环境；而且细胞膜具有选择透过性，这一特性帮助细胞膜选择性地交换物质，从外界环境中获取营养物质，同时将代谢废物排出细胞。膜上的蛋白质包括调节蛋白、生物合成蛋白等，这些蛋白与膜的各种转运和酶的功能有关。因此细胞膜具有多种功能，包括营养物质运输、能量产生和电子转运等。

3. 细胞质（cytoplasm）　细胞膜包裹的溶胶状物质为细胞质或称为原生质（protoplasm），由水、蛋白质、脂类、核酸及少量糖和无机盐组成。细胞质中约 80% 的成分为水，还含有很多酶，如通过氧化葡萄糖或其他含碳的物质（如甘油三酯）直接产生能量的酶，以及其他重要的结构。

细胞质中含有的重要结构之一是核糖体，它是细菌合成蛋白质的"工厂"。在每个细菌体内，核糖体的数量可达数万个。它们与正在转录（编者注：转录是遗传信息由 DNA 转换到 RNA 的过程；作为蛋白质生物合成的第一步，转录是 mRNA 的合成步骤）的 mRNA（编者注：信使核糖核酸，由DNA经剪接而成，携带遗传信息、指导蛋白合成的一类单链核糖核酸）分子相连，形成多聚核糖体，一起"携手"兢兢业业地工作，为细菌生存合成必需的蛋白质。在生长活跃的细菌体内，几乎所有的核糖体都以多聚核糖体的形式存在。核糖体的大小与组成在不同类型的生物细胞中有所不同，常使用离心后的沉降系数来表示不同的核糖体组成。细菌核糖体的沉降系数为70S，由50S和30S两个亚基组成；而人类的细胞中虽然也有核糖体，但沉降系数为80S，由60S和40S两个亚基组成。抗菌药如氨基糖苷类、林可霉素类、大环内酯类、四环素类药物，均以细菌的核糖体为靶点，与30S亚基或者50S亚基结合，干扰蛋白质合成，从而杀死细菌，但并不会伤害到人类的核糖体。

除此之外，细胞质中还有一些胞质颗粒，大多为贮藏的营养物质，包括多糖、脂类、磷酸盐等。

4. 拟核（nucleoid） 拟核是细菌的信息中心，所有的遗传信息都储存在这里。细菌是原核细胞，不具有成形的核，拟核集中于细胞质的某一区域，多在菌体中央，由DNA、少量RNA和蛋白质构成，无核膜、核仁和有丝分裂器。储存遗传信息的DNA分子集中在拟核中心位置，为一个共价闭合环状双链DNA分子，由两股方向相反的DNA多聚链构成，呈右手双螺旋结构，大约由460万碱基对（4 600kb）组成。如果将细菌中的DNA排成线性，那么长约1.1mm，看起来很短，但是1.1mm相对于细菌0.5～1μm（注：1000μm=1mm）的大小而言，还是过于庞大，因此DNA需要高度螺旋化，形成一些独立的单位即结构域（约50个）。这些结构域相互连接并被特定的蛋白固定形成聚集块，这就像一条长长的绳子不断地弯曲盘旋并用皮筋固定，最终压缩成很小的体积。拓扑异构酶就像一个熟练的打包工，控制着DNA的结构改变，将DNA压缩至有限的空间内，这种异构酶与人类细胞中具有类似作用的酶是不同的，因此这种酶成为一个独特的药物靶位。喹诺酮类、硝基咪唑类抗菌药物均作用在拓扑异构酶上，从而抑制细菌的繁殖。

从分子层面看，组成拟核的DNA分子主要由磷酸、戊糖和4种碱基组成。4种碱基排列的多样性决定了基因的特异性，同时细菌的繁殖将这种特异性的基因代代相传。科学研究人员可以通过检测超级细菌的基因特异性，辨别出各地不同细菌之间的远近亲疏关系，从而绘制出超级细菌在各大洲间的传播路线图。通过这种方法，人们发现 1997 年葡萄牙暴发的耐甲氧西林金黄色葡萄球菌（MRSA）疫情是从巴西传播过来的。了解超级细菌的传播途径有利于我们干扰超级细菌的传播，减少全球超级细菌的泛滥，从而控制超级细菌的感染。

5. 细菌的特殊结构

淡红色光晕即
为细菌荚膜

（1）荚膜（capsule）：许多细菌能够分泌胞外多糖（exopolysaccharides, EPS），借此与外界相互作用。EPS 由约 2% 的碳水化合物和 98% 的水组成，在细胞外形成黏性表面，这一层黏性物质称为荚膜。荚膜的形成需要能量，与环境条件有密切关系，一般在动物体内或含有血清或糖的培养基中容易形成荚膜。有荚膜的细菌在培养基上呈现为光滑型菌落，染色后可以见到菌体周围有未着色的透明圈。荚膜的主要作用是抗有害损伤、抗吞噬、黏附作用，同时也是细菌的重要毒力因子。

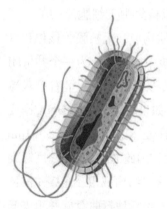

图 1.2-7 细菌的鞭毛和菌毛
（细菌细胞周围的短刺为菌毛；尾端较长的为鞭毛）

（2）鞭毛（flagellum）与菌毛（fimbriae）：鞭毛是细菌表面长出的细长的（约 12μm）螺旋状结构，是细菌运动的重要器官。菌毛在结构上类似鞭毛，与细菌的血凝反应和细胞聚集有关，但与运动无关（图 1.2-7）。它们比鞭毛数量多、竖直、相对纤细而且较短（3μm）。菌毛由蛋白质组成，突出于细菌的表面。菌毛的首要功能是黏附，使得细菌能够结合到表面上，例如帮助一些致病菌黏附到人体组织上，并且启动生物膜的形成。

（3）芽孢（spore）：严格来讲，芽孢并不是细菌的特殊结构，而是细菌的一种特殊存在状态。细菌在极度不利的生存环境（如干燥、营养缺乏、毒性物质存在、辐射以及高温等）之下，能够在菌体内部形成一个圆形或卵圆形小体，即为芽孢。芽孢是细菌的休眠形式，能够抵抗各种恶劣环境，包括消毒剂。所有的灭菌方法都要求能够破坏细菌的芽孢。

（4）质粒（plasmid）：在细菌的细胞质内还存在着一种特殊的遗传物

质——质粒。质粒是闭合环状的双链 DNA，与细菌的拟核往往不在一起。质粒带有遗传信息，控制细菌某些特定的遗传性状，可独立自行复制。质粒不是细菌生长所必不可少的，主要编码一些对细菌生长非必需的辅助功能，其中意义重大的一个功能就是针对抗菌药的耐药性。我们将在后文中详述它的结构与功能。质粒除了可以通过分裂转移到子代细胞中，还可以通过接合或转导作用等将有关性状传递给另一细胞，这使得耐药性可以在细菌个体和不同细菌之间传递。

即使经历了上千年的进化，在人们谈"菌"色变的今天，小小的细菌依然保持着上述这些最初的基本结构。利用显微镜和培养皿，通过观察细菌的基本结构，我们就可以了解到患者体内的致病菌到底是哪一种，从而对症下药，又快又准地杀灭细菌。

三、细菌的"滔天恶行"——感染

看到这里，可能有些读者对细菌这种简单的生物体不屑一顾，如此简单、原始的结构，我们还有针对特异性靶点的抗菌药物，有什么可怕的？这小小的生物体怎会被我们人类这样的"庞然大物"放在眼里呢？各位看官，且不要小看了这小小的"淘气鬼"，它作起恶来，可是十足的魔鬼。

大多数细菌可以通过皮肤的破口穿过皮肤或黏膜的屏障层，或是随着食物的摄入进入肠道内，或是随着空气吸入呼吸道内等方式进入到人体内。进入人体并不代表细菌就可以自由自在地生活在这里了，它有可能通过尿液、粪便或是咳嗽、喷嚏等方式被清除掉。如果没有足够数量的病原菌通过它的"入侵途径"进入人体组织，那么感染就不会发生。进入人体内的细菌数量越多，细菌入侵成功的机会就越大。能够引起感染的最小细菌数量称为最小感染数量。不同细菌的最小感染数量有着差异性，同时还受到个体的健康和免疫状态的影响。例如，老年人容易患有肺炎，是因为老年人的身体健康状况比年轻人差，有些老人可能还存在着免疫力低下的情况。接触相同数量的致病菌，年轻人或能将致病菌迅速地清除消灭，而老年人可能无法及时清除细菌，导致细菌在体内不断繁殖，并开始"行凶"，于是出现了咳嗽、呼吸困难、发热等症状，也就是发生了感染。因此我们可以知道：感染是指细菌、病毒、真菌、寄生虫等病原体侵入人体所引起的局部组织和全身性炎症反应。

感染所造成的后果与累及的组织或器官及其范围有关。例如，皮肤的软组织损伤要比心肌和中枢神经系统的损伤小。感染造成的组织损伤分为特异性和非特异性。非特异性的损伤可以由细菌释放的内毒素和外毒素造成。许多肠道细菌可以产生影响血管通透性的外毒素，造成人体细胞向周围的间质和肠腔中排出水分和电解质，导致急性腹泻和血液黏稠的临床症状。除此之外，非特异性的损伤还可以由细菌入侵后引发的炎症反应造成。坏死的细胞和病原菌会释放炎症介质，可以导致如局部炎症、体温升高、关节疼痛、头痛、躯体疼痛等炎症反应，引起器官肿胀、疼痛、发红，器官功能丧失等临床表现。还有一些细菌释放的毒素可引起非常独特的反应，也被称为特异性损伤。例如，白喉杆菌可以产生强毒素，对心脏和外周神经影响最大；而破伤风梭菌产生的高毒力毒素，可以沿外周神经上行，并在中枢神经系统中扩散，影响神经突触的正常功能，表现为双眼颤动和下颌痉挛等症状；在污染食物中生长的肉毒梭菌产生的肉毒毒素可以影响神经肌肉联合功能，导致患者由于呼吸衰竭而死亡；特定的化脓性链球菌株感染人体后，可以使人出现红色的皮疹，该类疾病又称为猩红热……感染的过程是一系列相对独立的事件，包括病原体的黏附、定植、在器官内播散和消除。倘若感染不能被机体消除，可能导致患者器官衰竭，乃至死亡。

各种细菌喜欢在人体盘踞的地方也有所不同，因此不同部位的感染涉及的病原菌也有所不同，这样的特点为我们在感染初期经验性应用抗菌药物提供了有力的依据。革兰氏阳性菌比较喜欢靠近空气的地方，如脑部、上呼吸道以及皮肤；而革兰氏阴性菌更偏好下呼吸道、腹部、泌尿道等部位。摸清这些敌情，根据每个部位常见病原菌的不同，医生就可以在治疗初期有针对地选择抗菌药物，抢占抗感染治疗的先机，之后可以根据细菌培养结果进一步选择敏感、安全的抗菌药物，有效抗击细菌感染，及时挽救患者的生命。

轻症感染患者可以自愈或者经药物治疗后痊愈；而重症感染，尤其是脓毒血症十分凶险，可能并发多器官功能不全，导致患者在短时间内不治身亡。据统计，脓毒血症病死率高达28%～50%，每例患者平均治疗费用约为2.2万美元，为患者及其家庭带来了沉重的负担。而面对耐药菌的感染，尤其是严重感染，正如开篇引子中所提到的，我们人类手中已经没有了有效的武器，有时候医生只能无奈地看着患者的生命被细菌无声地蚕食。抗菌药物自诞生起，成为挽救了千千万万性命的英雄，然而英雄迟暮，在若干年后，我们却面对着无药可用的窘境。我们不禁想问：是什么造成了细菌耐药？是谁创造了超级细菌？是谁打开了潘多拉的魔盒？

第三节　魔鬼进化——耐药的细菌

传说宙斯为了惩罚人类，送给潘多拉一个魔盒作为礼物。潘多拉忍不住好奇心打开了这个盒子，让里面的灾难飞向了人间。如今，咄咄逼人的超级细菌就像潘多拉魔盒里的灾难，向人类伸出了魔爪。我们不禁想问，是谁打开了潘多拉的魔盒？

一、是谁打开了潘多拉的魔盒？

自从抗菌药物被用于治疗细菌感染以来，细菌对其产生的耐药性便如影随形，它是细菌面对抗菌药剿杀时表现出的一种自我保护的本能。细菌耐药性分为两种类型，一类是固有耐药性，也称为天然耐药或突变耐药，是指基于药物作用机制的一种内在的耐药性。打个比方，这就像空中的敌机天生不怕鱼雷一样，厌氧菌对于氨基糖苷类抗菌药就具有固有耐药性，这是因为氨基糖苷类必须借助氧依赖的转运机制才能进入菌体内，而厌氧菌天生就缺乏此机制。另一类是获得耐药性，指细菌与药物多次接触后，对药物的敏感性降低甚至消失。这类细菌的耐药基因是在与抗菌药对抗中后天获得的。

细菌耐药性就像挥之不去的影子一样，与抗菌药的发现和使用形影相随。这虽然是陈词滥调，听起来未免令人怀疑其有夸张的成分，但也是不可辩驳的事实。实际上，细菌耐药性的起源可以追溯到细菌的进化阶段，它反映了复杂的细菌群落与环境之间的斗争，保证了细菌群落中绝大多数能够繁衍下去，并且使得群落之间相互牵制，整体的生态环境趋于平衡。虽然在抗菌药物问世后，就会有特定的耐药细菌出现，导致早期治疗的失败，但是随着不同种类抗菌药物的快速问世，医生们在后期治疗中还是有许多药物可以使用并能够力挽狂澜。真正造成治疗威胁的是多重耐药细菌。在 20 世纪 70—80 年代，包括广谱抗菌药物的不当使用以及医疗技术的进步（如器官移植、癌症化疗）在内的诸多因素加重了细菌耐药的形势，最终的结果是构成强大的选择压力，筛选出多重耐药细菌。

那么下面我们就来详细谈谈多重耐药细菌产生的内因和外因，揭晓潘多拉魔盒打开的玄机。

（一）超级细菌作恶的内因

内因——耐药基因的多态性，是耐药性产生的根本原因。耐药性并不是一个新鲜的产物，它从细菌诞生之日起就存在，天然耐药菌的耐药基因是与生俱来的，有对抗菌药敏感的细菌就会有耐药细菌。加拿大麦克马斯特大学的研究人员从 3 万多年前的细菌 DNA 中分离出了耐药基因，这意味着自然界早已有许多现成的细菌耐药基因。

其中，基因突变是细菌获得耐药性的途径之一。细菌繁殖时，遗传物质 DNA 需要复制，虽然有着碱基配对原则保证其遗传信息复制的正确性，但还是不能避免复制错误现象的出现，在一定的外界环境条件或生物内部因素作用下，DNA 在复制过程中发生偶然差错，使个别碱基发生缺失、增添、代换，从而改变遗传信息，这种遗传信息的改变形式就被称作基因突变。一个种群中基因突变的概率约为 $1/10^5$。1 个细菌拟核中的 DNA 约有 4 600kb（即有 4 600 000 个碱基对），如果有 100 个细菌的话，那么突变位点的数量为 $4\ 600\ 000 \times 100 \times 10^{-5} = 4\ 600$ 个。这个数字非常可观！在庞大的突变数量下，某些位点通过突变获得了新的性状，如耐药性。这种通过基因突变获得的耐药基因可以传递给这个细菌的"后代"。

但是，基因突变并不是唯一的耐药机制，还有许多耐药基因位于细菌的核区之外，主要由质粒、整合子、插入子等遗传元素携带，它们就像交通工具一样，耐药基因可以免费搭车在同辈份的细菌中传播。通过亲子垂直转移和同种或不同种细菌间的水平转移，耐药基因便可以广泛传播，使得细菌的整个大家庭都具有耐药性。

不过，具有耐药性的细菌在通常的环境下并不具备生长优势，因为耐药性使它们的生化过程更加复杂，消耗了更多能量，而在没有选择压力时，细菌趋向于消耗更少的能量。而当放线菌等微生物产生抗生素（编者注：抗生素指由生物所产生的天然抗菌药物。详细内容及定义请见第三章），与细菌争夺生活地盘时，耐药性细菌就具有了生长优势，从而得到繁殖，这是细菌的一种保护机制。在非临床环境中广泛存在着耐药基因是造成耐药菌泛滥的内因。

（二）超级细菌作恶的外因

临床上的抗菌药物滥用、环境中的抗菌药物污染等加剧了耐药菌的泛滥，是超级细菌作恶的外因。细菌耐药的根本原因是基因突变，并不依赖于抗菌药物，但是抗菌药物应用是耐药细菌株被选择和迅速增殖的最重要推手（选择性压力）。在抗菌药的选择压力下，迫使细菌为了适应环境而发生进化，结果是优胜劣汰适者生存，敏感菌被杀死，而耐药菌株过度繁殖。因此在抗菌药的诱导下，耐药菌株对抗菌药的耐药程度会不断增强，直至抗菌药完全无效。

尽管细菌耐药的机制复杂，但是以下基本事实充分证明了抗菌药物应用与细菌耐药的因果关系：①抗菌药物使用量的变化与耐药率变化相平行；②与社区获得性感染相比，医疗护理机构获得性感染的细菌耐药性更常见；③耐药菌株所致的医疗护理机构相关感染与对照组比较，先期接受抗菌药物治疗的比例显著更高；④医院内耐药率最高的科室也是抗菌药物使用率最高的；⑤抗菌药物暴露时间延长，耐药菌定植的可能性增加。因此，抗菌药选择性压力是导致和加速耐药性产生的主要因素。

此外，抗菌药的不合理使用也是一个不可忽略的因素。西方国家的统计数据表明，国外医院抗菌药物使用至少有 50% 是不合理的。WHO 对我国滥用抗菌药物的评估是：97% 的病毒性支气管感染患者使用了抗菌药；在初级医疗保健体系中，30% ~ 60% 患者使用了抗菌药物。据 2006—2007 年度全国细菌耐药监测网（CARSS）的监测结果显示，全国医院抗菌药物年使用率高达 74%，其中有 75% 门诊感冒的患者会服用抗菌药物，而外科患者几乎 100% 使用抗菌药物，同时使用两种以上抗菌药物者达 46.9%。而 WHO 推荐的抗菌药物医院内使用率为 30%，欧美发达国家的使用率仅为 22% ~ 25%。

除了临床上抗菌药物的滥用外，环境中的抗菌药物污染又构成了另一要素。抗菌药物在农畜牧业中的滥用，促使动物体内产生耐药菌。这些耐药菌通过动物的排泄进入土壤、河流等，进而播散到其他农作物中，使得食用动、植物成为一个庞大的耐药基因储藏库。而这些农作物和动物作为食物被人摄取后，也将耐药菌带入人体，从而造成耐药菌的广泛播散，对人类的健康产生严重威胁。我国每年有近7万吨抗菌药物流入养殖业。市场抽检显示，各种动物性食品中抗菌药物检出率多在20%～30%。在美国，抗菌药物在农牧业中的治疗性应用仅占20%，而预防和促生长应用却占了80%，滥用率达40%～80%。更令人不可思议的是，工业生产中也存在滥用抗菌药物的情况。在中东地区，石油开采过程中使用广谱抗菌药物以防止钻井润滑油泥中细菌生长，导致大量多重耐药不动杆菌产生，进而在伊拉克美军士兵中感染和流行。可见，只有重视抗菌药的合理使用，才能有效减缓细菌耐药性的产生，延长抗菌药的使用寿命。

毛主席说："外因是变化的条件，内因是变化的根据，外因通过内因而起作用。"可以说，细菌耐药性的产生是由外因——抗菌药物筛选与细菌自身的内因——耐药基因多态性共同导致的（图1.3-1）。内外因相辅相成，由此打开了潘多拉的魔盒，放出了超级细菌这一恶魔。

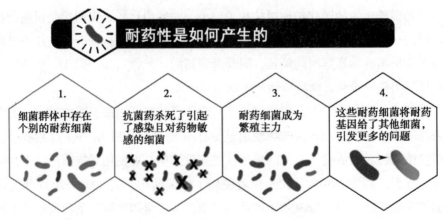

图 1.3-1　细菌耐药性的产生原因
（来源：美国 CDC）

二、魔盒打开，多重耐药菌肆虐

魔盒既已打开，细菌耐药性肆虐，及至对所有抗菌药物都耐药的超级细菌诅咒般在全球蔓延，那么造成细菌耐药性大肆传播的帮凶有哪些呢？

一方面，可怕的是，细菌对某一种抗菌药的耐药可能并不是这种抗菌药的直接选择结果，而可能是由使用其他抗菌药所致。例如，在铜绿假单胞菌中，氟喹诺酮类的使用选择出了对美罗培南的耐药菌；在不动杆菌中，头孢菌素选择出了对碳青霉烯类的耐药菌……这是因为耐药菌对某一种抗菌药物抵抗的同时，也可对化学结构相似的药物产生交叉性耐药，而同种细菌的各菌株之间及不同种属的细菌之间又可以发生耐药基因的转移，这就导致对结构相似的抗菌药物的耐药和细菌之间的耐药性得以传递，使得耐药性现象像滚雪球一样不断放大。

另一方面，多重耐药菌可以通过医务人员手的接触造成患者之间的医院内传播，还可以通过宿主患者的转移造成从一个病房传到另一个病房、一个医院传到另一个医院，甚至是一个社区传到另一个社区。这样的境遇使得细菌耐药性并不是一个医院、一个地区、一个国家面对的问题，而是一个全球性的防治挑战。全球化给经济市场带来便捷的资本流通，地区间交通的发展也逐渐丰富着人们的生活，早晨在泰山之巅看日出，晚上在泰晤士河畔或香榭丽舍大道品尝异域美食。日趋发达的交通，让人们的出行越来越便捷，24h 内可以到达世界上任一地点，这也会让一个地区的耐药菌可以轻易跑到另一个遥远的地方。没有任何一个国家和地区有能力将耐药菌有效遏制在它的边界之内，或者阻止病原体通过旅行和贸易进入本国及本地。便捷的交通使得超级细菌跨地区、跨国界传播频繁发生，可以让超级细菌迅速地播散到世界的任何一个角落。例如，酶型为 CTX-M 的一种超广谱 β- 内酰胺酶超级细菌最初仅见于印度，现在流行于包括我国在内的亚洲、南美洲和欧洲国家；产 NDM-1 的超级细菌，最初在 1 名 59 岁的瑞典男性患者尿路和粪便中找到，而这名患者曾经在印度住院治疗，后来在印度、巴基斯坦、英国发现了该种超级细菌，目前携带 NDM-1 的细菌已经遍布了中国香港、中国内地、法国、美国、加拿大、澳大利亚、荷兰、日本等地。由此可见，超级细菌跨地区传播作用不可小视。

此外，还有一些其他的原因促成了耐药性的加剧和播散，比如抗菌药物开发停滞，和抗菌药物井喷式诞生的时代相比，最近几十年来，作用于新靶点的药物开发研究成果急剧减少，新的抗菌药物乏善可陈。据北京协和医院感染管理科的专家估计，未来 10 年全新的抗菌药物不会超过 3 个。新型抗菌药物的研发周期通常在 10～12 年，而细菌出现耐药性最短只要 1～2 年时间，抗菌药物的更新远远抵不上细菌耐药性出现的速度，这使得超级细菌日益猖狂，无法控制，让医生"闻菌色变"。再者，随着医学的进步，人群平均寿命的延长，老年患者比例增加；一些大型手术、器官移植、肿瘤化疗等治疗措施成功挽救了许多危重症患者的性命，但术后患者也会处在一种免疫力低下的状态；器官移植受者需服用免疫抑制剂以防移植排斥；肿瘤化疗方案虽然遏制了肿瘤细胞的生长，延长了患者的生存时间，但是也不可避免地使患者的身体虚弱；同时，HIV 感染者的数量快速增长等因素导致了免疫力低下人群的增加，使得医院获得性感染更易出现，增加了超级细菌播散的概率，同时也增大了其危害性。此外，一些地区的经济不发达，环境卫生条件差、个人卫生习惯不良等情况也与耐药基因的传播息息相关。抗菌药物在农畜牧业中的滥用也造成了耐药菌的广泛播散。

综上所述，我们用美国疾病控制与预防中心（CDC）向大众介绍耐药菌播散的示意图（图 1.3-2），为大家清晰地展现造成耐药菌肆意传播的各种因素和各个环节。

超级细菌造成的感染是世界性的公共卫生问题，需要开展国际性合作进行监测和控制。但是各国对耐药细菌流行的认识存在一定的差异。发展中国家经济条件较为落后、医学知识较为落伍、细菌分离水平低、感染性疾病治疗水平差、滥用抗菌药物现象严重、耐药监测困难，导致无法建立起自己的耐药监测系统，这些是导致目前全球各地耐药菌流行存在差异的原因之一。WHO 呼吁全球采取抗耐药菌控制措施，及时了解耐药动态，准确获得细菌耐药资料，从而做好耐药趋势的跟踪和控制，更好地预防和治疗多重耐药细菌引起的感染性疾病。一些国家和地区已经建立了自己的细菌耐药监测性网络，美国于 1996 年成立了国家抗微生物耐药监测系统（national antimicrobial resistant monitor system, NARMS）；欧洲有欧洲耐药性监测网（European antimicrobial resistance surveillance network, EARSS）；我国也成立了国家卫

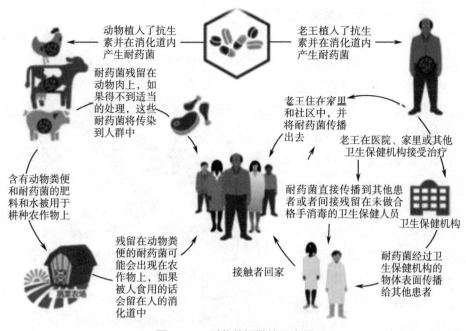

图 1.3-2　耐药菌播散的示意图

（来源：美国 CDC）

生健康委员会全国细菌耐药监测网（CARSS），同时还有中国细菌耐药性监测网（CHINET）。然而，我国耐药监测水平同国际水平相比还有一定的差距，缺乏整体系统性，需要政府部门科学干预和大力支持。虽然建立起了监测网络，但是 WHO 抗耐药菌的控制策略在各个国家执行的力度参差不齐，到目前为止还没有一个国家真正执行了所有干预的建议。

以上种种原因都造成了如今超级细菌遍布全球，给人类健康带来威胁的境况。那么针对如此猖狂的超级细菌，我们有什么办法治疗它们所引起的感染呢？在解答这个问题之前，我们需要先了解细菌产生耐药的机制。

三、细菌的"十八般武艺"

细菌的耐药机制非常复杂，但总体而言，超级细菌逃脱抗菌药物剿杀的诡计共有 5 种：产生水解酶或钝化酶、靶点的改变或被保护、主动外排、细胞膜通透性改变，以及细菌形成生物被膜（图 1.3-3）。

（一）产生水解酶或钝化酶

细菌可以通过产生酶来灭活药物。一种是水解酶，可将抗菌药水解，使其失去作用，就像是植物大战僵尸中的豌豆射手一样，不让抗菌药物近身；还有一种是钝化酶，与药物结合后，通过乙酰化、磷酸化等修饰改造了药物构型，使其与细菌靶点结合疏松，宛如冰冻生菜一般，减弱抗菌药物的活性。两种酶都可以通过药物诱导产生。临床上常见的灭

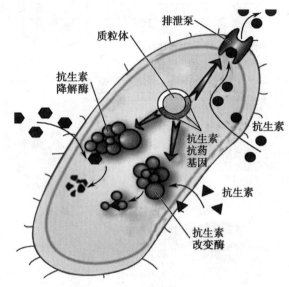

图 1.3-3　细菌的耐药机制

活酶或钝化酶主要针对 β- 内酰胺类、氨基糖苷类、氯霉素类、大环内酯类等抗菌药物。

提到水解酶，其中最著名的莫过于 β- 内酰胺酶。β- 内酰胺酶可按结构分为 A、B、C、D 四大类，称为 Ambler 分子结构分类。在 Ambler A 类 β- 内酰胺酶中的 TEM 型 β- 内酰胺酶是最早发现的，也是种类最多的 β- 内酰胺酶之一。1965 年，该类型 β- 内酰胺酶从一名叫做 Temoneira 的患者身上分离出的一株大肠埃希氏菌中发现，并以该患者的名字命名，该酶对氨苄西林具有很强的水解能力。在上文中提到的 CTX-M 也是一种 Ambler A 类 β- 内酰胺酶，目前已成为在不同地区和不同菌种内分布最广，对 β- 内酰胺类药物影响最大的耐药酶。Ambler C 类 β- 内酰胺酶在临床中又被经常称为 AmpC 酶。它较其他三类酶更为"狡猾"，表现更为多样：AmpC 酶与细菌其他蛋白质分子在结构上十分相似，但功能完全不同；有些细菌会表现出 AmpC 酶的活性，但是却无法检测到 *ampC* 基因……AmpC 酶可以被 β- 内酰胺类药物诱导，其诱导机制为：β- 内酰胺类抗菌药物破坏细菌细胞壁合成，导致一系列的分子效应，使 *ampC* 基因的激活因子的构象发生改变，激活 *ampC* 的转录，最终导致 AmpC 酶的高表达。不同 β- 内酰胺类药物对

AmpC 酶的诱导作用不同：苯唑西林、氨苄西林、阿莫西林和头孢唑林是 AmpC 酶的强诱导剂和作用底物；头孢西丁和亚胺培南是强诱导剂，但不易被 AmpC 酶水解；头孢噻肟、头孢曲松、头孢他啶、头孢吡肟、头孢呋辛、哌拉西林和氨曲南对 AmpC 酶的诱导作用较弱且也不易被水解；β- 内酰胺酶抑制剂尤其是克拉维酸对于 AmpC 酶的抑制能力很弱，但是诱导能力很强。碳青霉烯酶可以水解碳青霉烯类抗菌药物，前文多次提到的 NDM-1 就是这个家族中的一员，它的出现使得广谱、强效的碳青霉烯类药物"望而却步"，对它无奈叹气。

另一类我们需要谈谈的是钝化酶，其代表是氨基糖苷类钝化酶。说起氨基糖苷类药物可是"大名鼎鼎"，当年以庆大霉素为首的药物，夺去了无数儿童的听力，使得他们听不到春风吹拂柳梢头的微声，感受不到雨天大珠小珠落玉盘的韵律，错过了人世间众多美妙的声音。但是氨基糖苷类对革兰氏阴性杆菌抗菌性能良好，仍然在临床中发挥着重要作用。氨基糖苷类抗菌药物的核心"钥匙"结构（也称之为母核结构）通过与细菌核糖体 A 位点的"锁孔"部位结合，干扰翻译过程中 RNA 的识别，从而干扰细菌蛋白质的合成过程，最终导致细菌死亡。但是当细菌产生了氨基糖苷类钝化酶后，可以使氨基糖苷类药物上的氨基或羟基得到修饰，如同武力折断了药物的"钥匙"部位，"钥匙"无法捅入"锁孔"，氨基糖苷类药物与核糖体结合便不再紧密，从而失去了抗菌活性。大多数的钝化酶和氨基糖苷类钝化酶的机制相似，都是修饰药物的某个活性基团，废其武功，使抗菌药与相应的细菌靶位结合困难，不能达到杀菌作用。

（二）靶点的改变或被保护

每种抗菌药都有各自独门秘笈对付细菌，它们攻击细菌的不同部位以打倒细菌，这些部位称之为药物作用靶点，其攻击的方法就是我们常说的药物作用机制。细菌为了对付抗菌药的"武功"，产生钝化酶使得药物化学结构发生变化，干扰药物与细菌靶点的结合，产生耐药性；还有的细菌并不产生酶去改变药物的化学结构，却通过改造自身的靶点来阻止抗菌药与靶点的结合。

细菌通过改变靶点结构，乔装打扮成另外的模样，逃过抗菌药的法眼。例如，细菌可以对自身 16S RNA 进行甲基化，使得氨基糖苷类药物不能结合在靶点上发挥抗菌作用。面对相似挑战的还有 β- 内酰胺类抗菌药物，其作用靶点是位于如同细菌铠甲般的细胞壁上的青霉素结合蛋白（penicillin binding proteins, PBPs）。其参与细菌细胞壁的合成、形态维持和细菌糖肽类结构调整等功能，当 β- 内酰胺类抗菌药物与细菌靶点 PBPs 结合后，就会导致细菌破壁而亡。而 PBPs 靶点的结构可以发生程度不同的改变：单个氨基酸改变仅能引起弱耐药性；多个氨基酸或多种 PBPs 发生改变会出现高度耐药性；当出现了新的 PBPs，意味着可能对于所有 β- 内酰胺酶类抗菌药物耐药。耐甲氧西林金黄色葡萄球菌（MRSA）是这一类细菌的典型代表，其体内可以编码另外一种肽聚糖转肽酶——PBP2a，而抗菌药物不能与 PBP2a 结合，细菌细胞壁合成不受影响，从而逃脱绞杀，使细菌达到对 β- 内酰胺类抗菌药物耐药的目的。同样作用于细菌细胞壁的万古霉素是治疗革兰氏阳性细菌感染的最后一道防线。而如今，这道防线也被突破了。万古霉素实际上是作用在肽聚糖前体上的 D- 丙氨酰 -D- 丙氨酸末端上，抑制转肽酶和羧肽酶的作用，从而干扰细胞壁的肽聚糖合成，导致细菌死亡。一些革兰氏阳性球菌可以用 D- 乳酸或 D- 丝氨酸代替原来的 D- 丙氨酸，改变了万古霉素的作用靶点，干扰了万古霉素的"鉴别"，逃脱了万古霉素的抗菌作用。

（三）主动外排

有证据表明，细菌在抗菌药物压力下，首先是利用外排机制来降低细菌内部的药物浓度以减少药物对其生存的影响，然后再发挥其他耐药机制来对抗抗菌药物的作用。因此，主动外排是细菌耐药的重要机制，也与临床获得性耐药显著相关。

主动外排泵是存在细菌细胞膜上的一类蛋白质，一般由外膜通道蛋白、融合蛋白和胞质膜外排蛋白 3 部分组成。通过 3 个蛋白组成的主动外排泵，耐药菌可以把进入菌体内的抗菌药再驱赶出去。

细菌所携带的最常见的外排泵一般为多药物外排泵，能够将多种药物排出细菌体外，因此也是一种非特异性耐药机制。外排泵主要有 5 大类：主要易化子超家族（major facilitator superfamily, MFS）、多药和毒物排除（multidrug and toxic efflux, MATE）家族、耐药结节细胞分化（resistance nodulation cell division, RND）家族、小多重耐药（small multi-drug resistance, SMR）家族和 ATP 结合盒（ATP binding cassette, ABC）家族。这些外排泵的基因大多在细菌的拟核中，高度保守，在进化过程中基本保持不变。

（四）细胞膜通透性改变

细菌还会改变细胞膜的通透性，关上城门，拒绝药物进入，这是另一种非特异性耐药机制。

细菌的外膜是由脂质双分子层组成的，上面"镶嵌"着孔道蛋白。大多数抗菌药物是亲脂性的，容易通过脂质双分子层进入到细菌内部；而亲水性的药物，如β-内酰胺类药物，则是通过外膜上的孔道蛋白进入细菌内部。有些时候，细菌"忘记"表达孔道蛋白，则表现出对亲水性药物的耐药性。

（五）细菌形成生物被膜

"狡猾"的细菌还常常为自己穿上"黄金甲"来防身，让抗菌药物难以近身，连城门在哪里都找不到。这个"黄金甲"在医学上称作细菌生物被膜（biofilm, BF），是指细菌黏附于接触表面，分泌多糖基质、纤维蛋白、脂质蛋白等，将其自身包绕其中而形成的大量细菌聚集膜样物。

外部包有生物被膜的称为被膜菌。被膜菌无论其形态结构、生理生化特性、致病性还是对环境因子的敏感性等都与浮游细菌有显著的不同，尤其对抗菌药和宿主免疫系统具有很强的抵抗力，从而导致严重的临床问题，引起许多慢性和难治性感染疾病的反复发作，特征是持续性的炎症和组织损伤。细菌生物被膜黏附在各种医疗器械及导管上极难清除，以致引发大量的医源性感染。常见的可形成被膜菌的细菌有：铜绿假单胞菌、表皮葡萄球菌、大肠埃希氏菌、肺炎克雷伯菌、鲍曼不动杆菌等，都是医院获得性感染的"惯犯"。被膜菌对抗菌药物的抵抗作用起始于黏附阶段，随着生物被膜的生长增厚而增强，机制可能有：①生物被膜可能减少抗菌药物的渗透，使得更少的抗菌药物进入细菌内部，发挥效用；②生物被膜内细菌新陈代谢较为低下，对抗菌药物不敏感；③生物被膜可能促进产生免疫逃逸现象，使得免疫系统对细菌的杀伤力不足，无法与抗菌药物发挥协同作用。

细菌与抗菌药物这一对战场老"冤家"，从抗菌药物诞生之日起就硝烟不断，此消彼长。我们真的对这些耐药细菌束手无策了吗？所谓道高一尺，魔高一丈，了解了细菌耐药性产生和传播的原因以及耐药性机制，我们能想出针对性的办法控制超级细菌的蔓延吗？下一节，我们来谈谈人类对超级细菌的"作战计划"。

第四节 破敌之法——防治超级细菌

在这节之前，我们一起见识了超级细菌的恐怖，也反思了我们与细菌斗智斗勇过程中所犯下的错误。纵使超级细菌如此威胁着我们的生命安全，在与微生物的抗争中，人类也还是取得了赫赫战绩。自20世纪以来，美国感染性疾病死亡率直线下降。同样的，感染性疾病死亡率在中国也呈明显下降趋势。1957年，呼吸系统疾病、急性感染性疾病和结核病是主要死亡原因；到了2005年，感染性疾病跌出了中国人群死因前3名，中国人群中每10万人仅有87人死于感染，而且这些人常常是伴有慢性疾病、免疫低下等原发疾病人群。降低死亡率的最大因素是有效的治疗手段，包括抗菌药物的使用和其他生命支持，以及使用疫苗，良好的卫生条件也有助于死亡率的下降。这些手段是伴随着人们对细菌的逐渐认识而出现的。

图1.4-1清晰地显示了抗菌药物诞生与发现相关耐药菌的时间关系。自磺胺类药物被发现有抗菌作用后，抗菌药物如同雨后春笋般出现，挽救了无数人的生命。但是耐药的细菌却犹如幽灵般阴魂不散。从图中我们可以发现，细菌对于抗菌药物的耐药性产生得越来越快。以往抗菌药物投入临床使用后可以用上10年左右才会出现耐药菌，像万古霉素使用了43年才出现耐药菌，而现在的新型药物利奈唑胺，上市1年后就出现了耐药菌。

一、正本清源，全球联动，打响预防攻坚战

为了避免"无药可用"的窘境，WHO在2018年的"世界提高抗生素认识周"提出了全球行动计划的5项目标：①通过沟通、教育和培训，提高对抗生素耐药性的关注和了解；②通过监测和研究，增强抗生素耐药性的知识和循证基础；③通过有效的卫生和感染预防措施，降低感染发病率；④在人和动物中优化抗菌药物使用；⑤增加对新药、诊断工具、疫苗和其他干预措施的资金投入。WHO从宏观层面提出了全球行动的策略和目标，那么各国、各地区应该如何行动起来达到目标呢？针对耐药菌的上述预防战略要真切地落到实处，需要从以下4方面来布置具体战术。

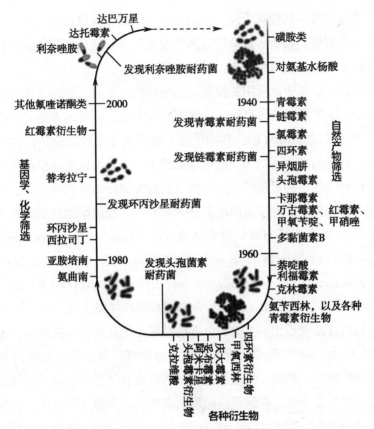

图 1.4-1　各抗菌药物临床使用时间以及相关耐药菌出现时间表

（一）建立系统的细菌耐药监测网络

系统的细菌耐药性监测系统，包括建立国际、国家、地区、各城市，乃至各级医疗单位的细菌耐药性监测网，同时建立抗菌药物使用情况的监测系统。凡有条件的医疗单位都要开展微生物检测工作，临床微生物室定期（每年 1 ~ 2 次）总结分析、发布本院的病原学耐药性监测数据。医院应该按照每 200 ~ 500 张实际使用床位配备 1 名医院感染专职人员，专职人员需接受细菌耐药性监测知识培训并熟练掌握。医院内还应该组织相关科室的专业人员建立医院感染管理监控小组，及时报告管理医院感染病例，详细解读院内病原学耐药性监测数据，提出下一阶段的感染控制策略和计划。

在建立细菌耐药监测网的过程中，最重要的不外乎是耐药菌的检测方法。只有建立了统一的检测手段，不同地区的结果才有可比性，细菌耐药性的数据才有可信性。判断耐药菌的方法主要有两种：抗菌药物敏感试验（也称药敏试验）和耐药基因的检测。

药敏试验是临床中最常用的检验细菌耐药性的手段，能为临床使用抗菌药物提供第一手资料。药敏试验有许多不同的方法，常见的方法主要有纸片扩散法、稀释法以及 Etest 法。其中纸片扩散法属于定性试验，但能够提供细菌对某种药物的抑菌圈结果。医生根据抑菌圈大小可以选择相对敏感的抗菌药。而稀释法是一种定量试验，其原理是将配制好的不同浓度的抗菌药物与琼脂或肉汤混合，接种细菌后培育一定时间，肉眼观察能抑制细菌生长的最低药物浓度为该药物的最低抑菌浓度（minimum inhibitory concentration, MIC）。以 MIC 值与美国临床和实验室标准协会（clinical & laboratory standards institute, CLSI）标准的敏感（S）、中介（I）和耐药（R）折点值范围比较来判断细菌耐药结果。Etest法兼具纸片法和稀释法的优点，但成本比较昂贵，目前普及度还比不上前两种方法。除了上述这些方法之外，还可以使用全自动微生物鉴定药敏分析仪，这一方法可以最大程度地节省人力成本，同时兼具简单、准确、快速的优点，然而这种仪器也限制了抗菌药选择的自由度。以上方法都是检测细菌的耐药表型，即细菌是否表现出耐药，还有一种是使用聚合酶链式反应（polymerase chain reaction, PCR）检测细菌的耐药基因，这样的方法对低水平耐药或临界水平耐药的超级细菌有较高的敏感性，不会出现漏检的情况。

美国 CLSI 为细菌培养以及药敏试验等检验技术提供了技术标准，各国或地区也很重视细菌培养技术的一致性。只有细菌培养结果以及药敏试验可靠，才能为医生选择用药提供强有力的证据，保证某个国家或地区所监测的耐药菌流行病学数据是可靠的。由国家卫生健康委员会合理用药专家委员会、全国细菌耐药监测网组织的"以耐药监测促抗菌药物合理使用和科学管理——技术下基层"活动在全国各地开展，通过加强各地医院内多学科联动治疗耐药菌、为相关技术人员提供培训、宣教微生物标本送检原则等手段，促进成员单位内细菌耐药性监测的有效性以及抗菌药合理使用措施的落实。

（二）培训医护人员，提高对耐药菌的防范意识

在有了良好的检测方法后，医生要能够正确地阅读药敏试验报告，了解

试验报告所提供的信息，结合当地的耐药菌情况，作出正确的医疗决策。这就要求提高医护人员的思想意识，要明确超级细菌产生的原因和预防环节，做到科学合理地使用抗菌药物。要提高医护人员的思想意识，就要从法律法规的角度出发，建立统一严格的规范以指导抗菌药物的合理使用。我国于2004年颁布了《抗菌药物临床应用指导原则》（2015年更新），又在2012年颁布了《抗菌药物临床应用管理办法》（卫生部令84号），即"史上最严限抗令"。"限抗令"规定了抗菌药物分级制度、医院细菌耐药预警制度，要求对不合理使用抗菌药物的医师停止处方权。种种重拳直指由于不合理用药导致的超级细菌泛滥。与此同时，我国国家卫生健康委员会启动了一些如"全国基层医疗机构抗菌药物临床合理应用培训计划"（即星火计划）、"全国基层医疗机构微生物检测培训计划"（即萌芽计划）等计划，旨在促进临床合理使用抗菌药物，遏制抗菌药物的滥用。

医护人员要按照用药指征使用抗菌药。合理使用抗菌药物强调：诊断为细菌感染者才有使用抗菌药物的指征；尽早查明感染病原，根据病原种类及细菌药物敏感试验结果选用抗菌药物；制定抗菌药物治疗指南，为临床医生经验性使用抗菌药物提供可靠的临床证据；抗菌药物要分级管理，对广谱或毒性较大的抗菌药物进行限制使用；对于耐药菌感染、粒细胞减少、脓毒血症等重症感染的患者采用抗菌药物联合使用；规范抗菌药物疗程，根据所制定的相关指南确定治疗疗程，既不盲目延长治疗疗程，也不能缩短疗程导致病情反复；采用抗菌药物轮换政策，对已经产生耐药现象的抗菌药物应停用一段时间换用其他抗菌药物，并结合药敏试验结果及时换用敏感的窄谱抗菌药物；根据抗菌药物的药动学、药效学参数合理设计给药方案，避免诱导细菌耐药等。

（三）对百姓进行宣教

WHO多国调查揭示公众对抗菌药耐药性问题普遍存在误解，因此针对大众百姓的宣传教育同样必不可少。对于中国的老百姓而言，抗菌药物就等于消炎药，咳嗽吃点抗菌药物，感冒吃点抗菌药物，拉肚子吃点抗菌药物……种种错误观念导致了抗菌药的不合理使用。由此可见，抗菌药物的合理使用不仅在于医生的专业水平，更在于百姓对于这些措施的配合。

首先，要让百姓明白目前超级细菌蔓延的严重态势，明白细菌耐药问题关系到每个人的健康，并不是医护人员或是已感染患者的事情。2015 年开始，每一年 11 月的第 3 周，WHO 都会进行"世界提高抗生素认识周"的推广，每年一个主题，旨在让百姓能够了解滥用抗菌药的危害。2017 年 WHO"世界提高抗生素认识周"的主题是：服用抗生素前要咨询合格医务人员（图 1.4-2，图 1.4-3）；2018 年的主题则是：急需作出改变，我们很快

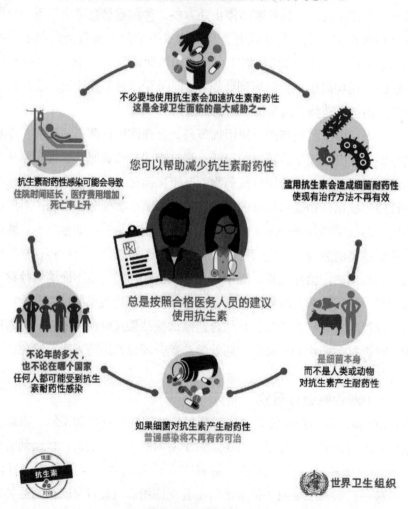

图 1.4-2　2017 年 WHO"世界提高抗生素认识周"宣传图 I——误用和滥用
抗生素危害所有人

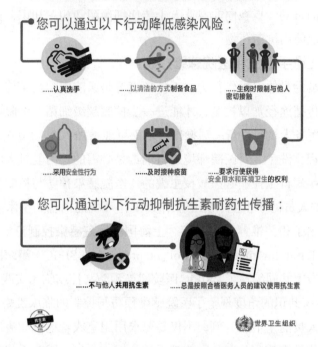

图 1.4-3　2017 年 WHO "世界提高抗生素认识周"宣传图Ⅱ——每个人都可以有所作为

就没有可用的抗生素了。从每一年的主题中可以看到，细菌耐药性和抗菌药滥用现状越来越严峻，且与每个人的健康息息相关，故每个人都应身体力行地投入到这场无声的斗争中，而非置身事外，甚至乱用滥用抗菌药。

其次，要让百姓学习抗菌药物的基础知识，了解超级细菌出现的原因，知晓滥用抗菌药物的严重后果，谨遵医嘱，配合医生的治疗方案，做到不私自更改治疗方案、不犯使用错误（如擅自缩短疗程、不按时服药、漏服等），合理使用抗菌药物。

再次，应教育民众注意日常生活细节，尽量减少感染风险，从而减少抗菌药物的使用和暴露。这类生活细节包括认真洗手（可以参考下文医务人员的七步洗手法）、食用清洁食物和水、生病（如感冒、上呼吸道感染时）时尽量避免与其他人的接触、安全的性行为并注意卫生、及时接种疫苗（如接种流感或肺炎链球菌疫苗）等。

最后，要辅以法律法规配合，限制无处方购买抗菌药物、超量购买抗菌药物等行为。只有多管齐下，才能够遏制住滥用抗菌药物的势头。这也是我们编写此书的目的，旨在向非专业人士传递细菌耐药相关知识，让大众能够安全、合理地使用抗菌药物。

（四）注意手卫生和医院感染控制

医护人员的身体、操作行为、工作环境等是医院内耐药菌传播的媒介，只有对这些传播途径加以控制，才能进一步控制超级细菌在医院内的传播。数据显示，医务人员每进行一项操作，手上可能增加 100～1 000 个细菌。因此标准的流程化洗手、对医院环境进行消毒是必需的。由复旦大学附属中山医院感染性疾病科主任胡必杰教授主编的《医院感染预防与控制最佳实践丛书》，对医护人员的手卫生、无菌操作、工作环境的消毒、手术部位感染预防等内容作出了相关推荐。2013 年，上海国际医院感染控制论坛（Shanghai international forum for infection control and prevention, SIFIC）组织医院感染各相关专业的专家共同编写了《SIFIC 医院感染预防与控制临床实践指引（2013年）》，从专家共识的角度规范了医院感染预防与控制的临床策略。

以医护人员的手卫生为例，不仅是要求用肥皂或者皂液和流动水洗手，而且是有具体标准流程的——七步洗手法（图 1.4-4）：①掌心相对，手指并拢相互揉搓，洗净手掌；②手心对手背，手指交叉，沿指缝相互揉搓，交换进行，洗净手背；③掌心相对，双手交叉，沿指缝相互揉搓，洗净指缝；④弯曲各手指关节，在另一手掌心旋转揉搓，交换进行，洗净指背；⑤一手握另一手大拇指旋转揉搓，交换进行，洗净大拇指；⑥将一手五指掌尖并拢，在另一手掌心旋转揉搓，交换进行，洗净指尖；⑦如有必要，螺旋式擦洗手腕，交换进行。

推广这些标准操作流程能够有效降低医院内耐药菌的传播，医院也应该根据各医院的具体情况，结合上述推荐流程建立防治耐药菌在院内传播的指导手册，规范医院内工作人员的操作流程。

除了手卫生外，还有其他措施来防止超级细菌在医院内广泛传播。对于已经出现耐药菌感染的患者应采取隔离预防。隔离预防的是疾病，并不是患

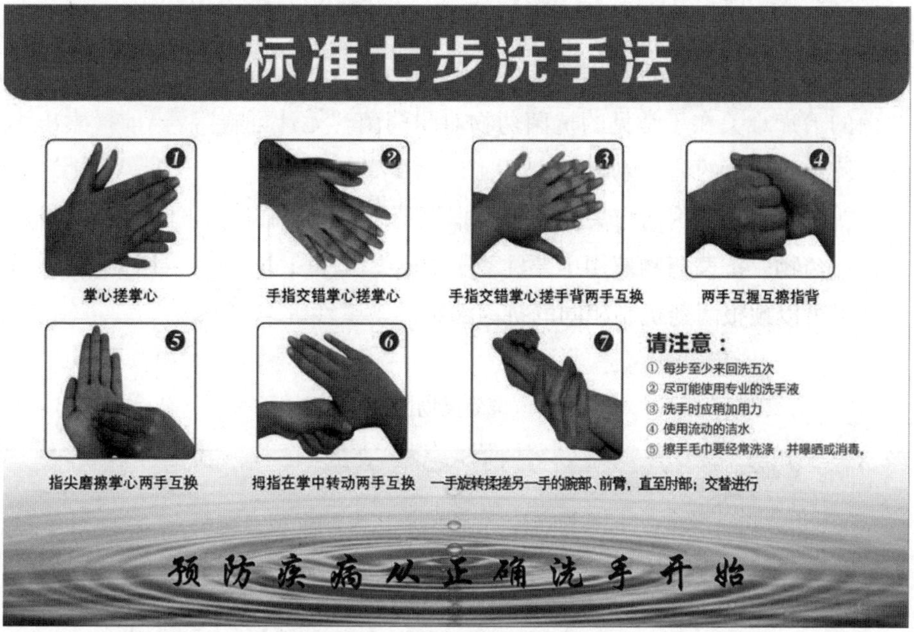

标准七步洗手法

① 掌心搓掌心

② 手指交错掌心搓掌心

③ 手指交错掌心搓手背两手互换

④ 两手互握互擦指背

⑤ 指尖磨擦掌心两手互换

⑥ 将指在掌中转动两手互换

⑦ 一手旋转搓揉另一手的腕部、前臂，直至肘部；交替进行

请注意：
① 每步至少来回洗五次
② 尽可能使用专业的洗手液
③ 洗手时应相加用力
④ 使用流动的洁水
⑤ 擦手毛巾要经常洗涤，并曝晒或消毒。

预防疾病从正确洗手开始

图 1.4-4　七步洗手法图解示意

者，不能因此歧视患者、区别对待。隔离预防要求对于患者要单间或同种病原体同室隔离；对于患者的体液、血液、排泄物、分泌物等需要单独处理；医护人员或其他人员进入隔离室前应该穿戴防护衣，离开前应该进行标准洗手。

　　除此之外，对于高危人群，如患有慢性阻塞性肺疾病的患者等，建议加强疫苗的接种来预防感染性疾病。目前比较有效的是肺炎链球菌疫苗，美国国家儿童健康和发育研究所（National Institute of Child Health and Human Development, NICHD）的科学家和 Nabi 生物技术公司发明的金黄色葡萄球菌疫苗也有着良好的临床前景。这些疫苗利用灭活或减毒的细菌或细菌的部分成分刺激人体免疫系统对此进行首次应答，而后当细菌大规模进攻人体时，人体免疫系统可以识别该细菌，从而发动"闪电战"，产生大量抗体，迅速消灭细菌，使得细菌不能在人体内"为非作歹"。这样的疫苗可以降低大规模耐药菌的感染，同时保护高危人群。

二、临危不惧，"降龙十八掌"，救人于水火中

谈完耐药菌感染的预防，我们就要谈谈令人"头痛"的治疗问题了。耐药菌的治疗难关在于常见的抗菌药物对耐药菌"无计可施"。当前摸索出了一些针对耐药菌的治疗原则。

首先，耐药菌的治疗关键在于要根据药敏试验、临床经验以及指南推荐来选择药物。抗菌药物使用中要注意分级选择（表 1.4-1），一些体外药敏试验结果可以预报耐药机制相同的抗菌药物的敏感性。

表 1.4-1 抗菌药物的分级使用

细菌	级别	抗菌药物
肠杆菌科	A 组	氨苄西林、头孢唑林、头孢噻吩、庆大霉素、妥布霉素
	B 组	阿米卡星、阿莫西林 / 克拉维酸、氨苄西林 / 舒巴坦、哌拉西林 / 他唑巴坦、替卡西林 / 克拉维酸、头孢孟多、头孢尼西、头孢呋辛、头孢吡肟、头孢美唑、头孢哌酮、头孢替坦、头孢西丁、头孢噻肟、头孢唑肟、头孢曲松、环丙沙星、左氧氟沙星、厄他培南、亚胺培南、美罗培南、美洛西林、哌拉西林、替卡西林、甲氧苄啶 / 磺胺甲噁唑
	C 组	氨曲南、头孢他啶、氯霉素、卡那霉素、奈替米星、四环素、妥布霉素
	U 组	羧苄西林、诺氟沙星、左氧氟沙星、加替沙星、磺胺异噁唑、呋喃妥因、甲氧苄啶 / 磺胺甲噁唑
铜绿假单胞菌	A 组	头孢他啶、庆大霉素、美洛西林、哌拉西林
	B 组	替卡西林、阿米卡星、氨曲南、头孢哌酮、头孢吡肟、环丙沙星、左氧氟沙星、亚胺培南、美罗培南、妥布霉素
	C 组	奈替米星
	U 组	羧苄西林、诺氟沙星、左氧氟沙星
葡萄球菌属	A 组	苯唑西林、青霉素、阿奇霉素或克拉霉素或红霉素、克林霉素
	B 组	利奈唑胺、泰利霉素、甲氧苄啶 / 磺胺甲噁唑、万古霉素
	C 组	氯霉素、环丙沙星、左氧氟沙星、加替沙星、莫西沙星、奎奴普丁 / 达福普丁、庆大霉素、利福平、四环素
	U 组	诺氟沙星、呋喃妥因、甲氧苄啶 / 磺胺甲噁唑

续表

细菌	级别	抗菌药物
肠球菌属	A 组	青霉素、氨苄西林
	B 组	利奈唑胺、奎奴普丁 / 达福普丁、万古霉素
	C 组	庆大霉素、链霉素、氯霉素、红霉素、四环素、利福平
	U 组	环丙沙星、左氧氟沙星、诺氟沙星、呋喃妥因、四环素
不动杆菌	A 组	头孢他啶、亚胺培南、美罗培南
	B 组	阿米卡星、庆大霉素、妥布霉素、氨苄西林 / 舒巴坦、哌拉西林 / 他唑巴坦、替卡西林 / 克拉维酸、头孢吡肟、头孢噻肟、头孢曲松、环丙沙星、加替沙星、左氧氟沙星、多西环素、米诺环素、四环素、美洛西林、哌拉西林、替卡西林、甲氧苄啶 / 磺胺甲噁唑
洋葱伯克霍尔德菌	A 组	甲氧苄啶 / 磺胺甲噁唑
	B 组	头孢他啶、美罗培南、米诺环素
嗜麦芽窄食单胞菌	A 组	甲氧苄啶 / 磺胺甲噁唑
	B 组	左氧氟沙星、米诺环素

注：A 组为对特定菌群的常规和首选药物；B 组为选择性的、特别是 A 组不能使用时的首选药物；C 组为替代性或补充性抗微生物药物；U 组仅用于治疗泌尿道感染的药物。

其次，给药方案设计既要达到良好的临床疗效，又要远离突变选择窗（mutant selection window, MSW），避免产生耐药突变株。抗菌药物存在防耐药突变浓度（mutant selection concentration, MPC），这是防止耐药突变菌株被选择性富集扩增所需的最低药物浓度，当药物浓度大于或等于 MPC 时，仅发生一次耐药突变的病原菌无法生长，病原菌需至少发生两次耐药突变才能生长；而当药物浓度在 MIC 和 MPC 之间时，大量敏感细菌被抑制，发生一次耐药突变的细菌又得不到抑制，这些突变细菌便会被选择出来，得以继续生长，MIC 和 MPC 间的浓度范围就是 MSW。如果 MSW 较宽，抗菌药物浓度容易落入 MSW，会加速耐药菌株的产生和生长。远离 MSW 的方法主要有两个：一是缩短血浆药物浓度在 MSW 的时间，即药物浓度快速通过 MSW，维持在 MPC 浓度以上；二是减少 MPC 与 MIC 的距离，选择更加理想的药物。

再次，根据药物的药动学、药效学特点，合理设计给药方案。有些药物到达 MIC 后，浓度升高，杀菌（或抑菌）效果并未得到明显提高，反而有诱导细菌耐药的趋势，因而这些药品要以适当剂量、一天多次使用；而有的药品则是浓度越高，杀菌（或抑菌）效果越明显，这样的药品可以单次大剂量使用，保证疗效，否则也容易诱导耐药菌的产生。

最后，也是非常重要的一点就是，对于耐药菌要联合用药。临床抗感染的经验证明，单一的抗菌药物对耐药菌，尤其是超级细菌的治疗效果是很不理想的，常常导致治疗失败，增加了患者的痛苦，加重了治疗负担，甚至会危及患者生命。及时、合理地联合使用抗菌药物是非常有必要的，其能够减少耐药情况的发生，降低药物毒副作用，获得较好疗效。但不合理的联合用药反而会减弱抗菌作用甚至产生严重的毒副作用、二重感染。抗菌药物联合在体外或动物体内可表现为无关、相加、协同和拮抗 4 种作用，这些作用需要通过开展严格对照的临床试验才能得到判断。无关作用指联合应用后总的作用不超过联合用药中抗菌活性较强者；联用后效果等于两者相加的总和称为相加作用；联合后的效果超过各药作用之和为协同作用；拮抗作用为联合用药的作用因相互发生抵消而减弱。联合用药时，最好能够选用具有两种不同作用靶点且具有协同作用的抗菌药物，如头孢哌酮／舒巴坦与美罗培南联合治疗耐药的鲍曼不动杆菌。

当然，在用好已有抗菌药作为有力武器的同时，多重耐药菌的治疗也要依赖于新型抗菌药物的发明。第五代头孢菌素在第三代头孢菌素的特点上增加了对 MRSA 的活性，主要是对耐药菌特有的 PBP2a 具有强大的亲和力，抑制了细菌细胞壁的合成。新型的碳青霉烯类药物如多尼培南、比阿培南，其对铜绿假单胞菌的 MIC_{90}（抑制 90% 细菌生长的最低药物浓度）要远低于亚胺培南和美罗培南，同类药物中的 Topopenem 还具有抗 MRSA 活性。但新型抗菌药物的研发速度目前远远落后于耐药菌的出现速度，一个新药上市后 1～2 年就会出现相应的耐药菌，新药变得无效。同时新型抗菌药物的安全性也是值得探讨和担忧的。

在这一章中我们走进了超级细菌的世界：见识了超级细菌的威力，了解了细菌家族的生物特性，明白了耐药菌出现的原因，知晓了防治耐药菌的一些手段，尤其是更加深刻地理解了抗菌药物合理使用的重要性。超级细菌的出现令人谈虎变色，所幸的是随着医学的进步以及合理使用抗菌药物的推广，我们仍有措施来遏制超级细菌的蔓延。但这并不意味着人类可以掉以轻心，放松警惕，高枕无忧，我们应该意识到超级细菌正不断蔓延的趋势以及无药可医的紧迫窘境，明白防治超级细菌事关每一个人。

细菌耐药性和抗菌药物是难解难分的一对冤家，此消彼长，正邪双方酣战不休。细菌的耐药性是伴随着抗菌药物的使用出现的，但这并不应归咎于抗菌药物本身，是不合理使用以至滥用抗菌药催生了无药可医的超级细菌，抗菌药物已是人类不能想当然坐拥的宝贵资源。抗菌药物从死神的手里拯救了千千万万的生命，可以说是20世纪最伟大的发明之一，它的发展史本身也是药物发展史的一个缩影。介绍完魔鬼般汹汹来袭的超级细菌，想在这场菌药博弈中有效迎击还得追本溯源，让我们从头说起抗菌药。下一章，让我们走进曾经天使般熠熠生辉的抗菌药世界，了解一下抗菌药的发现历史。

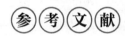

[1] BLACK J G. Microbiology: Principles and explorations[M]. 8th ed. Hoboken New Jersey: John Wiley & Sons, 2012.

[2] BOUCHER H W, TALBOT G H, BRADLEY J S, et al. Bad bugs, no drugs: no ESKAPE! An update from the Infectious Diseases Society of America[J]. Clinical Infectious Diseases, 2009, 48(1): 1-12.

[3] WILSON J W, ESTES L L. Mayo clinic antimicrobial therapy: quick guide[M]. New York: Oxford University Press, 2011.

[4] US Department of Health and Human Services. Antibiotic resistance threats in the United States, 2013[J]. Centers for Disease Control and Prevention, 2013.

[5] SHETTY N, TANG J W, ANDREWS J. Infectious Disease: Pathogenesis, Prevention and Case Studies [M]. Chichester, UK: Wiley-Blackwell, 2009.

[6] HARRIS S R, FEIL E J, HOLDEN M T G, et al. Evolution of MRSA during hospital transmission and intercontinental spread[J]. Science, 2010, 327(5964): 469-474.

[7] DE COSTA A, MAVALANKAR D. New Delhi metallo-β-lactamase 1[J]. The Lancet Infectious Diseases, 2010, 10(11): 752.

[8] HAMMERUM A M, TOLEMAN M A, HANSEN F, et al. Global spread of New Delhi

metallo-β-lactamase 1[J]. The Lancet infectious diseases, 2010, 10(12): 829-830.

[9] 汪复，朱德妹，胡付品，等. 2012 年中国 CHINET 细菌耐药性监测 [J]. 中国感染与化疗杂志，2013, 13(5): 321-330.

[10] 张辉，张小江，徐英春，等. 2011 年中国 CHINET 不动杆菌属细菌耐药性监测 [J]. 中国感染与化疗杂志，2013, 13(5): 392-397.

[11] DENYER S P, HODGES N, GORMAN S P. Hugo and Russell's pharmaceutical microbiology[M]. Hoboken New Jersey: John Wiley & Sons, 2008.

[12] 吕吉云，曲芬. 多重耐药微生物及防治对策 [M]. 北京：人民军医出版社，2011.

[13] 汪复，张婴元. 实用抗感染治疗学 [M]. 2 版. 北京：人民卫生出版社，2012.

[14] 胡必杰，刘荣辉，陈文森. SIFIC 感染预防与控制临床实践指引 (2013 年)[M]. 上海：上海科学技术出版社，2013.

[15] 胡必杰，宗志勇. 医院感染预防与控制最佳实践丛书：多重耐药菌感染控制最佳实践 [M]. 上海：上海科学技术出版社，2012.

[16] 胡必杰，陆群. 医院感染预防与控制最佳实践丛书：手卫生最佳实践 [M]. 上海：上海科学技术出版社，2013.

[17] 陆德源. 医学微生物学 [M]. 5 版. 北京：人民卫生出版社，2001.

[18] 闻玉梅. 精编现代医学微生物学 [M]. 上海：复旦大学出版社，2002.

[19] 倪语星，洪秀华. 细菌耐药性监测与抗感染治疗 [M]. 北京：人民军医出版社，2002.

[20] 郑宝英，张杰. 抗生素的联合用药 [J]. 中国抗生素杂志，2007, 32(6): 324-328.

[21] World Health Organization. WHO global strategy for containment of antimicrobial resistance[EB/OL].http://apps.who.int/iris/bitstream/handle/10665/66860/WHO_CDS_CSR_DRS_2001.2.pdf?sequence=1. 2001.

[22] 肖永红，王进，赵彩云. 2006—2007 年 Mohnarin 细菌耐药监测 [J]. 中华医院感染学杂志，2008, 18(8): 1051-1056.

[23] 王菊仙，冯连顺. 抗菌药物研发进展 [J]. 国外医药：抗生素分册，2010 (1): 13-18.

[24] KUMARASAMY K K, TOLEMAN M A, WALSH T R, et al. Emergence of a new antibiotic resistance mechanism in India, Pakistan, and the UK: a molecular, biological, and epidemiological study[J]. The Lancet infectious diseases, 2010, 10(9): 597-602.

[25] TAUBES G. The bacteria fight back[J]. Science, 2008, 321(5887): 356-361.

[26] 魏明. 超级细菌战 [J]. 大自然探索，2003 (2): 68-72.

[27] 孙红妹，薛冠华. 新发现"NDM-1 超级细菌"的流行情况及耐药机制 [J]. 中华儿科杂志, 2011, 49(1): 37-40.

[28] 李春辉，吴安华. MDR, XDR, PDR 多重耐药菌暂行标准定义——国际专家建议 [J]. 中国感染控制杂志, 2014, 13(1): 62-64.

[29] HE J, GU D, WU X, et al. Major causes of death among men and women in China[J]. New England Journal of Medicine, 2005, 353(11): 1124-1134.

[30] WHO. Antimicrobial resistance: global report on surveillance [EB/OL]. http://www.who.int/drugresistance/documents/surveillancereport/en/. 2014.

第二章
抗菌药的发现历史

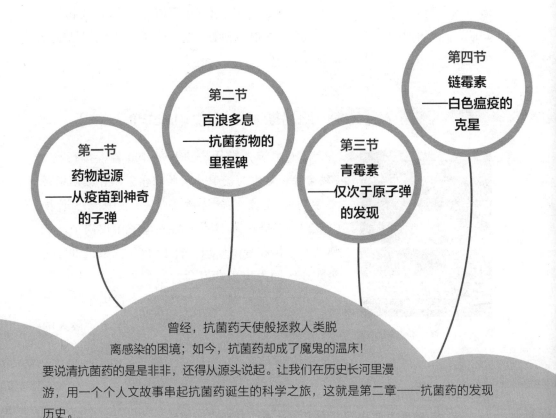

第一节
药物起源
——从疫苗到神奇
的子弹

第二节
百浪多息
——抗菌药物的
里程碑

第三节
青霉素
仅次于原子弹
的发现

第四节
链霉素
——白色瘟疫的
克星

曾经，抗菌药天使般拯救人类脱离感染的困境；如今，抗菌药却成了魔鬼的温床！要说清抗菌药的是是非非，还得从源头说起。让我们在历史长河里漫游，用一个个人文故事串起抗菌药诞生的科学之旅，这就是第二章——抗菌药的发现历史。

本章分为四小节，第一节追溯抗菌药的前身——迎击病原；第二节揭幕抗菌药的里程碑——百浪多息；第三节发射抗菌药的原子弹——青霉素；第四节苦寻白色瘟疫的克星——链霉素。

每一种熠熠生辉的抗菌药如天使降临，曾挽救了病菌感染中痛苦挣扎的人类。这段历史值得铭记，更呼唤我们每个人担负起护佑天使的重任。

第一节　药物起源——从疫苗到神奇的子弹

19世纪下半叶到20世纪初的第二次工业革命，标志着人类进入了电气时代，英、法、德、美、日等主要资本主义国家工业技术和经济水平开始飞速发展。随着科学技术的进步，医学也开始腾飞。医学的一个分支——细菌学，在19世纪下半叶取得了巨大的突破，人类第一次认识到许多疾病是由微生物引起的。在细菌学的发展史上，有3个人不得不提，他们的名字家喻户晓，他们的事迹口口相传，成为了一代代细菌学家的榜样，他们就是法国的巴斯德、德国的科赫和埃利希。

一、细菌学之父——路易斯·巴斯德（Louis Pasteur）

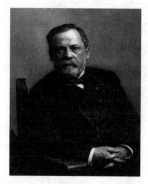

图2.1-1　路易斯·巴斯德

在《影响人类历史进程的100名人排行榜》（编者注：该书为美国应用物理学家、普林斯顿天文学博士麦克·哈特所著）一书中，巴斯德（图2.1-1）排在第12位，在科学家中仅次于大名鼎鼎的牛顿和爱因斯坦。自19世纪以来，世界大多数地区的人口预期寿命大约翻了一番，那一代科学和医学的发展，几乎为每个人提供了"第二次"生命。而要谈到谁在医学领域作出了最大的贡献，哈特认为巴斯德当仁不让——正是他数十年来勤勤恳恳的工作成果，使得人们对感染性疾病有了初步的认识，并得以逐步找到与之对抗的武器。

要一一细数巴斯德的每项成就并不容易，因为他在多个领域的贡献都十分卓著，不过，他在微生物学的成就最为瞩目。正如牛顿开辟出经典力学一般，巴斯德开辟了微生物领域，创立出一整套独特的微生物学基本研究方法，开始用"实践 - 理论 - 实践"的方法开展微生物学研究。他无疑是一位科学巨人，无愧于"细菌学之父"的称号。

巴斯德出生于法国一个普通的工人家庭，其父母虽然只是普通的鞣革工人，但极具进取心。尤其是曾在军队服役的父亲，每周日都要骄傲地佩戴着在军队中获得的荣誉勋章。这样的父母自然不会放松对儿子的教育，他们每天在皮革厂辛劳工作只为巴斯德有一个好前程。而巴斯德也相当争气，聪明伶俐的他在读书期间取得了优异成绩，进入知名的巴黎高等师范学院，师从大化学家杜马。杜马很赏识巴斯德的科学研究才能，悉心指导他进行化学研究与学习。在杜马的引领下，巴斯德沉醉于化学世界的海洋，甚至将化学比作"圣火"。

巴斯德同父亲一样，灵魂中有着一种不知疲倦、勇往直前的精神，这一点在他给妹妹的书信中显露无遗："亲爱的妹妹，立志是一件大事。因为意志通常是工作的先导，而工作几乎总是伴着胜利的。这三件事：意志、工作、胜利，充满了整个人生。意志打开那通向胜利的灿烂、幸福的大门，工作穿过一道道这样的大门。而在行程的终点上，胜利将会跑来给你们的成就戴上桂冠。"巴斯德自己也正是这样做的，凭借着自己坚强的意志和不懈的努力，他在科学的海洋中徜徉，获得了不菲的成绩。25岁时，巴斯德就已经获得了物理化学博士学位，并在晶体结构方面发表了令人震惊的论述。毕业后，巴斯德更是马上投入到了结晶学的研究中，建立了手性的概念，开创了立体化学研究的先河。

1849年，巴斯德又迎来人生的一个高峰——他迎娶了校长的女儿玛丽·劳伦特，喜获人生的贤内助。新婚后不久，巴斯德就回到了实验室，在那里，他揭开了发酵的秘密。

当时，法国的啤酒、葡萄酒享誉整个欧洲，酒厂的厂主们都有一套酿造出香醇美酒的方法。但有些时候，即便方法正确，酿出的酒也会变酸，只得倒掉，白白浪费许多人力物力，这使酒商叫苦不迭，有的甚至因此而破产。那时人们相信，酒变酸是因为化学反应，但他们并不清楚其内在反应机制，也就找不到避免酒变质的方法。1856年，里尔一家酿酒厂厂主找到了巴斯德，一段时间以来，他厂里甜菜酿酒的工作都进行得很糟糕，他也因此蒙受了一笔巨大的损失。无计可施的他想到了巴斯德——这个素以热情、想象力丰富著称的化学教授。幸运的是，巴斯德没有像其他人那样拒绝他，他觉得对于科学家而言，实践工作是极为重要的，同时，对祖国的热爱也驱使他向手工业主伸出援手，来维护国家的繁荣。

当时,"发酵是蛋白质分解的结果"这一学说甚嚣尘上,但是巴斯德从小秉承着"实践出真知"的信念,他没有屈从于主流的意见,而是依靠一台老式显微镜,通过实践试图探索甜菜浆的秘密。他发现,好的甜菜浆中有小椭球形的生物,而在变酸的酒液中,则是小杆状体取而代之。反复的观察使他得出结论:甜菜浆中被称为"酵母"的小椭球体,并非是偶然的污染,而正是发酵的原因所在。好葡萄酒是酵母生长的结果,而葡萄酒变酸,是那些数不清的杆状体,也就是乳酸杆菌活动产生乳酸的结果。这与物理学家凯格纳德·拉托尔 1837 年的发现一致。巴斯德系统地对自己的实验结果进行了归纳,得出可靠结论——发酵是一种生命活动现象。

理解发酵过程的实质只是理论的进步,酒厂厂主更需要的,还是避免酒发酸的实际方法。巴斯德又开始了研究,他把封闭的酒瓶泡在水中,加热到不同的温度,试图杀死乳酸杆菌,同时不破坏酒的风味。经过反复多次的实验,他终于找到了一个简便有效的方法:只要把酒放在 55℃ 的环境里,保持半小时,即可杀死酒里的乳酸杆菌。这一简单的方法挽救了法国的制酒业和乳业,并被沿用至今,在食品生产中发挥着重要作用,这就是著名的"巴氏消毒法"。巴氏消毒法其实是利用病原体并不耐热的特点,用适当的温度和保温时间处理,将其杀灭,但传统的巴氏消毒法处理后仍有少数细菌和芽孢存在,因此传统的巴氏消毒法的产品要在 4℃ 以下温度保存,且只能保存 3 ~ 10 天。如今,在巴斯德的传统方法上衍生出了新的巴氏消毒法,即加热至 75 ~ 90℃、保持 15 ~ 16 秒,新方法可以更高效率地灭菌,也更加方便。

通过研究发酵过程和对达尔文进化论的学习,巴斯德开始对流传已久的"自然发生论"(即认为生命是从无生命物质或死的有机物中突然发生的理论)产生疑问:既然酒的发酵或者变质都是微生物参与的,那难道其他生命过程可以不依靠生物自发发生吗?巴斯德决心通过实验来进行证明,而他这次所做的实验,也成为了微生物学史上最为经典的一个实验——鹅颈瓶实验(图 2.1-2)。实验是这样操作的:首先,巴斯德把肉汤灌进两个烧瓶里,第一个烧瓶是普通的烧瓶,瓶口竖直朝上;而第二个烧瓶,是瓶颈弯曲成天鹅颈一样的曲颈瓶。之后,巴斯德将两个瓶子内的肉汤都煮沸、冷却,这之后,他便将两个烧瓶放置一边。过了 3 天,普通烧瓶里就开始变得浑浊,表明肉汤中出现了微生物,鹅颈瓶里的液体却依然澄清。他把鹅颈瓶继续放下去，1个月、2个月，1年、2年……直至4年后，鹅颈瓶里的肉汤仍然清澈透明，没有产生微生物和变质。

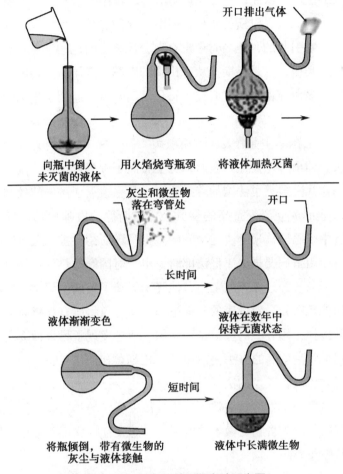

开口排出气体

向瓶中倒入
未灭菌的液体　　用火焰烧弯瓶颈　　将液体加热灭菌

灰尘和微生物
落在弯管处　　　　　　　开口

长时间

液体渐渐变色　　　　　液体在数年中
　　　　　　　　　　保持无菌状态

短时间

将瓶倾倒，带有微生物的　　液体中长满微生物
灰尘与液体接触

图 2.1-2　巴斯德鹅颈瓶实验示意图

　　这是为什么呢？巴斯德认为，煮沸后的肉汤里已没有微生物了，此后肉汤若再发生变质，一定是新的微生物导致的。普通烧瓶敞口放置，悬浮在空气中的微生物可以落入瓶颈直达液体，微生物在肉汤里得到充足的营养而生长繁殖，引起肉汤变质。第二个瓶颈虽然也与空气相通，但瓶颈拉长弯曲，空气中的微生物仅仅落在弯曲的瓶颈上，而不会落入肉汤中生长繁殖引起腐败变质。这个实验推翻了生物可以自发产生的理论，证明了生物只能源于生

物，非生命物质不可能自发地产生新生命。在鹅颈瓶实验的基础之上，英国外科医生李斯特发明了外科消毒法，将手术死亡率从 45% 降到了 15%，挽救了亿万人的生命。从此，消毒与预防的方法就在医学界盛行起来。

随着研究的深入，巴斯德坚信，发酵、腐败和传染病之间有共同之处，即都是由微生物引起的，但当时还没有充分证据证明他的这种观点。蚕病研究为他提供了契机，这是巴斯德从有机物的发酵、变质研究转向动物传染病研究的开端，该研究也为历代研究者将化学实验方法应用于生物学研究奠定了基础。

1865 年，法国养蚕业暴发了"胡椒病"——这是一种神秘的蚕病，病蚕常常抬着头，伸出脚像要抓住东西，身上布满了棕黑色斑点，像是粘了一身的胡椒粉。这几乎毁灭了法国的养蚕业，也几乎毁灭了法国的丝绸工业。当年，法国农业部成立研究蚕病的委员会，巴斯德的恩师杜马担任委员会主席，杜马选中了巴斯德来解决这个问题。当时巴斯德对蚕一无所知，但当他想到法国每年因蚕病要损失 1 亿法郎时，出于对国家的热爱，他毅然决然地承担了这项任务。经过 5 年的努力，他终于弄清了蚕病的致病微生物，是一种椭圆形的棕色微粒导致健康的丝蚕染病。他建议将所有被感染的蚕及污染的食物全部毁掉，用健康的丝蚕从头开始。他还发现了另一种蚕病——肠管病，并找到了防治该病的方法。1870 年，巴斯德出版了《蚕病研究》一书。这一研究拯救了濒临破产的法国丝绸工业，也使巴斯德在工业界名声大振。而这一研究也发现了发酵、腐败等现象与传染病间的本质联系。正如发酵需要酵母，腐败是因为食物受微生物的影响，感染性疾病也不会自行发生，而是微生物从中作祟。

就在巴斯德的事业如日中天时，他倒下了，中风袭击了这个只有 46 岁的中年人，这使得他右侧身体瘫痪，说话机能也出现了障碍。巴斯德甚至作出了最坏的打算，留下"我很抱歉我不得不死，我真想还能为我的国家服务"的话语。然而，待身体状况一有好转，他便让人将他抬到了实验室，坚强的意志支撑着他：还有太多工作要做，绝不能轻易倒下。探究清楚传染病的本质后，如何防治传染病成了摆在巴斯德面前的一道难题。这一次，他瞄准的对象是炭疽病和鸡霍乱。通过对这两种动物传染病的研究，他推进了原有的免疫疗法，使得这一疗法得以大规模应用。

1878 年，巴斯德开始对牛羊群危害极大的急性传染病——炭疽病进行研究。我们即将在后面提及的另一位科学家罗伯特·科赫在巴斯德之前已经完全查明了这一疾病的元凶——炭疽杆菌。科赫检验了化学药品，如锌氯化合物或汞升华物等对炭疽病的疗效，但均收效甚微。之前对鸡霍乱的研究给巴斯德带来了全新的思路：如果找不到一种能够治愈炭疽病的化学药物，那么能否另辟蹊径呢？在对鸡霍乱的研究中，为了查明病原体，巴斯德让助手们培养患病动物的病原体，并将这些微生物传染给健康的鸡。其中的一个助手由于粗心大意，错用了一瓶放置很久的细菌培养液感染鸡。这个助手惊讶地发现感染的鸡虽然起先像以前一样患病，但没有死亡，反而康复了，并在鸡舍活蹦乱跳。巴斯德听了助手的汇报，灵光闪现，他用新鲜的培养液传染这些康复的鸡，但它们并不会被感染。这种经缓和的、或者说被减弱作用的培养液为巴斯德指明了提取疫苗的途径。通过艰苦的实验，巴斯德发现炭疽杆菌在 42℃停止增殖，并且也不再产生孢子，但细菌的活性还存在。利用这项特性，他制成了无感染活性的疫苗。一开始，农场主们并不相信巴斯德可以用这样的几滴液体使动物免受瘟疫的侵害。巴斯德相信眼见为实的力量，他在 1881 年 5 月举办了一场公开实验，将动物分成了两组，一组接受疫苗的注射，另一组并不接受任何干预措施，之后用病原体感染这两组实验动物。未接种疫苗的动物一只接一只地死去，而接种疫苗的动物却依然生龙活虎。实验震惊了公众，巴斯德得到了大家的支持，并荣获"种痘之父"这一光荣称呼。巴斯德将治疗鸡霍乱的思路如法炮制，为牛羊接种炭疽病疫苗，这种疫苗大量用于牛羊群后，有效地阻止了炭疽病的继续传播，拯救了垂死的法国畜牧业。英国生理学家赫胥黎赞扬说："仅巴斯德的发明带来的经济利益，远超过 1870 年普法战争法国付给德国的 5 亿法郎赔款。"由于对炭疽杆菌的研究和炭疽疫苗的发明，巴斯德被授予了杰出十字奖章。巴斯德并不是第一个提出疫苗概念的人，也不是第一个发现疫苗的科学家。在此之前，有"免疫学之父"之称的英国科学家琴纳从奶场女工手上获得的牛痘脓液物质使得无数人避免了天花的折磨。但巴斯德的炭疽病疫苗在琴纳的基础上有着显著进步：它是一种减弱活性的微生物，并且可以大规模制造并推广。

　　不久之后，巴斯德又开始研究产褥热。当时有许多产妇在产后感染产褥热，这种疾病很容易导致死亡，让母亲与新生儿骨肉分离。为了使母亲的生命不再被死神从新生婴儿的摇篮边夺走，巴斯德投入了夜以继日的研究，研究表明产褥热是由一种呈链状或念珠状的微生物引起的。在发现了病原体的基础上，巴斯德成功地克服了这种可怕的疾病。

此时，另一个可怕的病症一直萦绕在巴斯德的心头，这就是狂犬病。毫无疑问，这又是一项基于百姓生活的研究。当时欧洲盛行养狗，狂犬病的病例不断出现，对动物和人类造成了极大的危害。在巴斯德的少年时期，人们相信狂犬病是由狗的涎水和牙齿传播的，被狗咬伤的人只能去铁匠铺，由铁匠用铁器灼烧消毒。这样的治疗方法简直像是历史上臭名昭著的烙刑的变身。但无可奈何的是，这在当时是唯一的救命办法。铁块烙在被咬伤的人身上，惨叫声却烙在了巴斯德的心上。1881年，巴斯德开始对狂犬病进行研究。在研究中，巴斯德猜测病原体由伤口最终进入大脑和脊髓，继而产生狂犬病的种种症状。基于这个设想，巴斯德从狗的脊髓中提取出一种疫苗，并在动物实验阶段获得了成功。1885年7月6日，一个9岁男孩被疯狗咬伤，当地医生束手无策，只能将患儿送到巴斯德的研究所。巴斯德面对男孩犹豫了，他的疫苗只在动物身上用过，疫苗是否在人身上有效，这个问题尚未有定论，何况自己只是化学家，并不是权威的医生，不敢贸然治疗。他谨慎地与医生朋友们商量，医生们告诉他，他根本没有选择的余地，他有义务为这个孩子注射疫苗。最终，巴斯德的狂犬病疫苗成功地从死神手中夺回了孩子的生命。人类首次战胜了这种可怕的疾病，成千上万被狗咬伤的人得到救治，巴斯德的名字也更加为世人所熟悉和尊敬。人们纷纷捐款，资助建立巴斯德研究所，兼作大型的狂犬病治疗门诊部及感染性疾病研究中心和教学中心。1888年，巴斯德研究所建成投入使用，成了进行科学交流的学术中心。而巴斯德当年挽救的小男孩也成为巴斯德研究所的看门人。

巴斯德一生中在太多领域作出了杰出的贡献，而这每一项贡献背后，都是他对科学强烈的好奇心和对祖国人民深沉的爱。巴斯德70岁生日时，法国举行了盛大的庆祝会。巴黎索邦大学的大礼堂里座无虚席，被法国总统搀扶着的巴斯德接受了大家的敬仰与生日祝福，这敬仰和祝福不仅献给老人巴斯德，更献给法兰西乃至全人类的英雄巴斯德。大会授予了他一枚纪念勋章，上面镌刻着："纪念巴斯德70岁生日，一个感谢你的法兰西，感谢你的人类。"

1894 年，巴斯德的健康状况迅速恶化，出现了心力衰竭、肾衰竭，而一些对狂犬病疫苗的非议更让巴斯德一蹶不振。1895 年 9 月，那个工作狂人巴斯德似乎已经意识到自己生命的终点，喃喃说道"我不行了"，第二天，人们悲怆地发现科学史上一颗闪亮的明星陨落了。

　　从发明巴氏消毒法到解决蚕病，从攻克炭疽病到发明狂犬病疫苗，近半个世纪里，科学世界由巴斯德主宰，而在其中的 1/4 时间里，巴斯德是拖着半身不遂的身体完成了一项又一项伟大的工作。巴斯德是第一个将疾病与微生物尤其是细菌联系到一起的科学家，他开创性的工作为现代细菌学乃至临床医学的发展奠定了坚实的基础。他用一生的精力证明了 3 个重要的科学问题：①每一种发酵作用都是由于一种微生物的发展；②每一种传染病都是一种微生物在生物体内的发展；③传染病的病原微生物，在特殊的培养之下可以减轻毒力，从病原体变成防病的疫苗。这些卓越的贡献，让他当之无愧地被称为"进入科学王国的最完美无缺的人"。

二、病原体追踪手——罗伯特·科赫（Robert Koch）

　　"细菌学之父"巴斯德的研究证明，疾病不可能凭空在人群中传染，而是要依赖细菌等病原体。但是巴斯德只发现了部分感染性疾病的病原体，还有许多疾病的病原体仍是未解之谜，而追随他的步伐继续探究病原微生物的，是另一个年轻人——发现了炭疽杆菌、结核杆菌和霍乱弧菌的细菌学家罗伯特·科赫（图 2.1-3）。

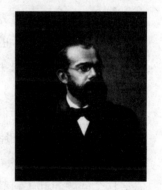

图 2.1-3　罗伯特·科赫

　　德国汉诺威省附近，有个名为克劳斯塔尔的小城。这里地处哈尔茨山区，有茂密的原始森林和丰富的矿藏，气候宜人，景色优美。1843 年，著名的细菌学家罗伯特·科赫诞生在这个小镇上的矿工家里。虽然家境拮据，但科赫依然度过了一个美好的童年，并在心中埋下了一颗科学的种子。

　　科赫的父亲赫尔曼·科赫年轻时曾游历欧洲各国，见多识广而又为人和善，虽然工作繁忙，但只要有空，他便会把孩子们召集到家里的后院，给他们讲故事和自己游历时的见闻。精彩奇幻的故事和旖旎的自然风光，深深吸引了年幼的科赫，他开始对大自然产生了强烈的憧憬和好奇。小科赫心中逐渐有了一个梦想，那便是环游世界，亲眼看看父亲口中的风土人情和田园山川。

1862年，科赫完成了大学预科的学习，决定到汉诺威省以南的著名学府哥廷根大学学习医学。学医期间，他拜读在著名组织学家雅各布·亨勒的门下，后者提出了"传染病是由活的、寄生微生物所致"的观点。导师的观点让科赫颇感兴趣，科赫后来献身于细菌学的研究，与这位老师的指导和鼓励也是密不可分的。

1867年，也就是科赫博士毕业的第二年，他与女友艾米丽结婚，开始了行医生涯。然而，这个聪敏多知的年轻人的事业在开始时并非一帆风顺。他辗转各地，当过医学助理、临时替工，甚至在普法战争中报名成为了一名军医，过着漂泊的生活。又或许科赫热爱这种漂泊，毕竟在他心中，环游世界的梦想并未消逝。但最终在妻子的极力劝说下，科赫放弃了体验陌生世界的计划，1872年，科赫举家安顿到波森省的小城沃尔施泰因，在此地开业行医。

虽然放弃了环游世界的梦想，但科赫却无法割舍对科研工作的冲动。此时，也恰巧有一项棘手的工作摆在了科赫面前：波森省暴发了一场可怕的动物瘟疫——炭疽病，每年有数百头牲畜死于炭疽病，给农民带来了惨重的损失。实际上，在此之前，德国医生波伦德尔和法国医生达维纳都曾报道过自己对炭疽病的研究，他们都在死于炭疽病的动物组织中找到了细小的杆状物体，在它们周围，红细胞几乎已经溶解。然而，这种杆状物体是否就是炭疽的病原体，还是只是炭疽侵袭动物后引发的组织变化，在当时没有人能解答。这个问题勾起了科赫的兴趣，他亟欲彻查炭疽病的真相。然而，在沃尔施泰因行医的诊金只够一家人勉强过活，哪里还有结余供他购买科研所需的仪器设备呢？妻子艾米丽看出了他的心思，在科赫28岁生日那天，她用尽自己的一切积蓄，买了一台在当时颇为新式的哈内显微镜，作为给丈夫的生日礼物。之后，科赫又设法搞来了一台显微切片机，很快，他的"实验室"也搭了起来，说是实验室，其实不过是用布帘将诊室一分为二，一半用来看病，一半用来做研究罢了。

科赫对炭疽的研究近乎迷狂，他一面忙着给患者看诊，而稍稍空闲下来，他便一头钻到布帘那边，看起了显微镜。有时，对显微镜下世界的过分沉醉常让他忘了在外焦急候诊的患者。不过，对于患者的指责，他也颇有应对的理由：在没有查清病原体时，要如何正确地治疗感染性疾病呢？

　　为了确定其他科学家看到的杆状体是否就是炭疽病的病原体，科赫设计了严密的实验方案。首先，他跑遍了附近的屠宰场和农场，讨来了大量患炭疽病的和健康动物的血样，并用显微镜观察。他发现所有患炭疽病的动物血液中都有杆状体，而健康动物的血样中则都没有。不过这还是不能解决"杆状体到底是病原体，还是只是病原体造成血液破坏的产物"这一问题，科赫认识到问题的关键在于查明这种杆状体是否可以生长繁殖。他用刀片蘸取患病小鼠的血液，接种到健康小鼠身上。第二天，被接种的小鼠死了，其血液发黑，脾脏肿得几乎充满腹腔。显微镜观察的结果显示这只死鼠的血液里充满了杆状体和其缠结而成的"线团"。用于接种的血液量很少，其中的杆状体也是有限的，但第二天却变得不计其数，这似乎便说明了这种杆状体确实是有生命的。然而，科赫还是不甘心，他想找到更为直接的证据。功夫不负有心人，他找到了一种合适的培养基——牛眼房水，并创造了悬滴法这一细菌培养方法。在使用新的培养基和培养方法对病鼠脾组织进行培养时，他看到了自己朝思暮想的结果——脾组织中的杆状体活起来了，开始生长分裂！他从这份培养物中取出一点再次培养，结果完全一致。反复的接种去除了小鼠组织，因此培养物中剩下的只能是病原体！而科赫用此培养物接种小鼠，小鼠竟也得了炭疽。一切终于明了，科学家早前观察到的炭疽动物组织中的杆状体，正是引发炭疽的病原体！随后，科赫又发现炭疽杆菌的"杆菌 - 芽孢 - 杆菌"的生长循环，并提出了防治炭疽的方法。

图2-1

革兰氏染色下
的炭疽杆菌

　　科赫写信将自己对炭疽的研究结果告诉了著名植物学家费迪南德·科恩。科恩对这个年轻人的发现颇感兴趣，他饶有兴致地邀请科赫到自己所在的布雷斯劳，给自己和同行进行实验演示。精妙绝伦的实验打动了负有盛名的教授们，他们对科赫给予了极大的肯定。在科恩的帮助下，科赫关于炭疽病的研究论文得以发表，一颗学术新星就此冉冉升起，这位年轻的科学家迎来了他事业的春天，此时是 1876 年，科赫只有 33 岁。

从布雷斯劳载誉而归后，科赫继续他的细菌学研究。这段时间内，他的研究可谓硕果累累：他学习并改进了卡尔·魏格特的微生物染色方法；发明了细菌的显微摄影技术，消除了以往仅凭肉眼观察、文字描述或手绘图像而引起的种种争议和混乱，并利用这一技术发现了导致化脓的链球菌和葡萄球菌……

1880年，科赫被任命为皇家卫生局委员，来到了德国首都柏林。在这里，他拥有了两个助手，加夫屈和勒夫勒，而后来的事情也证明，这两位助手在科赫的研究工作中起了极大的作用。

在柏林的研究初期，科赫被一个问题困扰着：传统的培养方法并不能将不同的细菌分开，这给研究带来困难。如何进行细菌的分离培养？如何将一个菌种从一堆菌种中分离出来？科赫陷入了沉思。

机会是给有准备的人的，别人眼中习以为常的食物发霉，被科赫注意到了。他发现，一块发霉的马铃薯上长着各色的霉斑，而每一块不同颜色的霉斑，所含的都是同一个菌种。他悟到了：要分离单独的细菌，就要用固体培养基。后来他受到同事妻子用琼脂自制果酱的启发：啊，琼脂不正是用来制备固体培养基的好材料吗！在两位助手的帮助下，科赫发明了琼脂肉汤固体培养基（图2.1-4），这是细菌培养历史上划时代的一笔。这一成就令当时名声已如日中天的巴斯德都不禁啧啧称赞。直到现在，琼脂固体培养基仍是微生物培养中最为普遍和基础的培养介质。

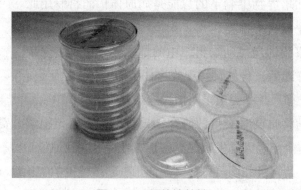

图 2.1-4　固体培养基

发现了炭疽杆菌、改进了染色方法、发明了显微摄影术、制备出固体培养基……这种种伟大的成就只是科赫细菌学研究生涯中的铺路石，很快，他研究历程中的里程碑就要到来了，那便是对结核杆菌的发现与研究。

肺结核被称为白色瘟疫，这位死神的奴仆在漫长的岁月中耗竭患者的精力，将患者笼罩在对死亡的恐惧之中。当时的欧洲，每七个人中就有　人死于肺结核，其中不乏一些名人，济慈、席勒、肖邦都难逃肺结核的魔掌。在科赫之前，就有不少科学家对结核病进行了研究，远至古希腊的亚里士多德，近至与他同时期的科学家科因海姆。创立了细胞学思想体系的牛人——菲尔绍，固守着自己的观点：结核病是一种慢性营养紊乱。菲尔绍利用自己的权威，对持有不同观点的人冷嘲热讽，其中也包括当时医学界的新晋明星科赫。这种对不同观点的打压使得结核病的研究在很长一段时间内毫无进展，导致大量患者死亡。

科赫并不理会菲尔绍的打压，决心将结核病研究透彻，除去笼罩在欧洲人民头上的阴霾。根据结核病的症状和其常常发生在拥挤、贫穷地区的特点，科赫猜想结核通过感染散布。不过，他没有忘记老师亨勒的教导：要确定结核是感染性疾病，就得找出病原体。他用结核病物质感染豚鼠，并用自己改进的染色法试图观察病原体。一种种染料实验下来，科赫的手都被浸得发白了，终于，在第 271 次实验时，他看到了被染成蓝色的细菌，只是细胞的其他结构也是蓝色的。为了观察清楚，他请教了一位著名的"染色王"——也就是我们后文将提到的保罗·埃利希——得到了使用苯胺棕加深样品染色的建议。在这次的染色实验中，科赫发现：细胞的大部分变为褐色或浅黄色，而细菌仍然是蓝色。蓝色的细条卷曲缠绕，成束的像烟卷。困惑了诸多科学家的问题解决了，结核病的病原体找到了，这是一种杆菌——结核杆菌！

显微镜下染色的结核杆菌

不过，严谨的科赫不会断然下结论，他继续仔细观察。不久，用结核病物质感染的豚鼠发病了，毫无食欲、骨瘦如柴，这正是结核病的症状啊！豚鼠死后，科赫对其进行了解剖，发现了同结核患者体内相同的病灶。进一步地，他从死亡的动物体内取出那种能被染成蓝色的物质，试图将其纯化培养。然而，这种杆菌在固体培养基上没有丝毫动静，难道这不是病原体？科赫并没有马上放弃，他认为这可能是培养基的问题。果不其然，在用牛血清做培养基的实验中，连续培养15天后，杆菌开始生长了。科赫把这种生长物接种给健康动物，动物染病了……至此，实验应该是很完善了，但科赫仍不满足，他想确定：结核病是否如之前别人的研究所说，依靠飞沫传播。他把动物关在封闭的箱子里，通过一根管道将含有结核杆菌的尘雾吹入箱子，不久，箱子里的动物病倒了……直到此时，科赫终于可以宣布，他找到了结核病的元凶。

在1882年的柏林生理学会聚会上，科赫向满座的知名学者讲述了自己的发现。他讲完后，整个会场鸦雀无声，一反常态地，没有一个人质疑他的发现，连之前一直瞧不起科赫的医学权威菲尔绍也一声不吭，默默地离开了会场。这无声的背影宣告了科赫的成功。后来，科赫分离出两种结核杆菌的生长产物——结核菌素，并认为其具有治疗结核的作用。可惜的是，这两种结核菌素并无疗效，但它们却在诊断结核上立了汗马功劳。1905年，凭借在结核病研究中的杰出成就，科赫迎来了诺贝尔生理学或医学奖的垂青。

不仅是发现了结核杆菌，通过对此次实验的归纳总结，科赫提出了著名的"科赫法则"，这是4条用于确定疾病病原体的原则：①在所有病例中都能发现这种病原体；②这种病原体能从病体中分离出来，并完成纯培养；③将纯培养的病原体接种给健康动物，能引起相应的疾病；④在接种纯培养的病原体而致病的动物身上，仍能取得同种病原体，并仍能在体外实现培养。"科赫法则"一直被沿袭至今日，成为了病原体研究中的金科玉律。

在完成了对结核病的突破性研究后，科赫并没有骄矜自傲，而是立刻投入到新的研究——霍乱。霍乱是一种烈性传染病，患者发生剧烈的上吐下泻，病发高峰期在夏季，能在数小时内造成患者严重脱水甚至死亡。1883年，霍乱在埃及暴发，可惜科赫和同僚去晚了一步，抵达埃及时，霍乱疫情已开始消退。科赫不愿意这样放弃，他主动请缨，来到了霍乱长期肆虐的印度加尔各答。在这里，他验证了自己在埃及时已有的观点，霍乱的病原体是一种逗号形状的细菌，即霍乱弧菌（图2.1-5），这种细菌依靠饮用水与患者衣物传播，在干燥环境下极易死亡。又一种病原体被发现了，而且距结核杆菌的发现仅仅隔了一年。科赫震惊于在加尔各答看到的卫生状况，他担心如若不彻底改变饮用水的净化状况，印度依然会是霍乱的传染源，霍乱疫情会

暴发式地涌入欧洲。科赫在多个场合呼吁要采取
卫生措施来消灭霍乱弧菌，终于说服人们通过了
限制霍乱传播的新卫生条例，有效地控制住了霍
乱疫情。

英雄凯旋，柏林人民热烈地欢迎科赫，威廉
一世皇帝授予他皇冠勋章，人们将他视为与死神
进行斗争中的统帅。可是科赫以他一贯的谦逊态
度回应这种种荣誉，他说："我只是竭尽所能地
工作……只是走进了路旁堆着黄金的境地，这并
非什么大功劳。"

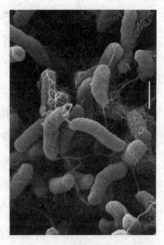

图 2.1-5　电镜下的霍乱弧菌

晚年的科赫依旧潜心于细菌学研究，他在世
界各地奔走，哪里有疫情，他便去哪里考察研究，他充当着细菌狩猎者的角
色，与疟疾、马疫、回归热、昏睡症做着斗争，也顺便实现了年少时环游世
界的梦想。在自身研究之外，他不忘栽培学生，最先成功培养白喉杆菌的勒
夫勒、发现鼠疫杆菌的北里柴三郎、发明白喉抗血清的贝林，都是科赫门下
的得意弟子和优秀的合作者。

1910 年 5 月，科赫到位于巴登的疗养院进行疗养，在那里，突发性心脏
病结束了科赫的生命。回首科赫光辉的一生，伴随着炭疽杆菌、结核杆菌、
霍乱弧菌的发现，"科赫法则"的提出，固体培养基、显微摄影术、新型微
生物染色法的发明……这些成就，都是他"永不虚度年华"座右铭的最好阐
释，让太多后人难以望其项背，却也正激励着我们，在传染性疾病研究的领
域再创辉煌！

三、化疗之父——保罗·埃利希（Paul Ralph Ehrlich）

第一次世界大战爆发后的第二年，英国人的反德情绪正高，伦敦《泰晤
士报》却用这样的措辞报道了一位德国人的去世："他打开了通往未知之
门。在他辞世之际，整个世界都在缅怀他的恩惠。"犹太教士在主持葬礼时
说道："德意志祖国骄傲地注视着这个让德国人享誉世界的人。"这位逝者
便是被称为"科学王子"的保罗·埃利希（图 2.1-6）。尽管后来纳粹政权企

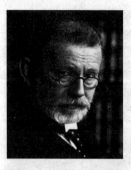

图 2.1-6　保罗·埃利希

图把他的名字从历史上抹掉，甚至拆除了法兰克福市以他名字命名的街道，但是埃利希对微生物学的巨大贡献却并没有因此被人们遗忘。

埃利希几乎在医学的每个领域都留下了光辉的印迹，他是有机化学家、组织学家、免疫学家和药物学家，被诸多学科的研究者当作瞻仰的对象。免疫学方面，他赢得了诺贝尔奖；他在血液学、显微镜学和细胞免疫学等方面的贡献同样巨大；他还首次合成了世界上第一种化学药物——"606"，是无可争议的"化疗之父"。

埃利希出生于普鲁士西里西亚的斯特雷林（现属波兰）一户显赫的犹太人家庭。他的父亲是闻名一方的医生，但由于 19 世纪抗菌药物尚未问世，老埃利希面对伤口感染、肺炎、结核等疾病常常束手无策。患者痛苦死去的情形令小埃利希印象深刻，他立志学医，以寻找解除患者痛苦的方法。

埃利希的表兄是病理学家卡尔·魏格特，此人首次使用苯胺染料为细菌染色，开创了细菌染色的先河。在表兄实验室的显微镜下，埃利希看见了细胞的微观世界——有的部分呈红色，另一部分呈蓝色。埃利希从观察中提出设想：细胞的某些部分同酸性的红色染料有着显著亲和关系，而另一些则与碱性染料有吸引力。这就是染料"亲和性"的雏形。染料与细胞的相互作用成为埃利希梦想研究的方向。

后来，埃利希顺利地考入了斯特拉斯堡大学，学习医学。在大学期间，最让埃利希着迷的是瓦尔德伊尔教授的染色课，这门课上，埃利希总是最用心的那个学生。在他投入到课程学习中时，有时甚至要等到吃饭睡觉才与染料分离。品红、亚甲紫……染料从未从他的指尖褪去。甚至在当时还是一介无名医生的科赫到实验室参观时，埃利希只是被介绍成"一个能干的染色工"。在发现结核杆菌后，科赫曾不断尝试着用化学物质，例如含汞的化合物来治疗结核病，但是因为这些药品的巨大副作用，科赫的化学疗法一直没有进展，他可能不会想到，这个满手染料的年轻人会和他再次相遇，而自己长期钻研却未有收获的化学疗法的想法也将由这个年轻人实现。

面对人们善意的玩笑，埃利希从不在意，他只想在自己有兴趣的方向钻研下去。正如他后来所说："如果人们想获得较大成功，就不可以在太多的水面上捕鱼。"就这样，虽然学着医学课程，但埃利希显然是一副染色工的模样。他把化学看成了自己的专业，并常说："苯核及其侧链以及所有这些化学式经常形象、立体地出现在我眼前。"

1878 年，埃利希获得了医学博士学位，在柏林的夏里特医院谋得了一个职位，顺埋成章地，他干起了细胞染色的工作。医院的院长给了埃利希不少空闲时间，这让他很高兴。埃利希还结识了一位化学公司的代理人，凭借这个便利，他获得了不少新型染料，这样，他便又能做起自己的染色实验了。在医院里，埃利希把白细胞分成几种类别，分类的依据是它们对不同染料的亲和性。这种想法看似荒诞不经，却在埃利希心中由来已久，他认为：不同的组织、细胞是会选择固定不同物质的，可能是重金属，也可能是不同颜色的染料。持久的工作换来了成果，凭借细胞染色，埃利希首次描述了以红细胞缺乏为特征的再生障碍性贫血，也发现了亚甲蓝这一染料对神经细胞具有明显亲和性。他试图用亚甲蓝治疗神经痛和疟疾，竟然真的有效。这一成功，让他开始从一个纯粹的化学家踏入了实验化学疗法的领域。

1881 年，埃利希与年轻的黑德维希·平库斯结婚了，这个姑娘不但家境殷实，还对埃利希的工作深感兴趣。1882 年，这个曾被介绍成"染料工"的年轻人成为科赫教授的助手，开始研究肺结核的病因和可能的治疗方法。不过，正当他要大展宏图时，不幸的事情发生了，1887 年，他染上了轻度肺结核，对于一位研究结核病的科学家来说，这听起来怎么都像是上帝开的一个小小玩笑。而颇为巧合的是，埃利希正是依靠自己所发明的结核杆菌染色方法，才发现自己患了结核病的。

好在命运还是眷顾了这位年轻的科学家，在埃及休养了一段时间后，埃利希康复了。1889 年，埃利希回到了德国，靠着岳父的资助，他建立了自己的实验室，继续他的研究。他的实验室有三居室大，显然足够用了。于是，他把三居室的厨房改成了染料实验室。亚甲蓝在治疗神经痛和疟疾上的成功，让这位科学家对在染料中找到有效的药物抱有希望。不过，除了三居室外，实验室的其他条件是简陋的：一盏本生灯、试管和吸墨纸，以及许许多多染料，这便是实验室的全部构成了。埃利希对实验室的简陋条件丝毫不以为意，他甚至开玩笑说："不得已时，我甚至能在谷仓工作"。

1891 年，科赫再次提供给他一个传染病研究所的工作，并说："在这里您能够做您想做的事"。在这里，埃利希在免疫学上大有突破，这一突破也使他成为了免疫学的先驱。埃利希通过老鼠和家兔的实验证明，动物体内可以产生一种高强度的抗毒素免疫功能，获得相应免疫力的动物可以忍受致死剂量200～400倍的毒素而不受伤害。埃利希不仅描述了这种奇妙的免疫作用，还将它们分成了两种——主动和被动免疫性，并首次使用了"抗体"这个概念。埃利希还通过实验证明了免疫性并不遗传。现在我们知道，新生儿的免疫力是通过母乳中的抗体得到的，婴儿的抗体大约在出生3个月后才出现。

埃利希还与白喉血清的发明人——科赫的另一位优秀学生贝林合作，他用精确的计量方法确定白喉血清的计值，并提出"对于既从实际治疗也从纯学术观点出发的整个白喉治疗血清问题而言，使用精确确定值的血清是必要的"。但贝林的敏感和颐指气使让埃利希无法忍受，最终导致埃利希出走到法兰克福，建立"皇家实验治疗研究所"，实现了他所向往的独立研究梦想。

开展独立研究后，埃利希逐渐认识到抗体的局限性，他又重新回到染料研究中来。埃利希最开始的研究对象是昏睡症。埃利希在感染了锥虫而患有昏睡症的小鼠身上进行实验，寻找能杀死这一寄生虫的染料。然而，令他失望的是，他所实验的五百多种染料中没有一种对治疗昏睡症有效。正在一筹莫展之际，埃利希读到了一篇刊登在英国医学杂志的文章，文中介绍到"阿托西"（atoxyl）可以杀死实验动物身上导致昏睡的锥虫（图2.1-7）。说干便

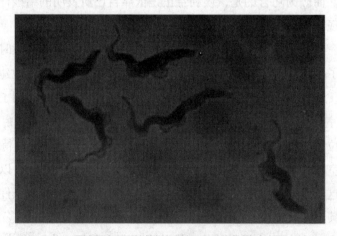

图 2.1-7　显微镜下引起昏睡症的锥虫

干，埃利希拉上助手开始研究这种染料，果然不久之后，他们便发现了锥虫对某些苯并红紫染料十分敏感。乘胜追击，埃利希又自行研发新的染料，继续这一实验。实验终于获得了成功，埃利希自制的一种染料对锥虫具有强大的、毁灭性的杀伤作用。这是一个辉煌的发现，埃利希得意地将这种染料命名为"锥虫红"。

当时的欧洲盛行梅毒这种传染病，也没有有效的治疗药物。该病被列为世界三大慢性传染病之一，是一种性传播疾病（sexually transmitted disease, STD），一位浪漫的法国医生将它形象地称为"维纳斯的瘟疫（Lues Venera）"。梅毒主要通过性交传播，被视为一种不名誉的恶疾，因此人们非常忌讳梅毒，不仅绝口不提自己的病情，还要求医生为其保密。人们迫切地需要找到引起梅毒的罪魁祸首以及有效的治疗方法。弗里茨·绍丁发现了梅毒的真凶是螺旋体，并通过两者相似的形态推测锥虫与螺旋体之间有着某种亲缘关系。

梅毒引起的手部症状

在绍丁发现梅毒真凶后不久，埃利希和他的团队成员们修饰了阿托西的化学结构，发现将其结构作为母体，在其上添加或拿走某些部分（即化学分子侧链）所产生的新化合物比阿托西更加有效，同时他也发现某些锥虫对这些化合物迅速产生了抵抗力，变得"耐药物"（即后来所说的耐药性）。埃利希提出含有有毒物质的化合物——胂（即砷化氢）极可能是努力突破的方向，并有可能借助极量杀菌疗法一次性杀死病原体。

埃利希的助手们在他的指导下利用成百种物质进行合成、实验。他们竭力找出一种替代血清疗法的办法来杀死或抑制梅毒螺旋体的生长。1907 年 7 月，编号分别为 418 和 306 的两种胂制剂被生产出来，并显示出了对锥虫和梅毒螺旋体的疗效，可惜两种化合物都有强烈的副作用。

1909 年 3 月，埃利希的朋友北里柴三郎从东京给他派来一名新的助手秦佐八郎博士。他把锥虫作为筛选的滤器，实验了所有可以找到的化合物都没有成功。最后，秦佐八郎准备用编号 606 的合成物实验。当他把 606 用于螺旋体感染的鸟身上时，发现只用一剂便足以治愈感染。

1909 年 6 月 8 日，第一次具有历史意义的在哺乳动物身上进行的实验证明，606 对治疗野兔的螺旋体感染有极高的疗效。同年 12 月，埃利希在柏林的一次讲课中公开提到606。不久，他开始从世界各地收到恳请他赐寄这种药物的信件。他亲自选择每一位医生，免费发放了6.5万安瓿的药品。医生们并不是完全白拿这些药品，他们要配合埃利希的大规模药物跟踪调查，调查606的疗效与副作用。1910年，经过更加深入的研究，埃利希正式宣布，606化合物投入市场。终于所有患者都能得到606的救治了，与埃利希合作的药厂将它称之为"肿凡纳明"（图2.1-8），意即有疗效的肿，这个名字也作为606的处方名沿用下来。

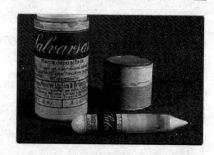

图2.1-8　神奇子弹——肿凡纳明

这件事令内科医学界及社会各界大为震动。梅毒是一种"不名誉的恶疾"，与羞耻同义。患者罹患梅毒，往往内脏器官和骨骼遭受侵蚀，疼痛让患者生不如死，并最终失明、精神失常和死亡。在像巴黎和柏林这样的城市，有5%～10%的居民感染梅毒。而一剂606就可以让患者的梅毒治愈，生的希望再次燃起。到1910年底，埃利希总共提供了近40万安瓿的肿凡纳明，使约3万患者获得救治。

肿凡纳明是埃利希研究皇冠上的明珠，事业的顶峰。他不仅找到了一种治疗梅毒的方法，更为现代化学疗法奠定了基础。各种荣誉纷至沓来，但是埃利希认真而公正地强调他的同事，尤其是秦佐八郎作出的贡献。之后埃利希与秦佐八郎共同合作，改良了肿凡纳明难溶的特质，发明了"新肿凡纳明"（914化合物），并将有毒的砷含量降到了19%。

尽管肿凡纳明的神奇疗效令数万患者受益，但围绕这一药物的争论却从未平息。1914年，一直酝酿的争论达到了高峰。虽然许多人都抱怨埃利希花太多的时间在试验肿凡纳明的疗效上，柏林警方的一名博士却攻击他"只在几百人身上试验后便投入使用"。此人因为攻击埃利希而失去了警方顾问医生的任命之后，恼羞成怒，在狂热反犹的巴瑞尔报纸《星期六报》的鼓噪助威声中，发起了一场对这种药品及其发明人的声讨。双方在法庭上，在德国立法大会上，在德国、奥地利和瑞士的报章上唇枪舌战。有人对以销售肿凡纳明赚取利润提出批评。还有其他各种指责：埃利希盗窃了他人的发明；法兰克福的妓女被强迫服药；这种药物不但危险，而且无效，不一而足。尽管国内外的多数内科医生、法庭和报章杂志都支持埃利希，但这一场风波还是一直持续到他去世的 1915 年，毋庸置疑的是，有关胂凡纳明的论战给他造成的精神紧张加速了他的死亡。他葬于法兰克福的犹太人墓地。

埃利希的成功，为医药界开辟了化学药物治疗疾病的新途径，他的贡献，为化学疗法树立了第一个里程碑。从此，化学科学进入医学科学领域，许许多多的化学药物应运而生。当然，606 在今天已被安全、有效的新药所取代。如今，我们已有几千种化学药，不少以前难以治愈或根本无药治疗的疾病都得到了有效的治疗。化学药物为人类防病治病立下了汗马功劳，埃利希作为化学治疗的先驱者立下的丰功伟绩，将永远载入医学史册。

606 是第一种化学合成药物，它不仅是挽救昏睡症、梅毒等患者生命的药物，更重要的是，它开辟了一条化学药物的新途径。它的成功，对当时的医生以及药物化学家们都是极大的鼓舞。他们纷纷仿照埃利希的方法，从其他有毒药物，例如汞化合物中寻找对付病菌的药物。可惜的是，在那以后的20 多年中，化学药物的研究没有取得什么进展。直到 20 世纪 30 年代，一位年轻的德国医生登场，才打破了这一僵局，也终于让第一个抗菌药物登上了历史舞台，预知后事如何且看下节分晓。

第二节 百浪多息——抗菌药物的里程碑

在医学科技相当发达的今天，人们已很难想象一次普通的感染性咽炎会足以夺去一条生命。然而这样的死亡，在一个世纪前比比皆是（图 2.2-1）。20 世纪初，人类已发明和拥有了一些疗效显著的化学药物，可治愈原虫病和螺旋体病，但对细菌性疾病仍然束手无策。科学家们试图研制一种新药以征服严重威胁人类健康的病原菌。直到以百浪多息（prontosil）为首的一系列抗菌药物的发明，人类才终于在与病原微生物的拉锯战中看到了一丝曙光。

在人类与感染性疾病的抗争史上，百浪多息是第一个抗菌药物。这一药物的发现，拯救了千千万万的生命，为人类治疗疾病的历史翻开了一个新的篇章。

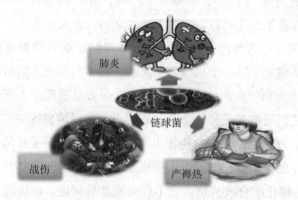

图 2.2-1　链球菌可引起各种疾病

一、"神药"上头条

凭借 1936 年 12 月 28 日《时代》杂志的一篇报道，百浪多息——这个新型药物的名字以爆炸性的速度传遍了美国。原因是该药挽救了美国总统罗斯福濒临死亡的儿子小富兰克林·罗斯福的生命。在那个年代，由于缺乏有效的抗菌药物，链球菌败血症往往意味着死亡，即便是哈佛医学院的精英们也是无能为力。就在此时，转机出现了。小富兰克林的主诊医生托比弄到了一种新药，用这种药治疗后，小富兰克林的病情几乎"立刻"就好转起来，并最终脱离了危险。总统儿子身上发生的富有戏剧性的经过，理所当然地引

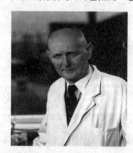

图 2.2-2　格哈德·多马克

起了美国民众的高度关注，事件的主角——神药"百浪多息"的名字也随之登上了报纸头条。让人们感到更加神奇的是这种药物的来源——一种美丽的红色染料，而发现百浪多息的是德国药物学、细菌学和病理学家格哈德·多马克（Gerhard Johannes Paul Domagk）（图 2.2-2），时年 37 岁的他也因此成为了罗斯福总统一家的大恩人。

二、战场洒热血

1895 年，多马克出生在德国东部勃兰登省的一个叫拉哥的小城镇（现属波兰）。他的父亲是一位小学教员，母亲是一位农妇。家庭的贫苦使多马克从小就没有上学读书的机会。但他的父母经常对他说，贫穷并不可怕，困难也不可怕，因为贫穷便失去了斗志、丧失了生活的希望才是真正可怕的。

多马克 14 岁时，机会出现了。那年，多马克的父亲当上了一所小学的副校长，全家住进了学校，他也因此得到了上学读书的机会。比起同龄人，多马克落后了太多，然而正是这种落后激起了小多马克心中的斗志，更加激发了他读书学习的热情和刻苦精神。他从入学的那一天起，就比同龄人更为勤奋、努力。深知自己落后同龄人的他，凭借刻苦努力的学习，成功地一次次跳级。进入中学后，多马克的学习成绩更是名列前茅，并且渐渐产生了学习医学的愿望。中学毕业之后，他以优异的成绩考入了基尔大学医学院。

多马克在医学院还没有学习几个月，第一次世界大战就爆发了，他不得不中断学习，这对一个好不容易才得到学习机会的青年人来说颇为残酷。不过，他并没有因此而沮丧，反而是年轻人的梦想和炽热的爱国心，让他毅然决定参军。在军营里，多马克成为了一名助理医生，在东线的战地医院里救护伤员。在战场上，多马克目睹了战争的野蛮和残酷，目睹了鲜活生命的流逝，目睹了战争后的哀鸿遍野。也是在残酷的战场上，多马克意识到，并不是创伤夺去了英雄们的生命，而是伤口感染。

多马克发现：伤员的感染部位会变黑、腐烂，并弥漫着一股令人作呕的恶臭。如果不将感染部位锯掉，可怜的伤员就会死于败血症。这说明感染不仅是局部的，更有可能会从局部播散到全身。多马克看到这一切，心中无比痛苦，他发誓要想办法研制出一种能够阻止伤口感染的药物，解除感染患者的疾苦。

三、工业界展拳脚

战争结束后，多马克回到了基尔大学医学院继续学习。为了弥补被战争耽误的几年时光，他更加抓紧时间刻苦学习。而他在战场度过的岁月也没有白白浪费，几年下来在战地救护工作实践中积累的丰富经验，使多马克取得了更为突出的学习成绩。1921 年，多马克通过了国家医学考试，取得了医学博士学位。从上小学到取得博士学位，多马克只用了 12 年的时间，如果不计 4 年的参加战争的时间，实际上他只用了 8 年的时间，这不得不说是一个奇迹。

20 年代后期，一心要在医药行业中施展身手的多马克进入德国染料界的一家大型公司——现在全球知名的制药公司——拜耳公司工作，出任细菌学实验室主任。别人质疑多马克的这一选择，以为他放弃了一直以来的医学志向，但事实并非如此。多马克想的是利用产业界优越的科研条件来发现切实有效的药物，正如同他后来所说"我认为，我为开发新药作出贡献，我就能比在一家医院工作帮助更多的人"。

如果巴斯德和科赫等是第一代病原体杀手，那么多马克和同时代的弗莱明可以称作是第二代的病原体杀手。同前人一样，多马克也决心献身于化学疗法，他的目标就是拜耳公司赖以起家的染料。从染料中寻找药物，这并非天方夜谭，当时埃利希已经成功地从染料中找到了 606，治疗了"维纳斯的瘟疫"。那个年代人们还没有发现药物的分子结构和药效之间关系的规律，不能有效地合成新的化学药物，因此只能采用筛选法，逐一用有潜力的化合物进行实验筛选，以确定它们是否具有药效。染料本身大都是化合物，因此检验染料中是否有可供药用的成分，在当时被认为是寻找新药物的途径之一。

用"筛选法"选择新的药物，工作量大，效率低，没有一定的意志和毅力是无法坚持下去的。自埃利希发现 606 后 20 多年过去了，科学家们的努力收效甚微，筛选出的，只有阿的平（通用名：米帕林）、扑疟喹（通用名：帕马喹）等几种治疗疟疾的药物。但这令人沮丧的结果并没有让多马克退却，现在，他来到拜耳公司，成了这支寻药队伍中的一员。

和当时大多数研究人员一样，多马克从含有金、汞的有害化合物中寻找可能有用的药物。可惜的是，努力并没有换来成果，多次寻找都无功而返。不过，多马克因为发现了"苯扎氯铵"，成为了科学界的新星。苯扎氯铵可用来消毒手和器具，清洁受感染的伤口，并能够制成棉球用于妇科冲洗治疗，如今也在临床中广泛使用。苯扎氯铵实现了多马克一个小小的梦想：通过它的消毒作用，可以大大减少伤员的感染。但多马克并不满足，他还是希望找到可以内服的抗感染药物，从而挽救那些挣扎在死亡线上的感染患者。

后来，多马克对埃利希的方法做了改进，把筛选染料与动物实验结合起来，希望找到能制服溶血性链球菌（图2.2-3）等病菌的药物。他们给实验用的小白鼠注射了致死量的溶血性链球菌，然后再轮流为这些小白鼠注射各种染料，以检验这些染料是否具有医用价值。他们先后选择了一千多种偶氮化合物（合成染料的主要成分）进行动物实验，结果无一成功。眼看着小白鼠一批又一批地死亡，多马克失望而又痛心。不过他依然坚信，奇迹很快就要出现。

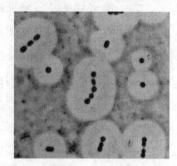

图 2.2-3　链球菌

四、百浪多息的诞生

1932年12月20日，期盼已久的奇迹终于出现了！这一天，当多马克把一种在试管实验中未显示抗菌作用的橘红色化合物给受感染的小白鼠注射后，小白鼠竟然奇迹般地康复了！这种染料早在1908年就已经被人工合成，由于它能快速而紧密地与羊毛蛋白质结合，一直被人们用来给纺织品着色。在发现了这种染料的药用价值后，多马克兴奋异常。但是，他并没有急于发表论文将新的发现公布于众，而只是以"杀虫剂"的名义申请了专利，因为多马克清醒地认识到：要使这种药物在临床上得到应用，还有很长的路要走。

首先需要解决的问题是，这种染料虽然可以用于杀菌，但由于其自身的颜色，小白鼠在注射后皮肤也会呈橘红色，若是用在人身上，这自然是限制其应用的一种特性。因此，他认为，要对染料做深入的研究，首先应该将其有效成分提取出来，搞清楚到底是哪些化学成分具有杀菌作用。很快，他就从染料中提炼出了一种白色的粉末。多马克拿着这种粉末在狗的身上做进一步实验，他先将溶血性链球菌注射到狗的肚子里，对其进行密切观察，他发现，原本欢蹦乱跳的狗突然间卧在了地上，大口大口地喘气，伸出了火红的舌头，无神的眼睛一动不动。此时，多马克又将白色的粉末注入狗的体内。没过多久，狗又恢复了原来的状态，摇着尾巴，在多马克的身边蹦蹦跳跳。至此，染料中的有效成分终于被分离出来了，这种成分被称为百浪多息。

为了慎重起见，多马克还在其他动物身上做了类似的实验，结果都取得了预期的效果，百浪多息能杀死链球菌，作为磺胺类抗菌药中第一个问世的药物，其杀菌作用不容置疑！但是，任何一种药物，无论在动物实验中成功了多少次，都不能证明应用在人身上也有相同疗效，临床效果才最具有说服力！那么，将这种药物作用在人身上，究竟会产生什么样的结果呢？这让多马克既充满期待，又有些忐忑不安。毕竟，他不可能像做动物实验一样，先给人注射链球菌，待人发病后再给人注射磺胺吧。他只能等待一个合适的机会进行验证，多马克万万不会想到，"机会"竟然以这样残忍的方式降临在他的亲生女儿身上。

多马克的女儿因手指刺破感染，受伤的手指肿胀发痛，女孩终日高热，呻吟哭泣，病情急剧恶化。他请来城里最有名的医生，用尽办法都无济于事。感染无可遏制地发展成了败血症，女儿生命垂危……多马克把女儿伤口的渗出液和血液涂抹在玻璃片上，在显微镜下观察到满是他正在研究的链球菌。怀着希望、恐惧与无奈，他将百浪多息注射到了垂死的女儿体内。奇迹发生了，女儿的情况开始好转，并一天天地痊愈了。当女儿亲昵地搂着父亲的脖子时，多马克激动地想到：百浪多息竟是一种起死回生的灵药，而怀抱中的女儿正是世界上第一个用这种药战胜了链球菌败血症的人。

1935 年 2 月，多马克总结了八年来的工作，特别是近两年来对于百浪多息的研究，在《德国医学杂志》上发表了题为《细菌感染的化学治疗》的论文。简明扼要的论述，严格的测定方法和统计处理，受感染动物的显微照片，使读者心悦诚服。这篇论文被公认为是仔细而严格地评价新药的经典著作。多马克女儿作为百浪多息第一个受试者的经历，更是因此被传为美谈。

百浪多息的诞生轰动了全世界，使用百浪多息取得良好疗效的消息不断传来。英国伦敦一家医院使用百浪多息后，拯救了许多濒临死亡的链球菌败血症患者；而《时代》对美国总统的儿子患链球菌败血症被百浪多息挽救的报道，更是让这个神药声名鹊起。

之后，法国巴黎巴斯德研究所的研究人员解开了百浪多息的秘密。原来百浪多息能在人体内分解出对氨基苯磺酰胺，这与细菌生长繁殖所必需的物质——对氨基苯甲酸在化学结构上十分相似，细菌将其误认为对氨基苯甲酸吸收后，失去了赖以生存的养料，便逐渐死亡。既然起作用的是对氨基苯磺酰胺（简称"磺胺"），科学家们尝试用更廉价的这种物质代替百浪多息，也在实验中取得了

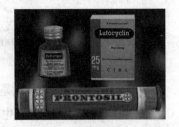

图2.2-4 当年的百浪多息

良好的效果。随后，多种磺胺类药物先后问世。而百浪多息，也作为磺胺类第一个问世的药物，成为了抗菌药物研究中的一个里程碑（图2.2-4）。

五、诺贝尔奖领奖之路阻碍重重

鉴于对磺胺类药物的卓越研究，1939年诺贝尔奖委员会毫无意外地决定把诺贝尔奖授予多马克。正当多马克踌躇满志准备领奖时，德国当局在希特勒的授意下向他表示：绝不可以接受这个奖。原来希特勒早对诺贝尔奖委员会怀恨在心，而这只是因为1935年委员会把诺贝尔和平奖授予了卡尔·冯·奥西茨基，一个对纳粹主义毫不妥协的反对者。奥西茨基作为集中营囚犯获得诺贝尔和平奖，这被希特勒看作是严重的挑衅。多马克失望了，但是他希望至少能在斯德哥尔摩发表通常的获奖感言，毕竟这对多少科学家都是难以企及的殊荣。但他为此准备时，盖世太保出现了。多马克不仅拿不到护照，反而被关押了几天。当时他虽是德国科学界最有威望的代表人物之一，但这也并未让希特勒当局有丝毫松口。直到战争结束后的1947年，多马克才来到瑞典的斯德哥尔摩，从诺贝尔基金委员会接受了他姗姗来迟的诺贝尔奖证书和勋章，但在这期间奖金已经按规定属于诺贝尔基金委员会了。二战后，多马克致力于结核病和癌症的研究。1964年4月24日，多马克因病去世，享年69岁。

多马克发现百浪多息的抑菌功能，从而开创了磺胺药的新时代。不过后来，人们在应用磺胺的过程中逐渐发现了它的一些缺点：磺胺类药物对某些病菌无能为力，而且患者长期使用磺胺类药物就会产生耐药性。因耐药菌的增多，医生们、伤病员们呼唤并期待着比磺胺更有效的新药出现。

第三节　青霉素——仅次于原子弹的发现

自古以来，传染病就是人类的大敌。从 19 世纪下半叶开始，随着巴斯德、科赫等一大批杰出微生物学家的涌现，人们发现了众多感染类疾病的根源。致病微生物的生长、繁殖、排泄和传播曾经在历史上造成了重大灾难，而微生物学的进步让人们得以发现这些灾难的背后元凶，为人类征服此类疾病创造了条件。病原微生物学的成就是如此巨大，以至于人们一度怀疑人体的所有疾病都与它们有关。而与上述成就相对应的是，直接杀死微生物而又不会对人体自身造成严重伤害的药物却一直难以发现。多马克的百浪多息是一个很大的进展，但还远远不够。一旦磺胺失效，患者又重新堕入地狱，医生也重新败在了小小的单细胞生物——细菌的手下。

1945 年，诺贝尔生理学或医学奖颁给了历史上仅次于原子弹的一大发现——青霉素。青霉素的问世和大规模生产标志着医学迈进了新的时代，全人类的生活因此而改变。直到今天，我们仍然在享受该项成就所带来的福利。这项成就拉开了抗生素（编者注：抗生素指由生物所产生的天然抗菌药物。详细内容及定义请见第三章）时代的大幕，从此，众多的抗菌药物开始被发现，同时利用化学工艺改进的新药也层出不穷，丰富了临床用药的选择，面对病原菌这一魔鬼的侵袭，我们不再手无寸铁、处于绝对劣势。而具有强大杀菌作用的神奇药物——青霉素，是由英国细菌学家亚历山大·弗莱明首先发现的。

一、青霉素的发现者——亚历山大·弗莱明
（Alexander Fleming）

1881 年 8 月 6 日，亚历山大·弗莱明（图 2.3-1）出生于苏格兰西南部亚尔郡高地一个小山丘的农舍里。弗莱明的家庭是一个大家庭，家里有 8 个孩子，弗莱明是老七。

弗莱明的童年可以说是无忧无虑又生活充实，他们家里通常由较大的孩子照顾家畜及处理家庭琐事，较小的男孩则照料羊群。弗莱明后来回忆道，

"我很幸运，生长在偏远农场上的一个大家庭里。我们没什么钱可花，也没地方可花钱。不过，在那样一个环境里，在大自然的怀抱里，我们学到了许多城里的人们学不到的东西。"

父母很重视对弗莱明的教育。5岁的时候，他被送到离家1英里外的一所小学读书，每天上学、放学路上，他学会了欣赏大自然，培养了对周围事物敏锐的观察力和良好的记忆力。到了10岁，弗莱明又转到达维尔镇附近的学校，他和弟弟罗伯特每天风雨无阻徒步上学，清晨走路

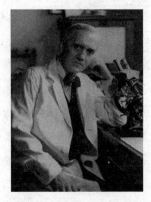

图 2.3-1 亚历山大·弗莱明

4英里去上课，晚上再走回来。又过了几年，弗莱明来到当地的经济中心——基尔马诺克就读中学。

14岁那年，弗莱明的生活发生了重要的变化。家人商量后决定让弗莱明前往伦敦，继续完成学业。16岁那年，弗莱明通过考试，应征一家专营美国航线的航运公司，成为一名办事员。年轻的弗莱明自然不满足于自己的现状，但在没有找到新的出路之前，他也只能做着这份办事员的工作。

不久机会终于来了，1901年，弗莱明家的一个舅舅去世了，他为这家的每个孩子都留下了一份遗产。在哥哥汤姆的建议下，弗莱明决定用这笔钱去学医，将来像汤姆一样成为一名执业医师。同年，弗莱明就顺利地通过了16门功课的考试，获得进入圣玛丽医院附属医学院的资格。学习期间，弗莱明还获得了学校提供的各种奖学金。

第一次世界大战期间，弗莱明参加了皇家军医部队，在救治伤病员的过程中，他和多马克一样，发现伤口感染是致人死亡的真凶。于是他暗暗下定决心，要寻找一种能杀死那些病菌的药物。

1919年退伍后，弗莱明回到圣玛丽医院研究抗菌药物。弗莱明在他的实验室里杂乱无章地摆放了许多玻璃器皿，里面培养着各种菌种。他的习惯是，在初步研究过自己培养的细菌后，便顺手把那些玻璃器皿放置起来，过一段时间再打开来看看发生了变化没有。1922年的一天，患了感冒的弗莱明无意中对着培养细菌的器皿打了个喷嚏，开始时他对这事不以为意，随手又将这个培养皿放在一边，但过了几天他竟发现，这个培养皿中的细菌被溶解

掉了。经过研究，他认识到这是人体内一种可溶解细菌的物质溶菌酶发挥的作用。进一步研究表明，这种溶菌酶只对无害的微生物起作用，对有害的病菌不那么有效。但溶菌酶的发现启示着生物体内有着打败细菌的武器，这是之后发现抗生素的一个重要思路。

1928 年 9 月的一天早晨，弗莱明像往常一样早早地来到实验室。他来到架子前，逐个检查着培养皿中细菌的变化。当他拿起靠近窗户的一只培养皿的时候，不禁皱起了眉头。因为他发现这只贴有葡萄球菌标签的培养皿的培养基发了霉，长出一团青色的霉斑。微生物培养基被杂菌污染，这本是实验室中常见的事。空气中漂浮着很多细菌，也有很多真菌孢子，培养过程中稍有不慎，它们就会侵入。弗莱明的实验室建在地下，不足 11 平方米，东西拥挤杂乱，隔离设施也不完备，房子陈旧，不断有灰尘下落。尽管他竭力预防，培养基被杂菌污染依然时有发生。遇到这种情况，按照细菌学家的习惯，就需要把被污染的培养基倒掉，重新进行培养。但是，弗莱明却没有这么做，因为他正在寻找能杀灭葡萄球菌的药物，所以，他对于每一个外来菌种都极其留意。随后的观察让他有些吃惊：在青色霉菌斑周围，有一小圈空白的区域，原来生长的葡萄球菌消失了（图 2.3-2）。难道是这种青霉菌的分泌物把葡萄球菌杀灭了吗？想到这里，弗莱明兴奋地把它放到显微镜下观察（图 2.3-3）。结果发现，青霉菌附近的葡萄球菌已经全部死去，只留下一点痕迹。他立即决定对这种青霉菌进行培养。几天后，青霉菌旺盛地繁殖了起来，弗莱明便用一根湿线蘸上葡萄球菌，放到青霉菌的培养皿中。几小时后，葡萄球菌全部死亡。接着，他分别把带有白喉菌、肺炎菌、链球菌和炭

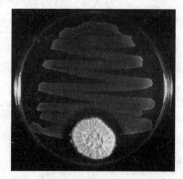

图 2.3-2　长出青霉菌的葡萄球菌培养皿

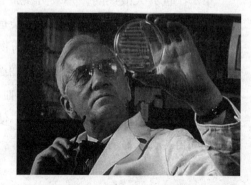

图 2.3-3　弗莱明正在观察培养皿

疽菌的线放进去，这些细菌也很快死亡。但是放入带有伤寒菌和大肠埃希氏菌的线时，这两种细菌照样繁殖。很显然，青霉菌的确分泌了某种足以杀灭某些细菌的物质，弗莱明将之称为"盘尼西林"，这就是后来大名鼎鼎的青霉素。为了试验青霉菌对葡萄球菌的杀灭能力有多大，弗莱明把青霉菌培养液加水稀释，先是1倍、2倍……最后以800倍水稀释，竟发现它对葡萄球菌和肺炎球菌的杀灭能力仍然存在，显然，青霉素是当时人类发现的最强有力的一种杀菌物质了。

在发现青霉素的次年，弗莱明于1929年相继在《英国病理学杂志》和《柳叶刀》（编者注：这两本杂志是享誉世界的顶级医药类杂志）上阐述了青霉素的强大抑菌效果和应用前景，"可以认为，盘尼西林可能会成为一种有效的抗菌药物，能被用来涂敷或注射在对盘尼西林敏感的微生物感染区域"。但是，这篇论文在发表之初如同沉默寡言的弗莱明一样并没有引起多大的反响。这很大程度是因为弗莱明自身的局限：他不是化学家，不懂分离提纯技术，无法把青霉素从培养皿中提取出来。而青霉素极难提取且活性不稳定，弗莱明清楚地意识到，只要纯品青霉素不能从青霉菌的培养液中提取出来，它就无法获得实际应用，这却是他自己所无法解决的。

几年后，随着磺胺类药物的发现，青霉素更是连同弗莱明的论文完全被世人漠视了，沦入旧纸堆中。当时医学界的注意力完全集中在磺胺类药物上，所有别的化合物似乎只是一种"无足轻重的东西"。相较于多马克发现磺胺之后领取诺贝尔奖的等待，弗莱明则更加抑郁，青霉素这一被他寄予厚望的物质逐渐被人们忘却，对弗莱明来说，一个似乎无止境的对耐心的考验时期开始了。

二、青霉素的提纯者——霍华德·弗洛里（Howard Walter Florey）和恩斯特·钱恩（Ernst Boris Chain）

在整整10年之后，对青霉素进行纯化的接力棒才开始传递下去。如果说，没有弗莱明，青霉素可能会沉寂于尘土中；那么，没有弗洛里和钱恩，青霉素就不会大规模应用于临床。这两位科学家携手提纯了青霉素，促使其大规模产业化，使得人人都能用得了、用得起青霉素。如今，人们对弗莱明偶然发现青霉素的故事津津乐道，俨然成了必读的科学故事之一。没错，青霉素的发现者弗莱明凭借其坚韧的毅力和对科学的热忱，成为了医学史上一位值得大书特书的科学家。然而，闪耀在历史长河的青霉素背后不止有弗莱明这一位功臣。可惜的是，人们总是去关注最明亮的那颗星，而对于弗洛里和钱恩常常只是一笔带过，这并不公平。所以，在继续大名鼎鼎的青霉素的故事之前，有必要介绍一下这两位功臣。

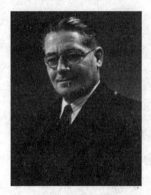

图 2.3-4　霍华德·弗洛里

1898 年，霍华德·弗洛里（图 2.3-4）出生在澳大利亚南部的阿德莱德，他是家中最小的孩子。和其他优秀的科学家一样，弗洛里成绩优异，他在阿德莱德大学完成了医学学业，又在罗德奖学金的资助下前往牛津大学深造。1927 年博士毕业后，弗洛里留任牛津大学，后来担任了牛津大学病理学系主任。牛津大学汇集了众多出色的"大脑"，志趣相投的天才们往往聚在一起，形成独特的圈子，这就是所谓的"牛津圈"。弗洛里凭借他的才干和为人，成为了当时"牛津圈"的核心。

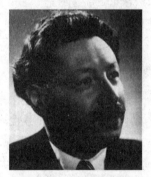

图 2.3-5　恩斯特·钱恩

而比弗洛里年轻 8 岁的恩斯特·钱恩（图 2.3-5），则来自德国柏林，他的父亲是一位俄罗斯化学家。1930 年，钱恩毕业于柏林洪堡大学化学系，但由于具有犹太人血统，钱恩不得不出走德国，前往英国避难。1933 年钱恩来到英国剑桥大学，师从弗雷德里克·霍普金斯，后者因为对维生素的研究而获得诺贝尔奖。两年后，钱恩进入牛津大学担任病理学的讲师。凭着化学领域的出色造诣，钱恩顺利进入了"牛津圈"，成为最强大脑中的一个。

　　当两个牛人相逢时，往往会进出精彩的火花。弗洛里与钱恩两人不约而同地将目光投向了细菌领域，他们开始翻阅所有论述抗菌物质的报告，并迫切地想知道在磺胺药物和化学治疗方面还有哪些继续研究的可能性。弗莱明关于青霉素的论述文章就这样出现在他们的案头。当然，不喜欢说大话的弗莱明对他的发现——青霉素的论述也是相当严谨，甚至可以说过于谨小慎微，这使得青霉素的前途听起来不甚光明。但钱恩却觉得，可以分离出这种青霉素，以检验它作为杀菌物质的效果。

弗洛里和钱恩开始合作研究青霉素的性质、分离方法和化学结构，以求解决青霉素的纯化问题。通过一段时间的紧张实验，两人终于用冷冻干燥法提取了青霉素晶体。1940年，弗洛里和钱恩用提纯的青霉素重新实验，他们给8只小鼠注射了致死剂量的链球菌，并对其中4只给予青霉素治疗。几小时后，只有那4只用青霉素治疗过的小鼠还健康活着。动物实验证明了青霉素的潜在治疗作用。而后，两人对青霉素杀灭细菌的作用机制也进行了阐述。8月，《柳叶刀》刊登了两人对青霉素重新研究的成果，然而发表在大名鼎鼎的杂志上的论文并没有给两人带来好运，也还是没让青霉素成为举世瞩目的明星。因为正如同多马克所顾忌的一样，成功的动物实验并不一定意味着人体试验一样有效，只有人体身上的试验才能证明青霉素的临床价值，青霉素和它的发现者们在等着这样一个机会。

三、青霉素重见天日

1941年2月，这个机会终于降临了。一位伦敦警察因为刮胡子而割破了嘴角，链球菌和葡萄球菌通过伤口侵入他体内，使他患上了败血症。使用磺胺后，患者病情并没有好转，细菌在继续肆虐。伦敦的医生们决定使用青霉素，实际上他们对青霉素知之甚少，也并不认为青霉素会起效，而只是死马当活马医罢了。但是，神奇的是，患者热度降下来了，神志也逐渐恢复，最终患者康复了。这个病例让人们为之欢欣鼓舞，这意味着人们又有了新的打击细菌的武器，而且这一武器似乎比磺胺更为强而有力。然而，青霉素的产量如此之少，以至于医生们很难搞到这种特效药，这限制了青霉素在临床的广泛应用。

为了能让青霉素大规模地生产，弗洛里带着菌种前往美国，并利用自己的学术权威说服美国政府和几家大的制药公司相信，这种药物是防止伤员感染的最佳药物，是值得花金钱和精力研究的。他恳请美国提供条件以改进复杂的生物学生产方法，并找到一种产量更高的真菌菌种。美国空军接受委托，从全世界找来可能含有产青霉素的真菌菌种的土壤样品，可是这些菌种产青霉素的效果都不尽如人意。后来，一个偶然的机会，一位美国家庭妇女在一个长霉的甜瓜上找到了他们日思夜想的高效菌种，这是一种产黄青霉菌（编者注：这是青霉属的一种）。有了菌种，接下来就是要找到愿意参与研发的企业。弗洛里争取到了美国的药企巨鳄——默克公司的支持，并由默克公司敦促美国政府重视青霉素的研发，在当时，这个项目称为"Miracle Drug（神药）"。除了默克公司外，还有19家研究机构和工业企业、大约200名化学家参与这个项目。研发结果显然令人鼓舞，光是一个研究小组——默克小组就产出了几百克的结晶青霉素。

青霉素被生产出来了，不过一开始它并没有受到多少青睐，毕竟，磺胺类药物在当时还占据统治性的地位。青霉素直到二战末期才横空出世，迅速扭转了盟国的战局。1944年，英美联军在诺曼底登陆，开辟了第二战场，开始大规模地同德国法西斯作战，受伤的士兵越来越多，对新型抗菌药物的需要也越来越迫切，恰在此时青霉素在医治伤员时显示出了极大的威力。活生生的事实使得医护人员不得不对青霉素刮目相看。在军方的大力支持下，青霉素开始走上了工业化生产的道路。到1944年，药物的供应已经足够治疗二战期间所有参战的盟军士兵。至此，青霉素终于重见天日，在二战中建立了不朽的功勋，奠定了盟军的胜利。它也使无数士兵免于因感染而葬身战场，得以重回家乡与家人团聚，没有什么比战士们的家人喜极而泣的泪水更能颂扬青霉素的功绩，青霉素（penicillin）成为了二战期间治疗战伤的一座里程碑，终于开始大放异彩（图2.3-6）。

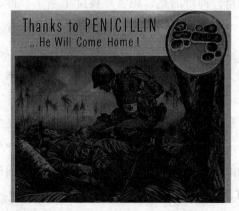

图2.3-6　青霉素在二战期间的广告——感谢青霉素，他可以回家了

战后，青霉素得到了更广泛的应用，拯救了数以千万人的生命。因这项伟大发现，弗莱明和弗洛里、钱恩分享了 1945 年的诺贝尔生理学或医学奖。

青霉素的诞生史历经了两次世界大战，从一战开始被发现，到二战末期的工业化生产，经历了坎坷的应用道路，最终在乱世中为人类带来福音。青霉素以其杀菌的威力，开创了拯救生命的抗生素的全新领域，被盛赞为仅次于原子弹的发现。

四、接棒青霉素——头孢菌素显神威

青霉素的发现标志着抗生素治疗黄金时代的开始。青霉素大量应用以后，许多严重危害人类的疾病，包括曾是不治之症的猩红热、化脓性咽喉炎、白喉、梅毒、淋病，以及各种结核病、肺炎、伤寒等，都得到了有效的控制。

然而任何事物都有两面性，抗生素也不例外。细菌们不会如此甘心被抗生素绞杀，而是千方百计修炼武功来抵御抗生素，耐药性由此产生。也正是因为抗生素在二战中立下了汗马功劳，被当作救世主般受到追捧，人们将无足轻重的小病都交给抗生素全权处理，这种无节制的用药行为催生了细菌的耐药性。更为可怕的是，病菌的武功修炼越来越神速，耐药性的产生越来越快，让人们措手不及。同时由于初期制备青霉素的工艺落后，成品青霉素里往往含有杂质，常导致过敏反应，甚至引起休克或死亡。基于这种种原因，人们急需寻找可以替代青霉素的有效药品。

青霉素的发现给人们带来启示：自然界为我们提供了诸多的宝藏，许多天然产物都有成为药物的潜力。人们着眼于环境中存在的菌种，开始大规模地寻找青霉素的替代品。功夫不负有心人，很快 1945 年来自意大利的约瑟佩·布洛祖医生从污河中寻找到了青霉素的亲戚——头孢菌素。头孢菌素是一大类家族，与青霉素同属于 β- 内酰胺类药物（编者注：有关抗菌药物的分类，请详见第三章）。布洛祖所找到的头孢菌素来自顶头孢霉菌，虽然其培养液被证明对葡萄球菌感染和伤寒有奇效，但这培养液并不能看作严格意义上的药物，必须将其纯化以找到起效的化合物。由于意大利在二战后百废待兴，科学技术严重落后，布洛祖无法完成这一艰巨的任务，只好将自己的发现和混合制剂送到他人处寻求帮助，最终这一发现辗转到达了诺贝尔奖获得者——弗洛里的手中。弗洛里组织牛津大学的研究组花了 6 年的时间寻找到了培养液中的有效成分——头孢菌素 C，以及能够大规模生产头孢菌素 C 的菌株，并利用 X 射线晶体学方法探究了头孢菌素 C 的核心结构，证实其与青霉素的核心相似。同青霉素一样，牛津小组公布了重大发现后，积极与药厂合作，以求能够将实验室中有效的药物投入大规模的工业化生产。另一个药企巨头——礼来公司成为了幸运儿。礼来公司集中大部分的资源，利用化学裂解法制取头孢菌素 C。1964 年，礼来公司在头孢菌素 C 的基础上优化出第一个头孢菌素类药物——头孢噻吩，此时距离布洛祖发现头孢菌素已经过去了 20 年。

不过，这 20 年的艰苦研究换来了抗生素的黄金时代。在头孢噻吩上市后，有 50 多种头孢菌素类药物相继上市，覆盖了静脉使用、口服使用、肌内注射使用等多种给药途径，也促使许多知名药企迅速崛起，比如礼来、罗氏等。当年研究小组中的带头人——盖·纽顿和爱德华·亚伯拉罕通过专利许可费获得巨额的利润——高达惊人的 1.5 亿英镑，但是他们无私捐献了大部分利润，设立了多个基金会从事慈善工作。

从青霉素开始，人们走向了寻找天然抗菌药物的道路，这无疑开拓了发现药物的新思路，同时也开创了实验室 - 药厂的合作模式，将实验室中发现的药物利用药厂的资源工业化生产，使更多药物能从实验室走向临床应用。这一合作模式也让科学家们得到了可观的报酬，鼓励更多有志青年投身科学研究领域。这本应该是一件双赢的好事，但是在利益面前，人类往往体现出一种矛盾性，人际关系也变得格外脆弱。接下来我们要介绍的抗菌药发现史上的这个特效药就曾经让一对师生反目成仇。

第四节　链霉素——白色瘟疫的克星

在历史上，曾经有一种疾病在世界范围内肆虐，夺取无数人的性命，那些闪耀光辉的名字也未能幸免于难，大名鼎鼎的济慈、席勒、肖邦、拜伦、鲁迅都被这个无情的杀手过早地夺走了生命。在 18 世纪末的伦敦，每 10 万人中就有 700 人死于该病；到了 19 世纪中叶，欧洲 1/4 的人口死于该病。人们提到这种疾病就闻风丧胆，将之称为"白色瘟疫"，恐怖的气氛萦绕在欧洲上空。这种疾病一直像恶魔似地纠缠着人类，从埃及的木乃伊身上到中国马王堆西汉女尸的肺部，都可以找到这一危害人类健康的疾病踪迹。这种"白色瘟疫"就是今天大家熟知的结核病。

自著名细菌学家科赫于 1882 年发现结核病的病原体——结核杆菌之后，人类就一直竭力寻找能够制服结核杆菌的方法。结核杆菌可侵犯全身各器官，但以肺部感染最为多见，所以将其称作肺结核，也被民间唤作"肺痨病"。青霉素疗效虽神奇，但对结核杆菌却并不起作用，人们在很长一段时间内对结核病束手无策。直到 20 世纪中叶，终于找到一种能治疗结核病的抗生素——链霉素。自此，结核病这一曾经极为可怕的传染病，笼罩在人类头顶的阴霾才渐渐被挥去；而链霉素也成了继青霉素后，第二个被应用于临床的抗生素。

一、瓦克斯曼发现链霉素

塞尔曼·亚伯拉罕·瓦克斯曼（Selman Abraham Waksman）（图 2.4-1）是美籍乌克兰裔生物化学家和微生物学家。和青霉素不同的是，链霉素的发现绝非偶然，它是瓦克斯曼和他的实验室精心设计、长期系统研究的结果。

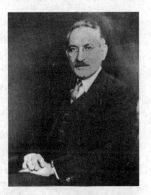

图 2.4-1 塞尔曼·亚伯拉罕·瓦克斯曼

1888 年，瓦克斯曼出生在乌克兰的一个小村庄。22 岁那年，瓦克斯曼随家人移居美国。1916年，他到罗格斯学院攻读农学专业。30 岁那年，他考入加利福尼亚大学，专攻生物化学。获得博士学位后，瓦克斯曼回到了罗格斯学院，成为实验中心的一名微生物学家，并给学生讲授土壤微生物学。1940 年学院成立了微生物系，他被委任为微生物学教授和系主任。1949 年，他又被任命为微生物所所长。

1932年，瓦克斯曼所在的研究所接受了美国抗结核病协会提出的科研课题：寻找结核杆菌进入土壤后的去向。瓦克斯曼带着学生，经过3年的追踪，确认结核菌进入土壤后很快消失了。这一结论表明，土壤中确实存在着可杀死结核菌的微生物，瓦克斯曼立志一定要找到这种微生物。

然而，土壤里各种微生物种类难以穷尽，要找出来某种可以杀死结核菌的"武器"，无异于大海捞针。瓦克斯曼并未因此退缩，他和助手不分昼夜地待在实验室里，每天做着重复、烦琐、枯燥的分离鉴定工作。他像"查户口"一样，对土壤中的"居民"挨个检查，按照它们的生长特性用不同的培养基培育，然后取出它们的分泌物，分别做抑菌和杀菌实验。到1943年，在将近20年漫长的实验过程中，瓦克斯曼和助手们鉴定的微生物已达到了一万多种！他发现这一万多种细菌中有10株能够产生对病原菌有抑制作用的抗生素。实际上，抗生素这一名词，就是瓦克斯曼在1941年提出并首先使用的。然而，这些抗生素几乎都因为毒性太大而无法应用于临床。

研究一度陷入僵局，好在天道酬勤，经过长期艰苦细致的工作，幸运女神终于垂青了这位勤勉的科学家。一天，一位农场主带了一只患了不知什么病的母鸡来到瓦克斯曼所在的研究所，他想要知道应当如何治疗这种他未曾见过的疾病。研究所的一位兽医在母鸡咽喉处的一个白斑上取了样并进行分析，发现这是一种灰色放线菌（图2.4-2）。兽医想起了瓦克斯曼的研究，便将菌种送给他进行检验。令瓦克斯曼高兴的是，和先前的培养结果不同，这种放线菌的分泌物能够杀死结核杆菌，而且毒性很小。这种放线菌分泌的抗生素被称为链霉素，动物实验证明了链霉素的有效性，现在万事俱备只欠东风——需要一个恰当的时机，将链霉素用于人体。

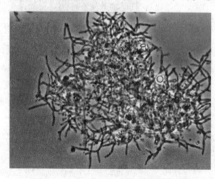

图2.4-2　显微镜下的灰色放线菌

第一个患者是一位妇女，她染上了可怕的"白色瘟疫"，已经在医院里躺了一年。一如之前所发生的病症那样，患者在最初有时会出现看似病情好转的迹象，但是随后可怕的症状越来越多：打寒战、发热和盗汗，很快就只有靠动一次大手术才有望拯救患者的性命了。X线片清楚地显示着病情，患者的结核病已经发展到极其严重的程度，尤其是右肺，而第一次外科手术显示她的左肺也已受到侵袭。如果在以前，这个患者估计已是危在旦夕了。好在医生们听说附近医院的同行们用链霉素治疗晚期肺结核取得了惊人的成绩。不过他们只在实验动物身上观察过这种药物，却没有在人身上观察过它的效果，也不知道这种药物的有效和安全剂量。尽管尚未完全了解这种药物，医生们还是决定立刻采取行动。他们最初给患者注射了几剂这种抗生素：每天 0.1g。由于没有显出什么作用，又把用药量翻了一番，但是病情始终没有好转的迹象。接着医生们把剂量提高到 0.5g，最后甚至提高到 1.2g。几个星期后，医生们终于可以舒口气了：患者开始恢复健康了。X 线片证明，她肺部的病症正在逐渐消失。不久，这位曾经生命垂危的患者就康复出院了。

曾被宣布为不治之症的结核病，就这样被征服了。瓦克斯曼发表了论文，说明了这种药物在使用中的副作用及应当注意的问题。从此，链霉素得到广泛的推广使用。1952 年，瓦克斯曼因为发现链霉素获得了诺贝尔生理学或医学奖。然而，故事还远没有结束。"白色瘟疫"克星链霉素风光的背后还有辛酸的曲折。

二、瓦克斯曼的学生沙茨——链霉素的发现另有其人？

1943 年，当瓦克斯曼带领的团队还在鉴定细菌时，一个毕业生艾伯特·沙茨（Albert Schatz）（图 2.4-3）来拜访瓦克斯曼。沙茨是犹太人的后裔，他的祖父从沙皇俄国来到美国时，他的农民父亲才 9 岁。他于 1920 年生于离纽约不远的康涅狄格州，进入达格斯特大学后，他勤奋学习，以第一名成绩毕业。如今他希望来瓦克斯曼处攻读博士学位，为他的家族争光，同时也可以帮助他

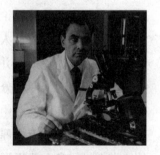

图 2.4-3 艾伯特·沙茨

父亲管理好自己的农田。瓦克斯曼看中了沙茨的聪明勤奋，便让他进入了研究团队，每月给他 10 美元津贴。

瓦克斯曼的办公室在三楼，土壤微生物系在楼下，沙茨的工作地点则是

在地下室的一个只有 18 平方米的实验室。瓦克斯曼规定沙茨永远不得去大楼的其他地方，也不准他把任何东西带出地下室；其他任何人也无权进入地下室。从小过惯了艰苦生活的沙茨不在乎这样的工作环境，抱定自己的理想，他声称："我相信一定会发生什么。对于实验的结果，我总是相信直觉。"沙茨就在这样一个地下室里进行着数百、上千次实验，而实验的主题，便是寻找有效的治疗结核病的药物。

1943 年的秋天，那只得病的母鸡来到了瓦克斯曼的研究所，他的团队发现了那种由灰色放线菌产生的、有着强大抑菌作用的抗生素。在地下室改造成的实验室里没日没夜工作了 3 个多月后，沙茨分别从土壤和病鸡的咽喉中提取到的灰色放线菌里分离出两个链霉菌菌株（编者注：链霉菌属于放线菌目中的一类，此处灰色放线菌应为混合菌种），这两个菌株表现出了良好的抑制结核杆菌生长的作用。当年的 10 月 19 日，链霉素被沙茨成功分离出来，并在证实其对人体毒性不大后进行了临床试验，结果表明它对治疗肺结核病效果出奇得好。沙茨将这项研究的成果以《链霉素：一种展现出拮抗革兰氏阳性和革兰氏阴性细菌效能的物质》（Streptomycin: A Substance Exhibiting Antibiotic Activity against Gram-Positive and Gram-Negative Bacteria）为题，发表在 1944 年的《实验医学和生物医学协会会刊》（*Proceeding of the society for Experiment and Biological Medicine*）上。论文作者的署名是沙茨、瓦克斯曼等三人，论文第一作者是沙茨，瓦克斯曼则是最后的通讯作者。从这篇论文的作者排名顺序看，完全符合生物学界的惯例：沙茨是实验的主要完成人，所以排名第一，而瓦克斯曼是实验的指导者，所以排名最后。瓦克斯曼并未在论文中埋没沙茨的贡献。师生间后来发生的争执与交恶，是因为专利分享而起，与学术贡献的分享无关。

链霉素在临床实践中获得了巨大的成功，它的发现不但给发现者带来了荣誉，随之而来还有丰厚的物质报酬；而遗憾的是，在金钱面前，人际关系的纽带有时候竟会显得那么的脆弱，师生关系也不例外。

起初，瓦克斯曼很容易就说服了沙茨：既然一直以来肺结核是那么的猖狂，而链霉素对治疗此病起着非常重要的作用，它的发现者理应无偿地把它奉献给人类，所以无论是他瓦克斯曼自己还是沙茨，都不该为发明专利许可证而考虑任何报酬。出于对导师的一贯尊敬，沙茨在一份文件上签了字。文件表明，沙茨和瓦克斯曼都放弃获得发明专利许可证的报酬要求。沙茨相信瓦克斯曼也会信守承诺。但 3 年后，出乎沙茨意料的是，1949 年 1 月他获悉瓦克斯曼从默克公司得到了一笔数目巨大的钱款，很快就成为一个富翁。沙茨感到自己受了欺骗，于是，他给瓦克斯曼写了一封信，声明他是链霉素的共同发现者，瓦克斯曼应该将自己从链霉素专利中获利的一半分给他。收到沙茨的信后，瓦克斯曼对他提出这样的请求感到非常生气。因为在他看来，沙茨作为一个学生，不过是在按照自己的指示办事。既然在工作时已经向他支付过酬金，以后的事就与他无关了。他认为沙茨再也没有理由另提这样的要求了。这给了沙茨一个沉重的打击，原本最好的学生和可敬的导师之间的关系骤然恶化了。

一气之下，沙茨向法院提起诉讼，控告瓦克斯曼，要求承认自己是链霉素的共同发明者，并给予公平、合理的报酬。在法院宣判的前一天，瓦克斯曼的律师去找了沙茨，建议通过协商来解决他和瓦克斯曼之间的纠纷，但被盛怒之下的沙茨拒绝。但不论是沙茨还是瓦克斯曼都没想到，法院的判决竟是链霉素的发明专利许可证失效，颇受医生和患者青睐的链霉素今后不再只是默克公司的专利，其他公司也都可以生产这种治疗肺结核的特效药了。为平息事端，瓦克斯曼的律师又找到沙茨，称瓦克斯曼愿意付给他 1.25 万美元的赔偿金，来了结他们之间的纠纷。此时沙茨正欠了一笔很大的债务，便答应了。不过实际上他只得到不到 4 000 美元。为了安抚为实验多少出过力的其他一些学生，律师也出面给他们分了一些钱款。就这样，发生在土壤微生物实验室的这桩丑闻不声不响地被掩盖了起来，并没有及时为外人所知晓。

但另一件事又给沙茨带来了一次打击，而且是更大的打击，这就是瓦克斯曼获得了 1952 年诺贝尔生理学或医学奖。这勾起了沙茨心底的疑问：链霉素不是他参与一起共同发现的吗？瓦克斯曼在领奖演说时也未提到沙茨，回忆录也仅称他为"那位研究生"。沙茨给瑞典的诺贝尔奖金委员会写了信，对获奖的人选提出了异议，要求承认他在链霉素发现中所起的作用，从而改变决定，将他也列入获奖者的名单中。诺贝尔奖金委员会给他回了信，声称他们从来没有听说过他，而且他们的决定也是永远不可能改变的。

这些事件对沙茨以后的生活产生了极大的影响：很多人相信，是瓦克斯曼教授使沙茨从一个穷孩子成长为一位科学家，但是他却不懂得回报教授对他的栽培，反而要把自己的恩人送上法庭，对这样的一个人，除了蔑视，没有其他什么可说。从此，美国都没人愿意雇佣他。绝望中，沙茨不得不离开他的第二故乡美国，来到南美洲，最后在智利的圣地亚哥大学担任教职多年。

在链霉素的发现上，人们记得的只有瓦克斯曼的功绩。数不尽的桂冠都往瓦克斯曼的头上戴。他共发表了五百多篇论文，出版了 28 本书。其中，瓦克斯曼于 1927 年发表的巨著《土壤微生物学原理》（*Principles of Soil Microbiology*）被土壤细菌学的研究者奉为经典。1952 年他还被选为"当今世界百位最杰出的人物"。世界许多著名大学或研究所都授予他荣誉博士学位。他还是许多国家科学协会的荣誉会员，并且曾任美国微生物协会会长。沙茨对链霉素的贡献几乎被人遗忘了。

直到半个世纪后，沙茨应邀携夫人来他原来工作过的罗格斯大学做客，受到了现任系主任、教授们和所有年轻人异常热情的欢迎，并在大家的陪同下重游他做过千万次实验的那个地下实验室。他的感慨是可想而知的。而更使他激动的是，1994 年罗格斯大学在纪念链霉素发现 50 周年的时候，时任校长在大会上授予沙茨一项该校的最高奖"罗格斯奖"。这表明了人们对他功绩的承认，虽然迟了许多年，也总算显示了历史的公正。

那么，今天我们应该如何看待这件事？无可否认，沙茨在链霉素的发现史上发挥了重要的作用。不过，链霉素并非沙茨一个人用了几个月的时间发现的，而是瓦克斯曼实验室多年来系统研究的结果。瓦克斯曼设计的研究计划功不可没，根据这一计划和实验步骤，链霉素的发现是迟早的事。因此，按照诺贝尔奖的颁发规定，通常只颁发给实验的领导者，这是没有异议的。当然，如果当年瓦克斯曼在专利报酬上能考虑到他的学生所付出的努力，恐怕也就不会有后来的波折了。

三、抗生素时代来临

链霉素的发现不仅为结核病患者带来了福音，同时也为寻找抗生素提供了一种可行思路。美国植物学家本亚明·达格尔（Benjamin Minge Duggar）循着瓦克斯曼的思路，继续从土壤中寻找抗生素，一份来自家乡的土壤标本

"样品 677 号"为他带来了曙光。时年 76 岁的达格尔在这份标本中发现了放线菌，找到了第一种四环素类药物——金霉素。这种抗生素不仅效果惊人，同时可以治疗青霉素无法治疗的感染。

　　然而土壤、水源、空气中的微生物非常多，单单依靠单独实验室的资金和时间是无法完成从浩瀚且杂居在一起的微生物中筛选出抗生素的艰巨工作的，越来越多的药企资助实验室或成立实验室寻找新的"Miracle Drug"。1947 年，人们从委内瑞拉链霉菌中提取出了氯霉素，1956 年人们从印度尼西亚婆罗洲丛林的土壤中发现了万古霉素。随着科学技术的发展，生物技术日趋成熟，人们可以在工厂中大量培养高效菌株，甚至可以将产生抗生素的基因转入到其他繁殖迅速的菌株中来获得大量的抗生素。更甚者，抗菌药物的生产不再仅靠对生物所产生的天然抗菌药物的搜寻，半合成乃至全合成药物也开始出现，人们将具有简单结构的抗菌药物合成出来，并将现有的抗菌药物不断优化、修饰，获得了更好、更安全的药物。

　　至此，抗生素时代的大幕已经拉开，抗菌药物井喷式的出现，似乎确实让人们相信自己已经打败了细菌。即使有时细菌出现了耐药性，人们仍相信新的抗菌药物会源源不断地出现。可惜的是，未来并不如当时人们想象中那般美好。时至今日，多重耐药细菌、超级细菌遍布世界各个角落，威胁着再次手无寸铁的人们：新药的研发已远远落后于耐药菌出现的速度，几乎十年才出一个新药，且效果还并不尽如人意。种种迹象表明，人类已濒临后抗生素时代（编者注：后抗生素时代是指当今有越来越多的细菌对抗生素产生耐药性，严重威胁了人类的生存和健康，对着超级细菌全球将面临无药可用，仿佛又回到了以往没有抗生素的时代一样）！

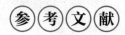

[1]　赵承渊 . 医学诺贝尔之路 (1945): 抗生素时代 [J]. 中国科技奖励 , 2013 (4): 80.

[2]　郑明武 . 伟大的犹太人 [M]. 北京：西苑出版社 , 2010.

[3]　哈杲 . 医学史上最伟大的进步——弗莱明与青霉素的发现 [J]. 书摘 , 2003 (7): 20-25.

[4]　李猛 , 邓键 . 走进诺贝尔的智慧王国 [M]. 北京：中国纺织出版社 , 2011.

[5]　孙万儒 . 话说青霉素 [J]. 今日科苑 , 2013 (4): 65-72.

[6]　于松 . 影响人类历史发展进程的 100 位科学家 [M]. 北京：中国致公出版社 , 2010.

[7] 张帆 . 青霉素的发现简史 [J]. 生物学教学 , 2008, 33(7): 70-71.

[8] 王剑 . 抗生素的前世今生 [J]. 大众科学 , 2015 (11): 38-39.

[9] 王文侠 . 改变世界的 100 大医学发现 [M]. 武汉：武汉出版社 , 2008.

[10] 张大庆 . 科学技术与 20 世纪的医学 [M]. 太原：山西出版集团 , 2008.

[11] 田战省 . 人类历史上 100 个伟大发现 [M]. 西安：陕西科学技术出版社 , 2009.

[12] 顾勇 , 陈丽娟 . 探索生命的医学 [M]. 贵阳：贵州教育出版社 , 2009.

[13] 余凤高 . 飘零的秋叶：肺结核文化史 [M]. 济南：山东画报出版社 , 2004.

第三章
抗菌药的分类与机制

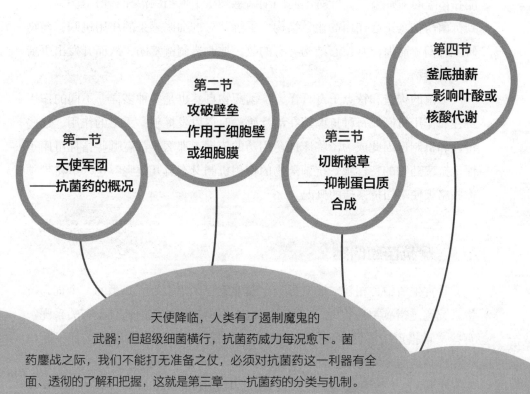

第一节
天使军团
——抗菌药的概况

第二节
攻破壁垒
——作用于细胞壁
或细胞膜

第三节
切断粮草
——抑制蛋白质
合成

第四节
釜底抽薪
——影响叶酸或
核酸代谢

天使降临，人类有了遏制魔鬼的武器；但超级细菌横行，抗菌药威力每况愈下。菌药鏖战之际，我们不能打无准备之仗，必须对抗菌药这一利器有全面、透彻的了解和把握，这就是第三章——抗菌药的分类与机制。

本章分为四小节，第 节概览抗菌药的法宝；第二节了解攻破细菌铠甲和防护衣的抗菌药；第三节认识剥夺细菌生命基础的抗菌药；第四节知晓阻断细菌繁殖根源的抗菌药。

即便你是非医药专业的普通人士，掌握疗效秘笈成为抗菌药作用百事通，也可在日常生活中受益匪浅，更可在这场菌药博弈中助天使一臂之力。

第一节　天使军团——抗菌药的概况

自青霉素和磺胺类药物问世以来，人们找到了更多的天然抗菌药物，并且也通过化学方法合成了许多人工抗菌药物。在大量抗菌药物投入到临床使用中的同时，人们也在不断探究这些药物能够抵抗细菌感染的根本原因。寻根究本，知晓抗菌药的作用机制，理解不同抗菌药的作用特性，临床医师才能在诊疗时对症下药，针对不同的细菌感染给予恰当的治疗；追本溯源，找到抗菌药物真正起作用的化学结构，了解其对抗细菌感染的作用机制，药物研发者们才能保留其核心结构并有的放矢地改造侧链基团，从而开发出更新更好的药物。

细菌的构造和特点千奇百怪，抗菌药物自然也是多种多样。不同的作用特性和作用机制使每种抗菌药在治疗感染时得以发挥独一无二的作用，这些特性和机制也因此成为了临床选药用药的依据。那么，都有哪些指标可用于评价抗菌药物的特性呢？抗菌药物的作用机制又有哪几类呢？这一节将带领你领略天使军团抗菌药的概况。

一、抗菌药的定义

日常生活中，相较"抗菌药"，"抗生素"是老百姓更熟悉的一个词，抗生素究竟是指哪类药物呢，它和我们这本书中提到的抗菌药有没有关系呢？有些文章报道中不但出现了抗菌药，还出现了抗生素，两种说法都不断出现，那么这两个词指的是同一事物吗？

实际上，日常生活中常说的抗生素（antibiotics）只是抗菌药物（antibacterial agents）中的一类。根据来源不同，抗菌药物可分为天然抗菌药物、半合成抗菌药物和人工合成抗菌药物：①天然抗菌药物，就是我们常说的抗生素，也就是天然来源的抗细菌药物，它是微生物、植物和动物在其生命活动过程中所产生的一种有机物，这种物质能在低微浓度下对一些特异微生物有消灭或抑制作用。青霉素就是人们最耳熟能详的抗生素之一。②在抗生素的基础上，科学家们在实验室中对天然抗菌药物的结构进行一定改造，从而产生出功效更强、作用更持久、服用更方便，并且对患者毒性更小的药物。这些药物由天然来源分离获取，但又经过了一定的结构改造，属于半合成抗菌药物，临床常用的氨苄西林和甲氧西林都是从青霉素衍生而来的半合成抗菌药物。③此外，还有一类完全由人工合成的抗菌药物，如喹诺酮类、磺胺类药物等。

由此，我们可以得到抗菌药的定义：抗菌药物是指具有杀菌或抑菌活性、主要供全身应用（含口服、肌注、静注、静滴等，部分可局部使用）的各种抗生素、磺胺药、异烟肼、吡咯类、硝基咪唑类、喹诺酮类、呋喃类等化学药物（编者注：实际上，抗菌药物通常还包括抗真菌药物，但由于本书未介绍真菌及抗真菌药物，因此抗菌药物在本书中更多指抗细菌药物）。

感染性疾病的病原体主要可分为微生物和寄生虫两大类，其中抗微生物药物（antimicrobial drugs）即杀灭或者抑制微生物生长或繁殖的药物，除抗菌药物外还包括抗病毒药物、抗滴虫原虫药物、抗支原体/衣原体/立克次体药物等。为了帮助大家理清各类抗感染药物之间的关系，我们列出了树形图帮助大家形象地了解（图 3.1-1）。

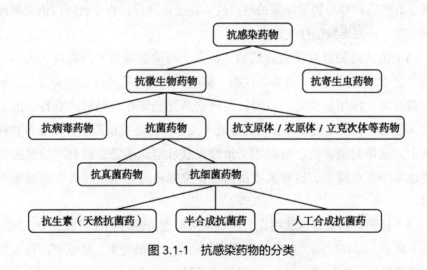

图 3.1-1 抗感染药物的分类

知晓了不同来源的抗菌药物，那么理想的抗菌药应该具有哪些特性呢？主要特性包括：

（1）对致病菌有高度选择毒性。肿瘤化疗药物的最大作用就是细胞毒作用，但一些化疗药物选择性不强，在杀死肿瘤细胞的同时，也会大量损伤人体正常细胞，引发化疗不良反应。抗菌药物也是化学治疗药物，如果它们能够更加精确地瞄准细菌这个"靶向敌人"，减少对"无辜平民"（即人体的正常细胞）的"骚扰"，那再好不过了，人们就可以放心大胆地用它来制约细菌了！

（2）最好能够与其他抗菌药物联合使用以增强疗效。有些时候，细菌会采取各种手段躲避抗菌药的追击，比如，细菌会躲在脑部、胰腺等有屏障（编者注：分别为血脑屏障和血胰屏障）的地方；或是自己形成一个包囊，将同伙全部藏在里面，让抗菌药物在外面望"菌"兴叹；一些敏感细菌还会进化成为耐药菌，单个抗菌药物根本就不是这些耐药菌的对手。面对这些复杂性或难治性感染，单药治疗往往不能取得很好的效果。如果不同的抗菌药物作用可以叠加，甚至形成 1+1 > 2 的情况，那么抗菌药物就有可能合力战胜这些狡猾的细菌。

（3）细菌对其不易产生耐药性。如果某种抗菌药物很容易诱导细菌产生耐药性的话，那么这种抗菌药物很快就会失效，对后来的患者造成选择用药限制。有些药物容易诱导细菌的耐药性，甚至在治疗过程中就可以诱发耐药菌的产生，从而导致治疗失败。

（4）抗菌药物具有优良的药动学特点。药动学涉及了药物进入人体后的若干过程，包括吸收、分布、代谢、排泄，抗菌药物的药动学特点会影响其起效时间、作用部位等。口服抗菌药物最好能够在胃肠道内有良好的吸收度，这样可以使得更多的有效成分进入人体；有些抗菌药物可以分布到软组织中，这样的抗菌药物可以用于治疗皮肤软组织感染；而有些抗菌药物更多地集中在血液中，这样的抗菌药物在挽救血液感染的患者中起着重要作用。

（5）抗菌药物最好性状稳定。药物从生产到运输再到使用者手中，期间经过了许多工序和时间，如果抗菌药物不稳定，极易分解，那么药品投入使用时其质量就无法保证；另外，在静脉使用抗菌药物时，常使用葡萄糖溶液或生理盐水等溶剂配制抗菌药物，当药物溶解在这些溶剂中时，常会受到溶剂的 pH 和离子浓度影响。因此，性状稳定而不易被酸、碱、光、热及酶等破坏的药物，在使用过程中更加安全，品质不容易受到影响。例如青霉素极易降解生成杂质，导致过敏，人工改良侧链基团后，形成耐酸耐酶的青霉素，性状更为稳定，应用更加广泛。

（6）最后，优质的抗菌药物也要使用方便、价格低廉，才能更广泛地服务于百姓。

二、抗菌药的评价指标和分类

致病菌种类繁多，不同细菌特性相异，因此在治疗感染时应根据一定指标，针对（可疑）致病菌合理选择抗菌药物。那么在选择抗菌药时应考虑哪些指标呢？评价抗菌药物的指标主要包括抗菌谱、抗菌活性、作用方式以及抗生素后效应等。

（一）抗菌谱

抗菌谱（antibacterial spectrum）指抗菌药物抑制或杀灭病原微生物的范围，也泛指一种或一类抗菌药物所能抑制（或杀灭）微生物的类、属、种范围。抗菌药物的说明书常在【药理作用】或【适应证】一栏中对抗菌谱进行说明。抗菌谱实际上说明了该抗菌药物对哪些致病菌有效，因此抗菌谱是临床选用抗菌药的基础。

根据抗菌谱的大小，我们可以将抗菌药分为窄谱抗菌药和广谱抗菌药。窄谱抗菌药是指抗菌范围不广泛的抗菌药。如果某些抗菌药物仅作用于单一菌种或单一菌属，如异烟肼只对结核分枝杆菌有效，就称为窄谱抗菌药（这是按生物分类法进行分类）；或者如果某种药物的抗菌谱只覆盖革兰氏阳性菌或阴性菌，而并非覆盖两类菌，比如青霉素仅对革兰氏阳性菌有效，但对于革兰氏阴性杆菌无作用，在临床上也会被认为是窄谱的（这是按染色法分类）。另一些抗菌范围广泛的抗菌药物，则称之为广谱抗菌药，如氟喹诺酮类，它们不仅对革兰氏阳性细菌和革兰氏阴性细菌有抗菌作用，且对衣原体、支原体等非典型病原体也有抑制作用。

在临床中，一旦怀疑感染，要及时送检进行细菌培养，同时根据经验选用抗菌谱能够覆盖可疑病原菌的抗菌药物，通常这一步医生会倾向选用广谱抗菌药物，之后当细菌培养结果出来后，再根据培养结果换用具有针对性的窄谱抗菌药物。例如，重症肺炎患者入院治疗后，医生可能经验性地先选用喹诺酮类药物治疗，当患者情况好转，细菌培养提示是敏感的肺炎链球菌感染时，可以换用青霉素类或头孢类抗菌药物治疗。

（二）抗菌活性

抗菌活性（antibiotic activity）指药物抑制或杀灭病原微生物的能力。一般可用体外与体内（化学实验治疗）两种方法来测定。体外抗菌实验包括稀释法、药敏试验纸片扩散法等。在评价抗菌药物活性时，常使用最低抑菌浓度（minimal inhibitory concentration, MIC）、最低杀菌浓度（minimal bactericidal concentration, MBC）来表示。

MIC 指能够抑制培养基内细菌生长的药物最低浓度，MBC 则是指能够杀灭培养基内细菌的药物最低浓度。这两个指标，尤其是 MIC 值，经常用于描述细菌对某种药物的敏感性。在临床应用时，我们会为每种药物设立一个浓度（mg/L 或 μg/ml）或抑菌圈的直径（mm），以作为参考标准来判断病原菌对药物是否敏感，通常称为折点（breakpoint）。如果细菌培养结果测出的某药物的 MIC 在折点之下，说明细菌对该药物敏感，使用正常剂量的药物即可控制感染；如果 MIC 在折点之上，则说明细菌对该药物耐药，需要换用其他药物。折点的设定通常需通过建立流行病学数据，大规模地收集细菌的 MIC 值，并建立 PK/PD 模型 [编者注：药动学（pharmacokinetics, PK）是定量研究药物在生物体内吸收、分布、代谢和排泄规律的一门学科；药效学（pharmacodynamics, PD）是研究药物对机体的作用及作用机制的学科；科学家根据实验结果，提倡在抗菌药物临床使用中应用蒙特卡洛模型，即PK/PD 模型，这一模型涉及药物的药动学和药效学特点]，在动物模型中获得相关参数。目前国际公认的制定折点的机构有两家，分别是美国的临床和实验室标准协会（Clinical and Laboratory Standards Institute, CLSI）和欧洲的抗微生物药物敏感性试验委员会（European Committee on Antimicrobial Susceptibility Testing, EUCAST）。

测定 MIC 和 MBC 时要用到两种不同的方法（图 3.1-2）。一种方法是在试管中分别装入稀释成不同浓度的抗菌药物溶液，观察不生长细菌的是哪几个试管，不生长细菌的试管中药物的最低浓度即为 MIC；另一种方法是将不生长细菌的抗菌药溶液分别滴到细菌培养皿上，观察培养皿中无细菌生长的是来自哪几个试管，无细菌出现的最低药物浓度即为 MBC。

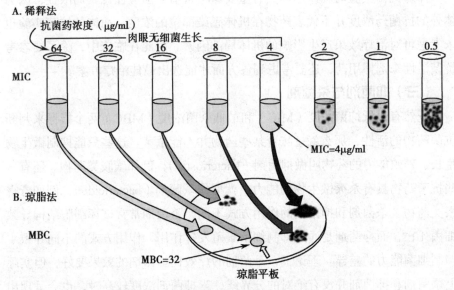

图 3.1-2　药物 MIC 和 MBC 的测定方法

药敏试验纸片扩散法（图 3.1-3）是另一种体外抗菌实验，多用于临床检测细菌对抗菌药的敏感性。将药物纸片放在涂有细菌液体的平板上，抗菌药周围细菌生长被抑制，常在培养皿中形成透明样的环，称为抑菌圈。抑菌圈的大小可以反映抗菌药的效果，大的抑菌圈表明此细菌对此抗菌药敏感，该抗菌药有效；小的抑菌圈表明抗菌药对此种细菌的效果不佳，或此种细菌对抗菌药有抵抗性。

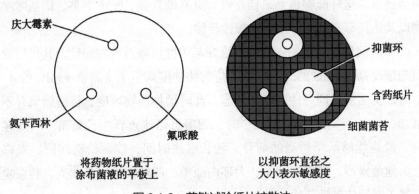

图 3.1-3　药敏试验纸片扩散法

体外抗菌实验对临床用药具有重要参考价值，但应注意其局限性，因为体外的抗菌药浓度并不代表药物在机体感染部位的浓度，而体外抗菌实验也未考虑可对治疗效果产生影响的机体局部因素。因此在临床中，除了要参考抗菌活性来选择用药，还要考虑到各方面才能选出最佳治疗方案。

（三）抑菌剂与杀菌剂

既然有最低抑菌浓度（MIC）和最低杀菌浓度（MBC）两个指标来判断抗菌药物的活性，那么就意味着某些药物并不能杀菌。这些只能抑制微生物生长、繁殖能力的药物叫做抑菌剂（bacteriostat），例如磺胺类药物。还有一些抗菌药物具有杀灭微生物的能力，就称作杀菌剂（bactericide），例如青霉素类药物。杀菌剂和抑菌剂的作用方式不同，杀菌剂常常破坏细胞结构导致细菌死亡，而抑菌剂是通过抑制细菌繁殖发挥作用，作用方式的不同导致了抑制细菌能力的差异。理论上，杀菌剂的疗效比抑菌剂的效果要好，但实际上杀菌剂和抑菌剂并没有绝对的分界线，当抑菌剂浓度较高时，也会呈现出一定的杀菌作用。2015 年，《抗微生物化学治疗杂志》发表了一项汇总了 33 项临床试验的系统评价研究，结果表明杀菌剂与抑菌剂在临床应用中并没有显著性差异，即杀菌剂临床使用中并没有明显优势。

（四）浓度依赖性药物、时间依赖性药物、抗生素后效应

除了按照不同的作用方式分类，在临床中最常用的是根据药物的 PK/PD 特性分类：

（1）浓度依赖性药物：其主要特点是杀菌作用随药物的浓度增加而增强，其疗效取决于单位时间内的浓度，因此在给药时最好减少给药次数，增加给药剂量，这样能够达到最佳疗效。氨基糖苷类、喹诺酮类、硝基咪唑类药物以及达托霉素都属于浓度依赖性药物。

（2）时间依赖性药物：其特点恰好与浓度依赖性药物相反，其作用取决于血药浓度高于 MIC 的时间，该类药物的浓度高于 1 个阈值（MIC 的 4 ~ 5 倍）时，抗菌效能即可达到饱和状态，此时增加药物浓度，抗菌效果并不显著增加，但是该类药物低于 MIC 时，细菌可迅速重新生长繁殖。因此在给药时，最好能够给予适当的剂量，延长输注时间，缩短给药间隔。青霉素类、头孢菌素类、碳青霉烯类、大环内酯类、四环素类、多肽类、利奈唑胺等都属于时间依赖性药物。

近些年来，抗生素后效应愈加引起人们的重视。抗生素后效应（post-antibiotic effect, PAE）指细菌短暂接触抗生素后，虽然抗菌药物血清浓度已降至最低抑菌浓度以下或已消失，对微生物的抑制作用仍可以持续一定时间。它可被看作为病原菌被抗菌药打击后复苏所需的时间。虽然几乎所有的抗菌药都有不同程度的 PAE，但 PAE 的长短对时间依赖性药物更为重要，因此时间依赖性药物又分为 PAE 缺如或短 PAE 药物与长 PAE 药物。PAE 缺如或短 PAE 药物包括青霉素类、头孢菌素类、碳青霉烯类、单环 β- 内酰胺类、克林霉素等；长 PAE 药物包括阿奇霉素、四环素类、万古霉素、利奈唑胺等（图 3.1-4）。

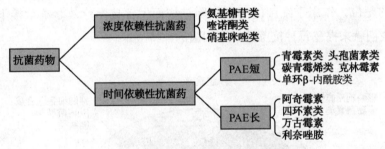

图 3.1-4 抗菌药物按 PK/PD 特性分类

三、抗菌药的作用机制

之前我们提到，理想的抗菌药的特性是能对致病菌有高度选择毒性，能抑制细菌，但对人体的毒性小。要达成这一特性，抗菌药就要针对细菌的特殊细胞结构发挥作用。差异性攻击的战略部署，既攻击了敌人，又不至于损伤自己人。那么抗菌药物在消灭细菌时到底都会针对哪些特殊结构，采取哪些战略战术呢？

一般来说，抗菌药物迎击病菌主要有三大招式：攻破壁垒——破坏细胞壁 / 膜；切断粮草——抑制蛋白质合成；釜底抽薪——影响 DNA 合成，即影响核酸或叶酸的代谢。

（1）作用于细胞壁 / 膜：β- 内酰胺类药物算得上是无人不知无人不晓，它们也是攻城略地的先锋队，最擅长撬开细菌壁；无独有偶，强效而又毒性大的多肽类，例如万古霉素，也是从城墙开始入手，主要攻破细胞壁；多黏菌素、达托霉素则是悄悄地穿过细胞壁，直接作用于细胞膜上。

（2）抑制蛋白质合成：蛋白质是生命体赖以生存的必需物质，是生命活动的主要承担者，可以说，蛋白质是细菌的粮草大本营，没有了蛋白质，细菌寸步难行；很多抗菌药物都瞄准了蛋白质合成这一个环节，如氨基糖苷类、四环素类、氯霉素、大环内酯类。

（3）影响核酸或叶酸代谢：喹诺酮类、硝基咪唑类、磺胺类等药物潜入到细菌的核心内部，干扰核酸、叶酸的合成；这些物质参与生命传递的核心调控，其合成受阻便如同釜底抽薪般地斩断了细菌旺盛的繁殖。

图 3.1-5 展示了细菌的细胞结构和抗菌药的作用机制，不同抗菌药瞄准不同的靶位，作用于细菌的不同细胞结构而发挥抗菌疗效。本章接下来三节，我们就来揭秘每种抗菌药歼灭细菌的独特战术。

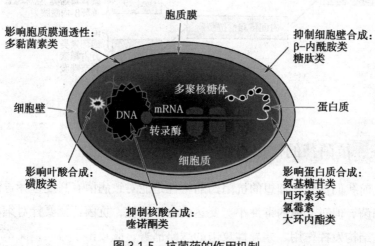

图 3.1-5　抗菌药的作用机制

第二节 攻破壁垒——作用于细胞壁或细胞膜

细菌的细胞壁和细胞膜位于菌体外层，细胞壁就像我们穿的外套，细胞膜则像我们的皮肤一样，防止内部器官受到伤害。如果保护细菌的细胞壁或细胞膜被破坏，细菌因失去外层的保护而直接处于等渗环境中，菌体内的高渗透压就会导致外界水分不断渗入，细菌就会膨胀变形，再加上自溶酶被激活，最终导致细菌破裂溶解而死亡。因此，作用于细胞壁或细胞膜这两个部位的抗菌药物，一般具有杀菌的作用。

作用于细菌细胞壁的抗菌药主要有 3 种：β- 内酰胺类、糖肽类和磷霉素。细菌细胞壁的合成过程就是经过一系列的酶促反应，最终在转肽酶作用下、通过胞质膜外黏肽的交叉联接形成厚厚的铠甲。这 3 类药正是瞄准细胞壁合成过程中不同的作用靶点（图 3.2-1），遏制细菌合成细胞壁，没有细胞壁的细菌，就像被剥壳的水果一样脆弱，自然无法长久存活。而多黏菌素类和达托霉素等抗菌药物，则是通过作用于细菌的细胞膜，破坏细胞膜或改变细胞膜电位等，来达到杀菌目的。

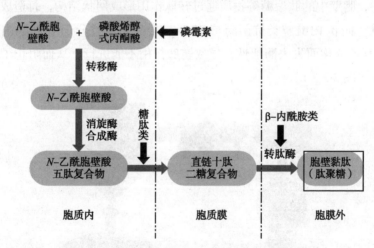

图 3.2-1 抑制细菌细胞壁合成的抗菌药作用靶点

下面我们来逐类介绍这些作用于细菌细胞壁或细胞膜的抗菌药物，看看它们与细菌作战的具体打法。

一、β- 内酰胺类

β- 内酰胺类药物是一个大家族，其中包括：二战时期贡献堪比原子弹的青霉素、拖家带口的头孢菌素类，还有一些就是非典型的 β- 内酰胺类，例

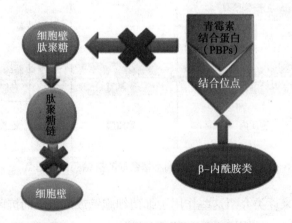

图 3.2-2　β- 内酰胺类药物的基本结构（圈内即为 β- 内酰胺环）

如碳青霉烯类。为什么这么多种药物都会属于一个大家族呢？它们之间是有一定"血缘关系"的：这些药物的核心部位都具有一个四四方方的环状结构——β- 内酰胺环，图中圆圈内的小正方形就是 β- 内酰胺类药物发挥抗菌活性的关键结构（图 3.2-2）。

那么这个关键结构是如何发挥抗菌作用的呢？我们通过一张示意图来了解这类药的作用机制。β- 内酰胺类抗菌药的作用靶点是位于细菌细胞壁上的青霉素结合蛋白（PBPs）（编者注：20 世纪 60 年代，细菌的细胞壁结构逐渐被人们所发现，人们还发现青霉素可以与细胞壁上的这种蛋白相结合，故名青霉素结合蛋白。详见第一章第三节内容），它是细菌细胞壁合成不可缺少的蛋白质，具有酶活性；转肽酶就是其中最重要的一种 PBP。在这种酶的催化下，胞壁中的肽聚糖等物质通过转肽作用形成网状结构，打造成细菌的细胞壁。而 β- 内酰胺类抗菌药与 PBPs 结合后，通过分子中的 β- 内酰胺环使 PBPs 乙酰化而失去酶活性，导致转肽作用不能进行，从而阻止了细胞壁的合成（图 3.2-3）。

图 3.2-3　β- 内酰胺类药物的作用机制

接下来给大家一一介绍 β- 内酰胺类这一瞄准细菌细胞壁的抗菌药大家族的每位成员。

（一）青霉素类药物

青霉素类是大家最熟悉的一类抗菌药，主要分为天然青霉素（图 3.2-4）和半合成青霉素。

1. 天然青霉素　天然青霉素是指分子中含有青霉烷、能破坏细菌的细胞壁并在细菌细胞的繁殖期起杀菌作用的抗生素，主要来源于青霉菌。天然青霉素就是在二战战场上熠熠发光、拯救了无数生命的盘尼西林（penicillin）。

天然青霉素有两种：青霉素（青霉素 G）和青霉素 V。青霉素 V 比青霉素更为耐酸，但其他特点类似。天然青霉素的抗菌谱非常窄，对革兰氏阳性球菌有较强效果，对部分革兰氏阴性球菌（淋病奈瑟菌、脑膜炎奈瑟菌）、部分革兰氏阳性杆菌（白喉杆菌）、螺旋体（梅毒螺旋体）、梭状芽孢杆菌（破伤风杆菌、气性坏疽杆菌）、放线菌及部分拟杆菌有一定效果。因此，青霉素是白喉、炭疽、梅毒、回归热，以及各类敏感菌引起的感染的首选药物之一。尤其是人们在发现青霉素可以治疗梅毒后，就逐渐淘汰了具有毒性的含砷制剂，使梅毒的治疗变得更为安全。

青霉素对处于繁殖期正大量合成细胞壁的细菌作用强，而对已合成细胞壁、处于静止期者作用弱，故称繁殖期杀菌剂。哺乳动物和真菌无细胞壁结构，故青霉素对人类毒性小，对真菌感染无效。因此，天然青霉素优点显著：杀菌力强，毒性低，获取方便，价格低廉，天然青霉素干燥粉末性状稳定，可在室温中保持数年而仍保留抗菌活性。

但是，天然青霉素在使用中也有着不尽如人意的地方：一方面，在溶于水后性质极不稳定，易被酸、碱、醇、氧化剂、金属离子等分解破坏，且不耐热，在室温中放置 24 小时后大部分就会分解失效，只能在临用前配成水溶液；此外，由于天然青霉素不能耐受胃酸，所以只能注射给药，这容易引发过敏反应。另一方面，青霉素本身抗菌谱较窄，而且很多本来对青霉素敏感的细菌产生了抗药性，耐药菌通过合成青霉素酶或者 β- 内酰胺酶来水解青霉素，导致抗菌效果大大降低。这种种缺点催生了人工改造青霉素的需求。

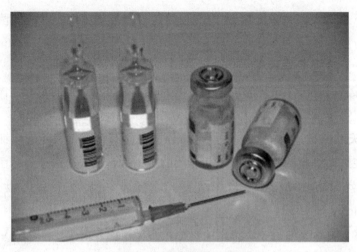

图 3.2-4　天然青霉素制品

2. 半合成青霉素　半合成青霉素的药物以"西林"二字结尾，包括耐酸耐酶青霉素、广谱青霉素、抗铜绿假单胞菌青霉素。

顾名思义，耐酸耐酶青霉素的性状稳定，能够耐酸，同时也可以耐青霉素酶；该类青霉素包括苯唑西林、氯唑西林、氟氯西林、双氯西林、萘夫西林。耐甲氧西林金黄色葡萄球菌（MRSA，前文已提及此种超级细菌）是以甲氧西林为标准判断金黄色葡萄球菌的耐药程度，由于实际中甲氧西林已经停产，因此常用苯唑西林和头孢西丁（编者注：头孢西丁属头霉素类，详细内容请参阅本节头霉素类药物介绍）为标志性药物，筛查该类菌株。

广谱青霉素主要包括氨基青霉素类，如氨苄西林、阿莫西林。其抗菌谱不仅覆盖革兰氏阳性菌，还覆盖了对天然青霉素不敏感的革兰氏阴性杆菌，如大肠埃希氏菌、奇异变形杆菌等，但肺炎克雷伯菌、吲哚阳性变形杆菌、铜绿假单胞菌、嗜麦芽窄食单胞菌、不动杆菌属对这类药物并不敏感。

抗铜绿假单胞菌青霉素包括羧苄西林、哌拉西林、替卡西林、美洛西林和阿洛西林；这类药物最大的特征就是可以治疗铜绿假单胞菌引起的感染，主要用于治疗革兰氏阴性杆菌感染。

各半合成青霉素类抗菌药的半衰期、抗菌谱等特点详见表 3.2-1。

表 3.2-1 半合成青霉素抗菌药的特点

分类	药品名称	半衰期/h	口服吸收度/%	清除途径	能否透过脑脊液	能否被血液透析和腹膜透析清除	对革兰氏阳性球菌作用	对革兰氏阴性菌作用	备注
耐酸耐酶青霉素	苯唑西林	0.5～0.7	-	肾、肝	能	否	抗菌谱与天然青霉素相似,肠球菌对本品耐药,对不产青霉素酶菌株的作用弱于青霉素,对β-内酰胺酶不稳定	类似天然青霉素	
	氯唑西林	0.5	50	肾、肝	-	否	类似苯唑西林,对头孢菌素酶也稳定	类似天然青霉素	
	氟氯西林	0.75～1.5	50～70	肾、肝	-	否	类似苯唑西林,对β-内酰胺酶稳定,但对MRSA的感染无效	类似天然青霉素	肌内注射后,血药浓度较氯唑西林高
	双氯西林	0.7	37～50	肾、肝	-	否	类似苯唑西林,对敏感金黄色葡萄球菌作用为前四者中最强	类似天然青霉素	
	萘夫西林	0.5～1	-	肾、肝	能	否	类似苯唑西林	类似天然青霉素	

107

续表

分类	药品名称	半衰期/h	口服吸收度/%	清除途径	能否透过脑脊液	能否被血液透析和腹膜透析清除	对革兰氏阳性球菌作用	对革兰氏阴性菌作用	备注
广谱青霉素	氨苄西林	1.2	-	肾、肝	能	血液透析可清除40%药物，腹膜透析不能清除本品	对革兰氏阳性菌作用与青霉素相似，对草绿色链球菌的作用较好，其他稍差	对淋病奈瑟菌、脑膜炎奈瑟菌、流感嗜血杆菌、百日咳杆菌、大肠埃希氏菌、伤寒与副伤寒沙门菌、志贺菌、奇异变形杆菌、布鲁杆菌有效，对肺炎克雷伯菌、铜绿假单胞菌、嗜麦芽窄食单胞菌、不动杆菌属无效	本药致皮疹的概率较其他青霉素类药物高，可达10%或更多，也常引起药物热
广谱青霉素	阿莫西林	1.2	80	肾、肝	能（仅静脉给药）	能为血液透析清除	类似氨苄西林，但效果更强，对链球菌的作用较好	类似氨苄西林	耐酸性比氨苄西林佳，口服吸收好，胆汁浓度比氨苄西林高，与氨苄西林呈交叉耐药*
抗铜绿假单胞菌青霉素	羧苄西林	1～1.5	-	肾	少量	可经血液透析清除，少量经腹膜透析清除	对革兰氏阳性菌的作用明显弱于氨苄西林	对革兰氏阴性菌作用强于氨苄西林，同时对铜绿假单胞菌、大肠埃希氏菌、克雷伯菌属等有效，脆弱拟杆菌对本品耐药	铜绿假单胞菌的耐药率逐渐增高

续表

分类	药品名称	半衰期/h	口服吸收度/%	清除途径	能否透过脑脊液	能否被血液透析和腹膜透析清除	对革兰氏阳性球菌作用	对革兰氏阴性菌作用	备注
抗铜绿假单胞菌青霉素	哌拉西林	1	-	肾、肝	-	血液透析可清除30%~50%	与氨苄西林相似,对肠球菌的活性比氨苄西林低	对大肠埃希氏菌、变形杆菌属、肺炎克雷伯菌、铜绿假单胞菌、淋病奈瑟球菌透析有较好的作用	对β-内酰胺酶不稳定,因此常与β-内酰胺酶抑制剂合用
	替卡西林	1.2	-	肾	能	可经血液透析清除,少量经腹膜透析清除	同羧苄西林	强于羧苄西林,但所有对羧苄西林耐药的细菌对本品均耐药	克拉维酸可增强该药的抗菌活性,但不增加对铜绿假单胞菌的活性
	美洛西林	0.7~1.1	-	肾、肝	能	较少为血液透析和腹膜透析所清除	同羧苄西林	同羧苄西林	易被青霉素酶降解
	阿洛西林	0.7~1.5	-	肾、肝	能	血液透析清除给药量30%~60%,腹膜透析仅清除5.4%	同氨苄西林	同氨苄西林,抗铜绿假单胞菌活性较强,但对本药耐药性发展较快	易被青霉素酶和β-内酰胺酶降解

注:* 交叉耐药指某种病原菌对一种药物产生耐药性后,往往对同一类的药物也具有耐药性的现象。

（二）头孢菌素类药物

头孢菌素类药物最初于 1948 年从意大利萨丁岛排水沟中的顶头孢霉菌中分离出来，此后，通过对支顶头孢子菌培养液中的一种有效成分头孢菌素 C 进行侧链修饰，获得了一系列的半合成抗菌药。头孢菌素类抗菌药的化学结构与青霉素类有些许不同，但都具有 β- 内酰胺环（图 3.2-5）。第一种头孢菌素类的药物是礼来公司在 1964 年推出的头孢噻吩，之后通过对天然头孢菌素 C 的化学修饰或利用全合成的方法相继得到了 60 余种头孢菌素，并按照相应的抗菌活性和抗菌谱分为五代。

第一代头孢菌素在 20 世纪 60 年代初上市，到 90 年代中期推出第四代，再到至今的第五代头孢菌素——头孢洛林酯，于 2010 年 10 月 29 日才由美国 FDA 批准上市（中国尚未上市），真可谓十年磨一剑呐。

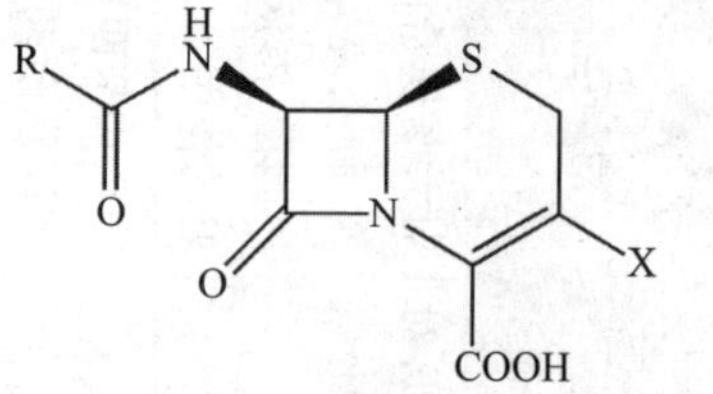

图 3.2-5　头孢菌素类药物的化学结构

头孢菌素具有杀菌力强、抗菌谱广、过敏反应少的特点，对细菌产生的 β- 内酰胺酶有不同程度的稳定性，但与青霉素有部分交叉耐药性。头孢菌素类药物在临床中有着广泛的应用。以前家喻户晓的先锋霉素，其实就是头孢菌素类药物，因为头孢菌素类药物英文的词根是 cepha（有部分是 cef 开头），因此音译为先锋。

头孢菌素类抗菌药按发明的先后和抗菌性的不同分为五代，其抗菌谱、对酶的稳定性以及应用范围不同，表 3.2-2 将五代头孢菌素类抗菌药的主要特点做了一个直观的比较。各头孢菌素类药物的半衰期、抗菌谱等特点详见表 3.2-3。

表 3.2-2　五代头孢菌素类抗菌药的对比

分类	抗 G^+ 菌	抗 G^- 菌	酶稳定性	应用
一代	+++	-	差	敏感的 G^+ 菌轻、中度感染
二代	++	++	较稳定	敏感的 G^+/G^- 菌感染
三代	+	++	稳定	敏感的 G^- 菌感染
四代	+++	+++	高	敏感的 G^+/G^- 菌严重感染
五代	++++	+++	很高	CABP, ABSSSI 包括 MRSA

注：CABP，社区获得性细菌性肺炎；ABSSSI，急性细菌性皮肤和皮肤结构感染。

表 3.2-3 头孢菌素类抗菌药的特点

分类	药品名称	半衰期/h	口服吸收度/%	清除途径	能否透过血脑屏障	能否被血液透析和腹膜透析清除	对革兰氏阳性菌作用	对革兰氏阴性菌作用	备注
第一代头孢菌素	头孢噻吩	0.5～1	-	肾、肝	-	血液透析可清除50%~70%,腹膜透析可清除50%	对革兰氏阳性菌的活性较强,对敏感的金黄色葡萄球菌、化脓性链球菌、肺炎链球菌、草绿色链球菌、无乳链球菌、凝固酶阴性葡萄球菌、白喉棒状杆菌、炭疽芽孢杆菌等具有良好抗菌作用。肠球菌对本品耐药(编者注:肠球菌对除第五代头孢菌素外的头孢菌素耐药)	对革兰氏阴性菌的活性较差,对敏感的大肠埃希氏菌、肺炎克雷伯菌、奇异变形菌、无异变形菌、霍乱弧菌、流感嗜血杆菌、脑膜炎奈瑟球菌、淋病奈瑟球菌等有作用	最早应用于临床的头孢菌素
	头孢氨苄	1.0	90	肾	-	能	同头孢噻吩	类似头孢噻吩,但肠杆菌属对本品耐药	
	头孢羟氨苄	1.5	90	主要经肾排泄	-	能	同头孢噻吩	同头孢氨苄	

续表

分类	药品名称	半衰期/h	口服吸收度/%	清除途径	能否透过血脑屏障	能否被血液透析和腹膜透析清除	对革兰氏阳性菌作用	对革兰氏阴性菌作用	备注
第一代头孢菌素	头孢唑林	1.9	-	肾	-	血液透析可清除40%~50%,不被腹膜透析清除	抗菌谱与头孢噻吩相仿,对金黄色葡萄球菌的抗菌活性以及青霉素酶的耐酶程度较头孢噻吩差,对表皮葡萄球菌、链球菌的抗菌活性较青霉素差	对大肠埃希氏菌,奇异变形菌、肺炎克雷伯菌的抗菌活性比头孢噻吩强。不动杆菌、假单胞菌属对本品耐药	胆汁分布浓度较高
	头孢拉定	0.8~1	口服吸收好	主要经肾排泄	-	能	与头孢噻吩相仿	与头孢氨苄相仿,但对大肠埃希氏菌、肺炎克雷伯菌、奇异变形杆菌有效	对细菌所产生的β-内酰胺酶较其他第一代头孢菌素稳定
	头孢硫脒	0.5	-	肾	-	血液透析20%~30%	与头孢噻吩相仿	与头孢噻吩相仿	药物吸收后胆汁分布浓度最高,其次是肝、肾、脾
	头孢替唑	0.93~1.5	-	肝	-	-	与头孢唑林相仿	与头孢唑林相仿	

续表

分类	药品名称	半衰期/h	口服吸收度/%	清除途径	能否透过血脑屏障	能否被血液透析和腹膜透析清除	对革兰氏阳性菌作用	对革兰氏阴性菌作用	备注
	头孢克洛	0.8	93	肾、肝	-	血液透析可以使其半衰期缩短	对葡萄球菌、化脓性链球菌、肺炎链球菌有效果,耐药性与头孢唑林相似	对流感嗜血杆菌、副流感血杆菌、卡他莫拉菌、大肠埃希氏菌、肺炎克雷伯菌、奇异变形杆菌有良好抗菌作用	
	头孢丙烯	1.5	95	肾	-	-	对敏感的金黄色葡萄球菌、肺炎链球菌、化脓性链球菌作用明显,对坚韧肠球菌、单核李斯特菌、凝固酶阴性葡萄球菌、无乳链球菌等具有抑制作用	对流感嗜血杆菌、卡他莫拉菌高度敏感,可以抑制构橼酸菌、大肠埃希氏菌、肺炎克雷伯菌、淋病奈瑟菌、奇异变形杆菌、沙门菌属等繁殖	
第二代头孢菌素	头孢呋辛	1.5	52	主要经肾	能	血液透析清除	与第一代头孢菌素相似或略差,但对β-内酰胺酶更稳定	对大肠埃希氏菌、奇异变形菌、肺炎克雷伯菌有良好的抗菌作用,对流感嗜血杆菌和奈瑟菌属的作用较强,不动杆菌、铜绿假单胞菌对本品不敏感	口服制剂实际为头孢呋辛酯制剂
	头孢替安	0.5	-	肾	否	-	与头孢唑林相似	对流感嗜血杆菌、大肠埃希氏菌、克雷伯菌、奇异变形杆菌的效果较好	

抗菌药与超级细菌
——天使与魔鬼的博弈

续表

分类	药品名称	半衰期/h	口服吸收度/%	清除途径	能否透过血脑屏障	能否被血液透析和腹膜透析清除	对革兰氏阳性菌作用	对革兰氏阴性菌作用	备注
第二代头孢菌素	头孢孟多	0.7~1	-	主要经肾	少量	-	与头孢噻吩相似	比第一代头孢菌素作用强，但比头孢呋辛和第三代头孢菌素差	
	头孢尼西	2.6~4.6	-	肾	-	血液透析不能清除	与头孢孟多相似	与头孢孟多相似	
第三代头孢菌素	头孢噻肟	1.5	-	肾、肝	能	血液透析可清除62.3%，腹膜透析很难清除	对革兰氏阳性菌的作用与第一代头孢菌素近似或较弱，对链球菌抗菌作用较强	对革兰氏阴性菌有较强的抗菌效能，大肠埃希氏菌、奇异变形杆菌、克雷伯菌、沙门菌等对本品敏感。铜绿假单胞菌对本品耐药	第一个上市的第三代头孢菌素
	头孢克肟	3.1	50	肾	-	-	对链球菌、肺炎链球菌等效果较好	对淋病奈瑟菌、大肠埃希氏菌、克雷伯菌、卡他莫拉菌、沙雷伯菌、枸橼酸杆菌、阴沟肠杆菌、产气肠杆菌、流感嗜血杆菌等有效	

续表

分类	药品名称	半衰期/h	口服吸收度/%	清除途径	能否透过血脑屏障	能否被血液透析和腹膜透析清除	对革兰氏阳性菌作用	对革兰氏阴性菌作用	备注
第三代头孢菌素	头孢泊肟	2.3	46	肾	-	-	与头孢噻肟、头孢曲松相似	与头孢噻肟、头孢曲松相似	临床中常用为头孢泊肟酯,经肠道酯酶作用水解,释放出活性药物,发挥作用
	头孢唑肟	1.7	-	肾	能	血液透析可影响药物浓度	抗菌谱类似头孢噻肟,具有中度抗革兰氏阴性菌作用	类似头孢噻肟	
	头孢地尼	1.7	25	肾	-	血液透析清除60%	与头孢泊肟相似	抗菌谱与头孢泊肟相似,但对肠杆菌的抗菌活性低于头孢克肟3~4倍	常口服给药
	头孢他啶	1.9	-	肾	能	血液透析可清除	与第二代头孢菌素药物相似或较弱,葡萄球菌、链球菌对本品敏感	对革兰氏阴性菌的作用突出,对大肠埃希氏菌、肠杆菌属、克雷伯菌属、奇异变形杆菌、流感嗜血杆菌(包括耐氨苄西林菌株)、脑膜炎奈瑟菌等有良好作用。对铜绿假单胞菌的作用较强,超过氨基糖苷类	头孢他啶是临床筛查ESBLs和AmpC酶菌株的标志性药物之一。是第三代头孢菌素抗铜绿假单胞菌药物之一

续表

分类	药品名称	半衰期/h	口服吸收度/%	清除途径	能否透过血脑屏障	能否被血液透析和腹膜透析清除	对革兰氏阳性菌作用	对革兰氏阴性菌作用	备注
第三代头孢菌素	头孢哌酮	2	-	肾、肝	-	对药物浓度影响较小	与头孢噻肟相似,对革兰氏阳性菌作用较弱,仅溶血性链球菌和肺炎球菌较为敏感	对大多数的革兰氏阴性菌的作用略次于头孢噻肟,对铜绿假单胞菌作用较强	主要通过胆汁排泄,因此胆汁浓度较高。是第三代头孢菌素抗铜绿假单胞菌药物之一
	头孢曲松	8	-	肾、肝	能	血液透析仅能清除少量药物	与头孢噻肟相似,对革兰氏阳性菌有中度抗菌作用	对革兰氏阴性菌的作用较强,但对产ESBLs和产AmpC的菌株无效(编者注:细菌一旦产ESBLs和AmpC酶,则对第三代头孢菌素耐药,且第三代头孢菌素为AmpC酶的弱诱导剂)	本品半衰期长,临床应用中给药频次少于其他头孢菌素类药物,每日1次或2次即可。在胆汁中有较高浓度

续表

分类	药品名称	半衰期/h	口服吸收度/%	清除途径	能否透过血脑屏障	能否被血液透析和腹膜透析清除	对革兰氏阳性菌作用	对革兰氏阴性菌作用	备注
第三代头孢菌素	头孢地嗪	2.5	-	肾	-	血液透析可清除，腹膜透析可延长本品半衰期	活性与第二代、第一代头孢菌素相仿	对大肠埃希氏菌、肺炎克雷伯菌、摩氏摩根菌、奇异变形菌、普通变形菌、末内志贺菌、小肠结肠炎耶尔森菌及沙门菌属等高度敏感。对不动杆菌属、铜绿假单胞菌及嗜麦芽窄食单胞菌无活性	
第四代头孢菌素	头孢吡肟	2.1	-	肾	能	血液透析和腹膜透析延长本品半衰期	对革兰氏阳性菌的作用强于第三代头孢菌素，对甲氧西林敏感金黄色葡萄球菌、肺炎链球菌、化脓性链球菌的抗菌活性比头孢他啶强	对肠杆菌、肺炎克雷伯菌、产气肠杆菌、阴沟肠杆菌、弗劳地枸橼酸杆菌、摩根菌属、沙雷菌等活性较头孢他啶和头孢噻肟强。对铜绿假单胞菌的活性与头孢他啶相仿或略差	
	头孢匹罗	1.8～2.2	-	肾	能	血液透析清除	类似头孢吡肟	类似头孢吡肟	

如表 3.2-2 中五代头孢菌素的对比所示，第一代头孢菌素对 G$^+$ 菌抗菌作用较二、三代强，而对 G$^-$ 菌疗效差；从第二代头孢菌素开始，抗 G$^-$ 菌作用开始增强，同时二、三代抗 G$^+$ 菌能力降低，但第四、第五代的抗 G$^+$ 菌作用增强。而通过结构改造，每一代头孢对青霉素酶的稳定性都在增强，而且肾毒性在降低。其中第五代头孢，作为广谱头孢菌素类药物，其抗菌谱包括耐甲氧西林金黄色葡萄球菌（MRSA），用于治疗成人社区获得性细菌性肺炎（community acquired bacterial pneumonia, CABP）与急性细菌性皮肤和皮肤结构感染（acute bacterial skin and skin structure infection, ABSSSI）。

头孢菌素类药物有这么多种，实际用药的时候到底要选用哪一种呢？是不是越新的就越好呢？其实不然，只有合适的才是最好的。头孢菌素类药物代数的增加并不表示各方面都比之前的好，要根据致病菌种类、药敏试验、抗菌药物特点和患者情况等因素综合考虑决定。

例如，一名青年患者来医院门诊检查，自诉近日来咳嗽、喉咙痛、高热，服用退热药后有所缓解，无既往疾病史，查体见扁桃体肿大，听诊双肺有些许啰音，怀疑呼吸道感染，细菌报告提示肺炎链球菌培养阳性，头孢菌素类药物均敏感。此时应该选用哪一类头孢菌素类药物呢？虽然几乎所有的头孢菌素类药物都可以作为备选，但是考虑到患者为正常青年男性，无肝、肾功能损伤，器官功能良好，且只为呼吸道感染，提示链球菌感染，可以选用对革兰氏阳性菌效果较好的第一、二代头孢菌素药物治疗。我们知道第一代药物具有一定的肾毒性；而第四代肾毒性较小，且抗菌谱较第一代广，是否为了避免肾毒性我们应该使用第四代药物呢？其实，如果只是一般革兰氏阳性菌感染，且肾功能没有出现问题，第一、二代头孢菌素药物有口服制剂，相较于需要注射的第四代药物是更好的选择。此外，第四代较第一代抗菌谱较广，过度杀菌可能引起耐药性。毕竟我们不单依靠抗菌药来抵抗细菌的侵袭，自身的免疫系统也可以起到一定的防御作用。因此该病例选用第一、二代头孢菌素类药物治疗最为妥当。

（三）非典型 β- 内酰胺类药物

这一类药物一些有 β- 内酰胺环，但又没有和青霉素或头孢一样的典型母核，我们将其归类到非典型 β- 内酰胺类，分别有 5 种：碳青霉烯类、单环 β- 内酰胺类、β- 内酰胺酶抑制剂、氧头孢烯类和头霉素类。

1. 碳青霉烯类 碳青霉烯类是抗菌谱最广、抗菌活性最强的非典型 β-内酰胺类抗菌药物。其结构与青霉素相似，但立体构型不同。同青霉素相比，具有超广谱、极强的抗菌活性，且对青霉素酶、β-内酰胺酶、超广谱 β-内酰胺酶（ESBLs）、头孢菌素酶（编者注：即本节后文中介绍的 AmpC 酶）等多种耐药菌产生的酶具有很强的稳定性，可以覆盖革兰氏阳性菌、革兰氏阴性菌、厌氧菌，对铜绿假单胞菌（除厄他培南外）、不动杆菌属均有较好的疗效，但对嗜麦芽窄食单胞菌天然耐药。这类药物因为疗效强、抗菌谱广、耐酶，常作为重症感染、医院获得性感染（hospital-acquired infection, HAI）（编者注：医院获得性感染的病原菌通常为革兰氏阴性菌，包括铜绿假单胞菌、产 ESBLs 的革兰氏阴性杆菌，选药时需考虑使用抗菌谱覆盖铜绿假单胞菌和耐药革兰氏阴性菌的药物）的杀手锏，平常不轻易出鞘杀敌。

碳青霉烯类药物包括亚胺培南、美罗培南、帕尼培南、比阿培南、厄他培南、多尼培南。其中亚胺培南单独使用时受肾肽酶的影响而分解，因此与肾肽酶抑制剂——西司他丁制成复合药物；帕尼培南主要经肾脏排泄，有一定的肾毒性，因此与肾小管阴离子隙抑制剂——倍他米隆制成复合药物，以减少不良反应。部分碳青霉烯类药物（亚胺培南/西司他丁、比阿培南、厄他培南）容易进入脑部，诱发抽搐、癫痫，因此禁用于有脑部疾病病史的患者和脑膜炎患者；但美罗培南和帕尼培南/倍他米隆神经毒性小，不易引起抽搐、癫痫，对于中枢神经系统相较于其他碳青霉烯类药物要安全，因此可以用于治疗脑膜炎。值得注意的是，碳青霉烯类药物与丙戊酸（编者注：丙戊酸为一种广谱抗癫痫药物，常用于癫痫患者或出现抽搐等神经症状的患者）有相互作用，可以降低丙戊酸在人体的有效浓度，且这种药物相互作用不能通过增加丙戊酸的剂量而逆转，因此丙戊酸的抗癫痫疗效会受到影响。

此外略提一下，有种青霉烯类抗菌药物完全靠人工合成，与碳青霉烯类药物化学结构类似，称为青霉烯类药物，目前该类药上市药品仅有法罗培南一种。法罗培南能够杀灭葡萄球菌属、链球菌属、肠球菌属、卡他莫拉菌、大肠埃希氏菌、枸橼酸菌、克雷伯菌、变形杆菌、流感嗜血杆菌、消化链球菌等，对厌氧菌有较强活性，对各类 β-内酰胺酶稳定。但铜绿假单胞菌对本品耐药。

2. 单环 β-内酰胺类　该类药物上市药品目前只有氨曲南一种，1978年从美国新泽西州土壤菌紫色杆菌的培养液中首先分离，可以人工合成。其抗菌谱与其他 β-内酰胺类药物不同，主要覆盖革兰氏阴性需氧菌，对肠杆菌、铜绿假单胞菌、流感嗜血杆菌、淋病奈瑟菌等效果较好，对厌氧菌无效，不良反应少，毒性低，与青霉素及头孢菌素类药物无交叉过敏现象。临床中可作为氨基糖苷类药物的替代品。

3. β-内酰胺酶抑制剂　细菌可以分泌 β-内酰胺酶来水解 β-内酰胺类药物，如青霉素、头孢菌素类，这些酶正如同一柄锋利的矛，在 β-内酰胺类药物中长驱直入、无坚不摧。但人们在药物界寻找到了一面坚实的盾——β-内酰胺酶抑制剂。β-内酰胺酶抑制剂大多数与 β-内酰胺类药物结构相似，可以混淆 β-内酰胺酶的辨别能力，与酶结合，抑制酶的活性，从而保护 β-内酰胺类药物不被酶裂解。

β-内酰胺酶抑制剂主要分两种：可逆性抑制剂和不可逆性抑制剂。不可逆性抑制剂与底物——β-内酰胺类药物竞争酶的结合位点，使酶失活，即使抑制剂被清除后，酶的活性也不能恢复。不可逆性抑制剂就像是意志坚定的战士，抱着必死的决心，同敌人（β-内酰胺酶）共赴黄泉，舍生取义。目前在临床中应用的 β-内酰胺酶抑制剂只有 3 种，都是不可逆性抑制剂。这 3 种抑制剂分别是克拉维酸、舒巴坦、他唑巴坦。

β-内酰胺酶抑制剂单独使用时抗菌效果往往不太理想，但与 β-内酰胺类药物合用时可以扩大抗菌谱，增强抗菌活性。由于 β-内酰胺类药物种类繁多，并不是所有的药物都适合与这 3 种抑制剂联用。首先，β-内酰胺酶抑制剂要与配伍药物的药动学性质相近，以便于两者发挥协同作用，同时配伍时还要考虑 β-内酰胺类药物的抗菌谱和抗菌效果。因此临床上的这些复合制剂常常是疗效得到肯定的固定搭配。以头孢哌酮/舒巴坦、哌拉西林/他唑巴坦、氨苄西林/舒巴坦为代表的复合制剂在重症感染、医院获得性感染等方面获得了极大的应用。近些年来，人们发现舒巴坦对鲍曼不动杆菌有良好的抗菌效果，因此舒巴坦单药制剂或复合制剂常作为耐药鲍曼不动杆菌的一线治疗药物。

4. 氧头孢烯类　氧头孢烯类的代表药物为拉氧头孢，其化学结构与头孢菌素类药物极其相似，只是结构中的硫原子被氧原子代替。抗菌性能与第三代头孢菌素类药物相近，抗菌谱与头孢噻肟相似，对革兰氏阴性菌、厌氧菌具有极强的作用。本品耐 β- 内酰胺酶性能较强，很少发生耐药性。可以用于敏感细菌引起的肺炎、支气管炎、胸膜炎、腹膜炎、败血症、脑膜炎以及皮肤软组织感染。本品容易导致出血倾向，与剂量有关，故使用时最好加用维生素 K 来避免出血。

5. 头霉素类 头霉素类的药物主要有头孢西丁、头孢美唑、头孢米诺。对革兰氏阴性菌、厌氧菌以及部分产 ESBLs 细菌有一定疗效。头孢西丁和头孢美唑的抗菌谱与第二代头孢菌素相似，但效果弱于头孢菌素；头孢米诺的抗菌谱则与第三代头孢菌素相似，耐酶性强于头孢菌素类药物，故可用于对头孢菌素耐药的细菌感染。

各非典型 β- 内酰胺类药物的半衰期、抗菌谱等特点详见表 3.2-4。

至此，作用于细胞壁的 β- 内酰胺类抗菌药介绍完毕，在此用一张分类示意图（图 3.2-6）简单总结这一大类抗菌药，方便大家有个总体的把握。

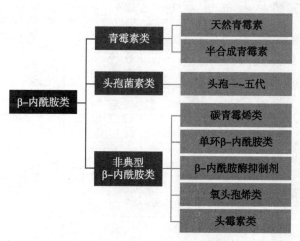

图 3.2-6　β- 内酰胺类抗菌药的分类

表 3.2-4 非典型 β-内酰胺类抗菌药的特点

分类	药品名称	半衰期 /h	口服吸收度 /%	清除途径	能否透过血脑屏障	能否被血液透析和腹膜透析清除	对革兰氏阳性菌作用	对革兰氏阴性菌作用	备注
碳青霉烯类	亚胺培南/西司他丁	1	-	肾	能	能	对肺炎链球菌、化脓性链球菌、甲氧西林敏感金黄色葡萄球菌、类肠球菌等敏感	对大肠埃希氏菌、克雷伯菌、不动杆菌部分菌株、脆弱拟杆菌、铜绿假单胞菌、艰难梭菌等敏感	
	美罗培南	1	-	肾	能	血液透析可清除	同亚胺培南	同亚胺培南	可用于脑膜炎患者
	帕尼培南/倍他米隆	1	-	肾	能	血液透析能明显缩短半衰期	同亚胺培南	同亚胺培南	
	比阿培南	0.97~1.1	-	肾	-	-	同亚胺培南	同亚胺培南	
	厄他培南	4	-	肾	-	血液透析清除30%	同亚胺培南，但活性逊于亚胺培南。肠球菌属对本品耐药	与亚胺培南类似，对肠杆菌的活性强于亚胺培南，但对铜绿假单胞菌、不动杆菌耐药	只适用于社区获得性感染，不能用于医院获得性感染。半衰期较长，每日给药1次

续表

分类	药品名称	半衰期/h	口服吸收度/%	清除途径	能否透过血脑屏障	能否被血液透析和腹膜透析清除	对革兰氏阳性菌作用	对革兰氏阴性菌作用	备注
青霉烯类	法罗培南	1	良好	肾	-	-	对葡萄球菌属、链球菌属、肠球菌属等有效	对大肠埃希氏菌、枸橼酸菌、克雷伯菌、变形杆菌、流感嗜血杆菌、消化链球菌等有效，但对铜绿假单胞菌耐药	只适用于社区获得性感染，不能用于医院获得性感染
单环β-内酰胺类	氨曲南	2	-		能	血液透析清除，腹膜透析清除能力弱		对大肠埃希氏菌、克雷伯菌属、变形杆菌、流感嗜血杆菌、铜绿假单胞菌等敏感。对铜绿假单胞菌抗菌活性与头孢哌酮相仿，弱于头孢他啶。对产ESBLs、AmpC酶、肠球菌、不动杆菌等耐药	
β-内酰胺酶抑制剂	克拉维酸	0.9 ~ 1.2	良好	肾	-	血液透析清除	对敏感金黄色葡萄球菌、溶血性链球菌有一定活性，但活性极弱	对卡他莫拉菌、奈瑟球菌等有一定活性，但对不动杆菌和铜绿假单胞菌无效	抑酶作用比舒巴坦强
β-内酰胺酶抑制剂	他唑巴坦	0.7 ~ 1.2	-	肾	-	能	同舒巴坦，但弱于舒巴坦	同舒巴坦，但弱于舒巴坦	常与哌拉西林形成复合制剂
β-内酰胺酶抑制剂	舒巴坦	1	-	肾	能	血液透析清除	对敏感的金黄色葡萄球菌、溶血性链球菌等有作用	对淋病奈瑟菌、脑膜炎奈瑟菌、不动杆菌属有较强活性	单药或含有本品的复合制剂常作为治疗不动杆菌属一线用药

续表

分类	药品名称	半衰期/h	口服吸收度/%	清除途径	能否透过血脑屏障	能否被血液透析和腹膜透析清除	对革兰氏阳性菌作用	对革兰氏阴性菌作用	备注
氧头孢烯类	拉氧头孢	1.8~2	-	肾、肝	能	血液透析可清除48%~51%,腹膜透析不能清除	抗菌谱类似头孢噻肟,抗菌效能不及头孢噻肟	抗菌谱类似头孢噻肟,抗菌效能类似第三代头孢菌素。但对铜绿假单胞菌活性较弱,弱于哌拉西林	本品有左旋和右旋的异构体,其中左旋异构体的抗菌活性是右旋体的2倍
头霉素类	头孢西丁	0.7~1	-	肾	-	血液透析清除85%,腹膜透析清除率仅为血浆清除率的7.4%	抗菌谱类似第二代头孢菌素,抗菌活性弱于第二代头孢菌素	抗菌谱类似第二代头孢菌素,抗菌活性弱于第二代头孢菌素	
	头孢美唑	1.2	-	肾	-	血液透析可清除	抗菌谱类似头孢西丁,抗菌活性强于头孢西丁	抗菌谱类似头孢西丁,但抗菌活性强于头孢西丁	对β-内酰胺酶(包括ESBLs)高度稳定,为头霉素类最强
	头孢米诺	2.5	-	肾	-	-	与第三代头孢菌素类似	与第三代头孢菌素类似	

二、糖肽类

除了 β- 内酰胺类，另外一类作用于细胞壁的药物是糖肽类。这一类药物的化学分子中均含有糖和肽链结构：肽是由多个氨基酸组成的氨基酸链，而含有碳水化合物结构的肽，称为糖肽。糖肽类抗菌药物的作用靶点在细菌细胞壁成分 D- 丙氨酰 -D 丙氨酸上，它们干扰细菌细胞壁肽聚糖的交联，破坏细胞壁的合成，从而使细菌细胞发生溶解死亡。糖肽类属于繁殖期杀菌剂，与其他抗菌药尚无交叉耐药性。

糖肽类药物包括：万古霉素、去甲万古霉素、替考拉宁。这一类药物对于革兰氏阳性菌有较强的作用，尤其是对耐药的革兰氏阳性菌效果较好，对多数革兰氏阴性菌、厌氧菌无效。临床上主要用于革兰氏阳性菌的重症感染或耐药菌感染，且具有毒性，尤其是肾毒性，常为特殊管理药物，是狙击耐药菌的最后一道杀手锏。

1. 万古霉素 1956 年人们从土壤中发现了万古霉素，发现其可以干扰细胞壁合成，起到杀菌作用，经过长时间的研究，人们发现万古霉素并不仅靠单一途径杀菌，其对细菌胞质内的 RNA 合成也有抑制作用。对耐药的革兰氏阳性菌作用较强，尤其是对耐甲氧西林金黄色葡萄球菌、耐药的肠球菌有着良好疗效。目前，万古霉素是治疗耐药的革兰氏阳性菌重症感染的标准药物。类似抗菌谱的新药上市前进行临床试验时，需要使用万古霉素作为阳性参照药物来评价新药疗效。万古霉素对甲氧西林敏感的金黄色葡萄球菌的效果并不如第一、二代头孢菌素。口服万古霉素还可以用于治疗艰难梭菌引起的腹泻。万古霉素半衰期为 4～6 小时，口服不吸收，主要经肾脏消除，肾功能不全患者需谨慎计算给药剂量，血液透析和腹膜透析均不能清除本品。万古霉素在体内分布较广，可以渗透入骨髓、关节、腹水，在脑膜炎时也可深入到脑脊液中治疗脑膜炎。万古霉素的治疗窗较窄（编者注：药物浓度太低不产生治疗效应，浓度太高则产生难以耐受的毒性。在最低有效浓度和最低中毒浓度之间限定一个合理治疗区域，该浓度区域常称为治疗窗或治疗范围），因此临床使用时常需要监测血药浓度，一般将血药浓度维持在 10～15mg/L，重症感染可能要求在 15～20mg/L。万古霉素最常见的不良反应包括红人综合征、肾毒性、耳毒性。因此在使用时要注意缓慢静脉滴注，注意监测肾功能和听力。

2. 去甲万古霉素 是国产药物，其结构比万古霉素少了 1 个甲基，抗菌谱和抗菌效能与万古霉素相仿。去甲万古霉素半衰期为 3.3 小时，主要经肾脏排泄，能够广泛地进入人体的组织，但不能透过血脑屏障。

3. 替考拉宁 其化学结构、抗菌谱、抗菌性能与万古霉素相似，通过干扰肽聚糖的合成而杀菌，但不影响胞质膜通透性及 RNA 的合成。替考拉宁的半衰期为 70～100 小时，口服不吸收，主要经肾排泄，肾功能不全患者需要谨慎调整剂量。

三、磷霉素

磷霉素是 1967 年从土壤中的链丝菌中发现的一种广谱抗生素，1970 年可以人工合成，1972 年我国完成了生产工艺的研究并应用于临床。磷霉素也作用于细胞壁，抑制胞壁早期合成：它可以与催化肽聚糖合成的磷酸烯醇丙酮酸转移酶不可逆地结合，使该酶灭活，阻断细菌细胞壁的合成，从而导致细菌死亡。

磷霉素口服吸收良好，口服半衰期为（5.7±2.8）小时，静脉滴注磷霉素后消除半衰期为 1.5～2 小时，主要以原型经尿液和粪便排泄，血液透析可清除 70%～80% 的药物。磷霉素既有口服制剂也有静脉制剂，使用便捷。磷霉素具有广谱的抗菌作用，抗菌谱覆盖革兰氏阳性菌和革兰氏阴性菌，包括：大肠埃希氏菌、志贺菌属、金黄色葡萄球菌和凝固酶阴性葡萄球菌（包括甲氧西林敏感及耐药株）和粪肠球菌等细菌，但对流感嗜血杆菌、沙门菌属、霍乱弧菌、脑膜炎奈瑟球菌、链球菌属、屎肠球菌、克雷伯菌、变形杆菌、沙雷菌属、假单胞菌属的抗菌活性比青霉素和头孢菌素类差。

磷霉素早年在我国使用泛滥，耐药率高，后来逐渐被新的抗菌药物替代，使用率下降。因此，近些年来细菌对磷霉素的敏感性逐渐恢复，目前常与 β- 内酰胺类、氨基糖苷类、万古霉素、喹诺酮类药物联合使用治疗重症感染。

四、多黏菌素类

这是一类作用于细菌细胞膜的抗菌药。多黏菌素类药物是一组从多黏类芽孢杆菌中分离出来的抗生素，属于多肽类抗菌药物，有 A、B、C、D、E、M 六种，目前临床中常用的是多黏菌素 B 和多黏菌素 E。其作用机制是黏附细菌细胞膜，破坏脂质双层结构，相当于在细菌的细胞膜上打孔，使细胞膜通透性增加，进而导致细胞内物质外漏，从而杀灭细菌。

多黏菌素类药物对生长繁殖期和静止期的细菌都有效，对大肠埃希氏菌、肠杆菌属、克雷伯菌以及铜绿假单胞菌呈现高度敏感，对不动杆菌、嗜肺军团菌和霍乱弧菌也敏感，对所有革兰氏阳性菌无效，属于窄谱慢效杀菌剂。多黏菌素的半衰期约为 6 小时，口服不易吸收，主要经过肾脏排泄，难以进入脑脊液内，也较难分布到胸腔、关节腔等腔内，血液透析和腹膜透析难以消除多黏菌素。多黏菌素也容易引起肾功能损伤，因此对于肾功能不全的患者要谨慎用药。多黏菌素 B 较多黏菌素 E 的效果更强，但不良反应也随之增多。由于多黏菌素毒性较大，因此临床中常用作重症感染、耐药菌感染的最后一道防线。

五、达托霉素

达托霉素也作用于细菌细胞膜，这是一类新型的环脂肽类抗菌药物，与细菌的细胞膜结合，并引起细胞膜电位的快速去极化，导致细胞膜电位的降低，抑制了蛋白质、DNA、RNA 的合成，最终诱发细菌死亡。

达托霉素对革兰氏阳性菌有着良好的疗效，粪肠球菌、金黄色葡萄球菌（包括 MRSA）、链球菌、屎肠球菌、溶血葡萄球菌、表皮葡萄球菌等对本品敏感，在临床中常用于耐药的革兰氏阳性菌感染。达托霉素半衰期为 7.7～8.1 小时，口服不吸收，主要经肾排泄，不能透过血脑屏障。由于达托霉素可以被肺内的表面活性物质灭活，因此不可用于治疗肺炎。达托霉素可以用于治疗心内膜炎，但适应证仅限于右心感染性心内膜炎（编者注：由于达托霉素经过肺部后进入左心，被肺表面活性物质灭活，故对左心感染疗效差）。其常见不良反应是肌毒性，可导致肌酶升高、肌肉痛或肌无力等症状。使用时应避免与 HMG-CoA 还原酶抑制剂（即他汀类降脂药物，主要不良反应为肌肉毒性）合用，并对肾功能和肌酶进行监测。

至此，作用于细胞壁或细胞膜的抗菌药介绍完毕，图 3.2-7 用结构图给大家回顾总结下本节所介绍的全部药物种类。

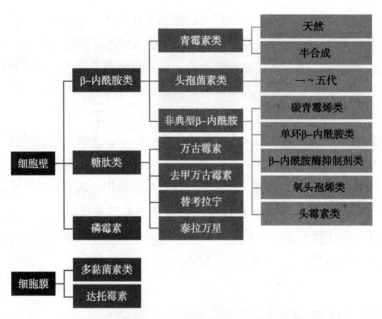

图 3.2-7　作用于细胞壁或细胞膜的抗菌药

六、抗菌药 PK 耐药菌

既然是天使与魔鬼的博弈，这些作用于细菌细胞壁或细胞膜的抗菌药在与耐药菌魔鬼的较量中，时而能占上风，时而败下阵来。它们凭借的是哪些优势，又有何不足呢？下面就来为大家解说一下这一节的抗菌药与耐药菌之间的 PK。

（一）产 ESBLs 菌

首先，来认识一种耐药菌——超广谱 β- 内酰胺酶产生菌。超广谱 β- 内酰胺酶（ESBLs）是由质粒介导的，能水解青霉素类、头孢菌素（第三、四代头孢菌素）及单环 β- 内酰胺类（氨曲南）药物且能够被 β- 内酰胺酶抑制

剂所抑制的一类 β- 内酰胺酶。产 ESBLs 肠杆菌科细菌是临床细菌感染性疾病中最重要的致病菌，尤以大肠埃希氏菌和肺炎克雷伯菌最为常见。我国 2016 CHINET 细菌耐药性监测显示，2005—2016 年住院患者中产 ESBLs 大肠埃希氏菌的检出率从 39.9% 上升到 45.2%；肺炎克雷伯菌的检出率从 39.1% 下降到 25.7%（图 3.2-8）。

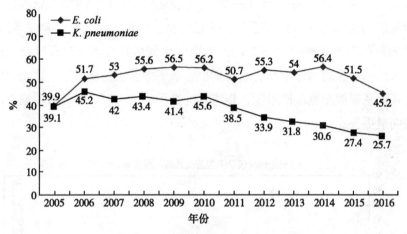

图 3.2-8　产 ESBLs 菌株的检出率变迁

产 ESBLs 的细菌对第三代、第四代头孢菌素，单环 β- 内酰胺类（氨曲南）药物耐药，这限制了临床中药物的选择。目前，可以治疗产 ESBLs 菌的药物有碳青霉烯类、β- 内酰胺类 /β- 内酰胺酶抑制剂（如哌拉西林 / 他唑巴坦、头孢哌酮 / 舒巴坦）、头霉素类。

（二）产 AmpC 菌

还有一类耐药菌是头孢菌素酶产生菌。头孢菌素酶，即 AmpC（Amp Cephalosporinase），是作用于头孢菌素，而且不被克拉维酸所抑制的 β- 内酰胺酶，由肠杆菌科细菌和 / 或铜绿假单胞菌的染色体或质粒介导产生，属于 β- 内酰胺酶 Ambler 分子结构分类法中的 C 类和 Bush Jacoby Medeiros 功能分类法中第一群。

细菌一旦产生 AmpC，便对第三代头孢菌素、氨曲南等抗菌药物耐药，且 β- 内酰胺酶抑制剂亦对该类细菌无效。目前可以治疗产 AmpC 菌的药物有碳青霉烯类、第四代头孢菌素、某些喹诺酮类和氨基糖苷类药物。

（三）铜绿假单胞菌

第一章给大家介绍过一种超级细菌——铜绿假单胞菌（PA），这种细菌对万古霉素、某些 β- 内酰胺类药物（如氨苄西林，第一、二代头孢菌素）天然耐药，而由于滥用抗菌药物，原来敏感的四环素、氨基糖苷类、氟喹诺酮类药物也出现了耐药性。根据 CHINET 的监测数据显示，2017 年铜绿假单胞菌对美罗培南的耐药率是 20.9%，对亚胺培南的耐药率为 23.6%，对头孢他啶的耐药率为 21.4%，对头孢哌酮 / 舒巴坦的耐药率为 14.8%，对阿米卡星的耐药率为 6.1%（图 3.2-9）。铜绿假单胞菌具有多重耐药机制，包括产生灭活酶、膜通透性下降、改变靶位、形成细菌生物被膜等，这无形中增加了杀灭铜绿假单胞菌的难度，相比其他细菌感染而言，铜绿假单胞菌的疗程要明显更长。

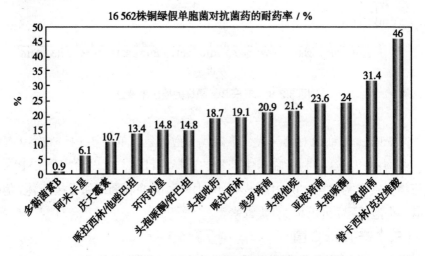

图 3.2-9　16 562 株铜绿假单胞菌对抗菌药的耐药率

对于铜绿假单胞菌的感染，最重要的是根据药敏试验结果选用抗菌药物。目前可能对铜绿假单胞菌有效的药物包括：可以抗铜绿假单胞菌的青霉素与 β- 内酰胺酶抑制剂的复合制剂（如哌拉西林 / 他唑巴坦、替卡西林 / 克拉维酸）、抗铜绿假单胞菌的头孢菌素类（如头孢他啶、头孢哌酮 / 舒巴坦、头孢吡肟）、抗铜绿假单胞菌的碳青霉烯类（除厄他培南）、氨曲南、喹诺酮类、氨基糖苷类、多黏菌素、磷霉素（需联合使用）。鉴于铜绿假单胞菌的耐药率较高，因此对于耐药的铜绿假单胞菌常采用联合治疗的方式。

第三节 切断粮草——抑制蛋白质合成

蛋白质是一种有机大分子，由氨基酸连接而成的肽链缠绕形成（图3.3-1），是构成细胞的基本有机物。其基本组成元素是碳、氢、氧、氮，基本组成单位是氨基酸，合成场所是细胞内的核糖体。蛋白质是一切生命的物质基础，细菌也不例外，如果阻断细菌蛋白质的合成，就能将其杀灭。

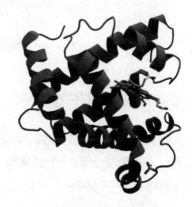

图 3.3-1 蛋白质的二级空间结构

核糖体（图3.3-2）可以说是蛋白质的制造工厂。细菌的核糖体由两个亚基组成，根据沉降系数不同，分别为30S小亚基和50S大亚基。合成蛋白质时，在核糖体这个大工厂里，mRNA这一模板上写满了要制备的产品——蛋白质的信息，通过两个工人（即50S和30S亚基）的合作，以氨基酸为原料，按照mRNA上对应基因编码排列顺序，形成肽链，经过复杂的折叠形成大分子物质——蛋白质。蛋白质参与了各种生命活动，包括形成细胞膜（膜蛋白）、形成酶（如水解酶）、提供能量等。任何生命体都离不开蛋白质，可以说，蛋白质是调控一切生命活动的物质。没有了蛋白质，或者是蛋白质装配出错了，那么生命赖以生存的物质就消失了，生命也就随之消失。因此，有一些抗菌药物就专门针对细菌的蛋白质合成过程发挥作用，从而消灭细菌。这些抗菌药物包括：氨基糖苷类、大环内酯类、四环素类、氯霉素、噁唑烷酮类、林可霉素类药物。

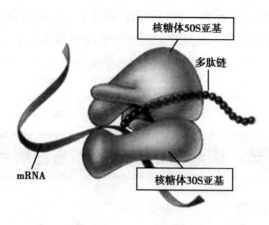

图 3.3-2　核糖体——蛋白质的合成场所

一、氨基糖苷类

　　氨基糖苷类是一类易溶于水的碱性抗菌药物，由微生物产生或经半合成制取。人类历史上第一个氨基糖苷类药物是 1940 年发现的链霉素。氨基糖苷类药物代表——阿米卡星的化学结构，如图 3.3-3 所示。

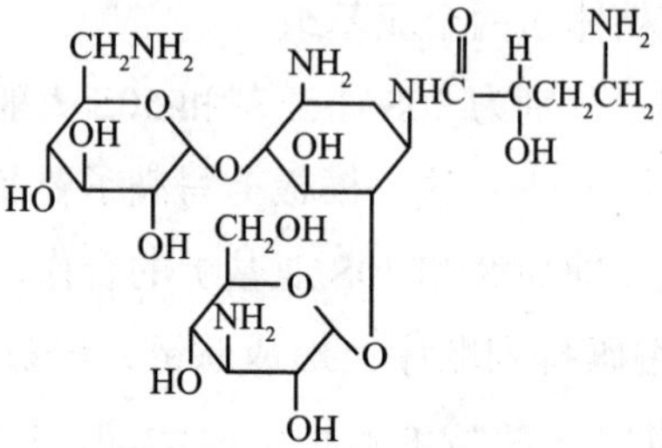

图 3.3-3　氨基糖苷类药物代表——阿米卡星的化学结构

　　氨基糖苷类药物是通过干扰细菌蛋白质合成的全过程来发挥杀菌作用的。蛋白质合成的全过程分成 3 个阶段：起始阶段、肽链延伸阶段和终止阶段。氨基糖苷类药物可通过对这 3 阶段分别进行干扰，最终抑制细菌蛋白质的合成：①抑制 mRNA 与核糖体的结合，干扰蛋白质合成的起始阶段；②提供错误的氨基酸，导致无功能蛋白质的产生；③通过阻止释放因子

"R"，使合成的肽链不能释放，并阻止核糖体的解离和再利用。简而言之，就是通过不给工厂提供模板、产生伪劣产品、减少有生产力的工人来干扰工厂正常工作。氨基糖苷类药物对静止期的细菌杀灭作用较强，是一类静止期杀菌剂。

氨基糖苷类根据抗菌谱的不同可分为3类：①对肠杆菌科和葡萄球菌属细菌有良好抗菌作用，但对铜绿假单胞菌无作用者，如链霉素、卡那霉素。其中链霉素对葡萄球菌属等革兰氏阳性菌作用差，对结核分枝杆菌有强大的作用，目前为结核病治疗药物之一。由于结核分枝杆菌感染是一类特殊的感染性疾病，与其他细菌感染有所区别，因此本书并不作详细介绍，链霉素也不作详细介绍。②对肠杆菌科细菌和铜绿假单胞菌等革兰氏阴性杆菌有强大的抗菌活性，对葡萄球菌属亦有良好作用者，如庆大霉素、妥布霉素、奈替米星、阿米卡星、异帕米星、依替米星。③抗菌谱与卡那霉素相似，但毒性较大，目前只有口服药物或局部应用者，如新霉素和巴龙霉素，后者对阿米巴原虫和隐孢子虫有较好作用。所有的氨基糖苷类药物对肺炎链球菌、溶血性链球菌的抗菌作用都极差。

氨基糖苷类药物的主要不良反应是耳毒性、肾毒性和神经肌肉阻滞。①耳毒性分为两种，一种是引起前庭功能失调，出现眩晕、恶心、呕吐、行走不稳等症状，有时也伴有失聪，多见于卡那霉素、链霉素、庆大霉素；另一种是引起耳蜗神经损害，多见于卡那霉素、阿米卡星。②氨基糖苷类的肾毒性主要表现在损害近端肾曲管，可出现蛋白尿、管型尿，继而出现尿量减少或增多，发生氮质血症、肾功能减退、排钾增多等。氨基糖苷类的肾毒性严重程度依次为：卡那霉素＞庆大霉素＝阿米卡星＞妥布霉素＞链霉素，因此在使用过程中要注意监测患者听力和肾功能，必要时及时停药。③氨基糖苷类可以通过竞争钙结合部位，抑制神经递质的释放，从而引起肌肉运动障碍，出现上睑下垂、四肢无力等症状，严重者出现呼吸肌麻痹导致的呼吸衰竭、死亡。出现这种危象时，需要第一时间使用钙剂拮抗，恢复肌肉运动。

表3.3-1详细总结了各氨基糖苷类药物的特点。

表 3.3-1　氨基糖苷类药物的特点

药品名称	半衰期/h	口服吸收度/%	清除途径	能否透过血脑屏障	能否被血液透析和腹膜透析清除	对革兰氏阳性菌作用	对革兰氏阴性菌作用	备注
庆大霉素	1.8～2.5	口服吸收很少	肾	不能透过血脑屏障，需要治疗脑膜炎时必须鞘内注射	血液透析可清除大部分药物，使半衰期缩短至1/10，但腹膜透析的清除作用较弱	对金黄色葡萄球菌可能有一定的敏感性，但对链球菌耐药	对大肠埃希氏菌、产气肠杆菌、克雷伯菌、铜绿假单胞菌等均敏感	中国独立自主研究成功的抗菌药物，研制于1967年，取名为"庆大霉素"意为庆祝"九大"的召开以及工人阶级的伟大
阿米卡星	2.2～2.5					抗菌谱同庆大霉素	抗菌谱同庆大霉素	
妥布霉素	2～3					抗菌谱同庆大霉素	抗菌谱同庆大霉素，对铜绿假单胞菌的作用较庆大霉素强3～5倍，但对其他革兰氏阴性菌的作用弱于庆大霉素	目前有临床试验显示，妥布霉素可雾化吸入治疗慢性气道疾病
依替米星	1.2					抗菌谱同庆大霉素，对耐庆大霉素的病原菌仍有较强作用	抗菌谱同庆大霉素，对耐庆大霉素的病原菌仍有较强作用	我国首创的半合成氨基糖苷类抗菌药物
奈替米星	2～2.5					同庆大霉素	同庆大霉素	对氨基糖苷乙酰转移酶AAC(3)稳定。此酶可使细菌对卡那霉素、庆大霉素、妥布霉素等耐药
异帕米星	1.8～2.3					同庆大霉素	同庆大霉素	

二、大环内酯类

大环内酯类是由一个多元碳的内酯环（大环）附着一个或多个脱氧糖所组成的大分子抗菌药物，因分子中含有一个内酯结构的大环而得名，多为碱性亲脂性化合物。红霉素（图 3.3-4）是这一类药物的典型代表，20 世纪 50 年代初期用于临床，但存在口服吸收不完全、生物利用度较低、应用剂量大、不良反应多、抗菌谱窄的缺陷。近些年开发了许多大环内酯的新品种，如阿奇霉素、克拉霉素、罗红霉素等。这些品种抗微生物作用增强、口服利用度提高、给药剂量减少、不良反应较少、临床适应证扩大，因此常用作社区获得性肺炎的一线治疗药物。

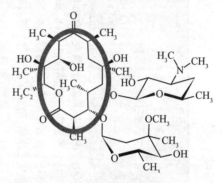

图 3.3-4 大环内酯类代表药物——红霉素的化学结构

大环内酯类也是抑制蛋白质合成的抗菌药物，其具体的作用机制是使核糖体的移位受阻：它们能与敏感细菌的 50S 核糖体亚基可逆性结合，通过抑制新合成的氨酰基 -tRNA 分子（编者注：该分子是运载蛋白质合成原料氨基酸的工具）从核糖体受体部位（A 位）移至肽酰基结合部位（P 位），从而抑制细菌蛋白质合成。大环内酯类抗菌药物属于生长期抑菌剂，不良反应少，主要有肝毒性、胃肠道反应、局部刺激等。

大环内酯类药物根据化学结构可分为①十四元环：红霉素、克拉霉素、罗红霉素、地红霉素；②十五元环：阿奇霉素；③十六元环：麦迪霉素、乙酰麦迪霉素、螺旋霉素、乙酰螺旋霉素、交沙霉素。大环内酯类药物对需氧革兰氏阳性菌、革兰氏阴性菌、厌氧球菌、支原体属、衣原体属、军团菌属等具有良好的抗微生物作用，属于广谱抗菌药物。由于大环内酯类药物抗菌谱广、安全性高，常在临床或生活中使用过多，导致我国大环内酯类药物耐药率居高不下，在使用中应该注意。

表 3.3-2 详细总结了各大环内酯类药物的特点。

表3.3-2 大环内酯类药物的特点

分类	药品名称	半衰期/h	口服吸收度/%	清除途径	能否透过血脑屏障	能否被血液透析和腹膜透析清除	对革兰氏阳性菌作用	对革兰氏阴性菌作用	备注
十四元环	红霉素	1.4~3	16~40(多做成酯类药增加吸收度)	肾、肝	否	不能	对化脓链球菌及其他链球菌属、甲氧西林敏感金黄色葡萄球菌及表皮葡萄球菌有良好作用,对肠球菌属的抗菌活性较差,对MRSA耐药	淋病奈瑟菌、脑膜炎奈瑟菌、卡他莫拉菌、百日咳杆菌、空肠弯曲菌、嗜肺军团菌等对本品敏感,肠杆菌科耐药	对梅毒螺旋体、沙眼衣原体、肺炎衣原体、肺炎支原体、溶脲脲原体、立克次体霉素敏感。常为白喉、百日咳带菌者、支原体肺炎、衣原体感染、嗜肺军团菌感染的首选药,也可作为青霉素过敏患者的替代药
	克拉霉素	2.7~4.9	50	肾、肝	否	不能	抗菌谱与红霉素相似	抗菌谱与红霉素相似,但对流感嗜血杆菌作用优异	常为白喉、百日咳带菌者、支原体肺炎、衣原体感染、嗜肺军团菌感染的首选药,也可作为青霉素过敏患者的替代药
	罗红霉素	10~13	72~85	肝	否	不能	抗菌谱与红霉素相似,但抗菌作用略差	抗菌谱与红霉素相似,但对嗜肺军团菌的作用较红霉素略强	同上

续表

分类	药品名称	半衰期/h	口服吸收度/%	清除途径	能否透过血脑屏障	能否被血液透析和腹膜透析清除	对革兰氏阳性菌作用	对革兰氏阴性菌作用	备注
十五元环	阿奇霉素	35～48	35	肝	否	不能	抗菌谱与红霉素相似,但抗菌作用略差	抗菌谱与红霉素相似,但抗菌作用较红霉素强	除与红霉素相仿,对衣原体、支原体等非典型病原体有效外,还可促进中性粒细胞和巨噬细胞聚集,具有免疫调节作用
	乙酰螺旋霉素	转化为活性物质性螺旋霉素后为4～8	良好	肝	否	不能	抗菌谱与红霉素相似,作用比红霉素略差	同红霉素	需在体内进行脱乙酰化形成活性药物螺旋霉素发挥抗菌作用
十六元环	交沙霉素	1.7	良好	肾、肝	否	不能	同红霉素,对金黄色葡萄球菌的疗效可能弱于红霉素	同红霉素	同红霉素
	麦迪霉素	2.4	良好	肝、肾	否	不能	同红霉素	同红霉素	对药物诱导产生的耐药葡萄球菌依然有抗菌活性

三、四环素类

四环素类药物是由放线菌产生的具有多环并四苯羧基酰胺母核的衍生物，因为结构中有四个环而得名（图 3.3-5）。四环素类药物自 1948 年问世以来，在临床中得到了广泛的应用。该类药物包括四环素、金霉素、土霉素、多西环素、米诺环素。替加环素是甘氨酰四环素类药物，属于四环素类衍生物，其作用机制与四环素类相同，本书暂将替加环素放在四环素类药物中阐述。

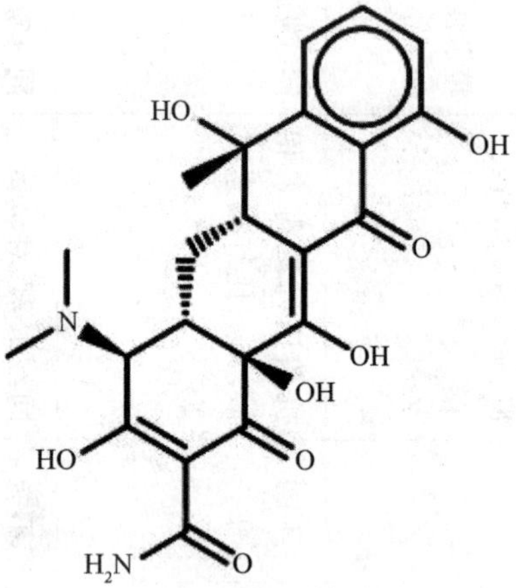

图 3.3-5　四环素类药物的化学结构

四环素类也是抑制蛋白质合成的抗菌药物，其具体的作用机制是：通过与核糖体 30S 亚基结合，阻挠"装配工人"氨基酰 -tRNA（运载蛋白质合成原料氨基酸的工具）与核糖体的结合，从而抑制肽链延长，导致蛋白质合成受阻。四环素类药物可快速作用于细菌，属于广谱快速抑菌剂。

四环素类药物对革兰氏阳性菌、革兰氏阴性菌、厌氧菌、支原体、衣原体、溶脲脲原体、立克次体等有良好的疗效，其中对革兰氏阳性菌的活性优于革兰氏阴性菌。四环素类药物的抗菌作用从强到弱依次为：米诺环素、多西环素、金霉素、四环素、土霉素。四环素类药物的不良反应主要包括消化道症状、肝损害、肾损害、影响牙齿和骨骼发育等。本类药物曾广泛用于临床，后由于病原菌的耐药性增高以及不良反应多见而逐渐减少了使用，但在临床上仍具有不可替代的治疗作用。

四环素类药物对一些非典型病原体（如衣原体、支原体、立克次体等）有着非常好的效果，可以用来治疗斑疹伤寒、Q热、恙虫病、回归热、霍乱、布鲁菌病、鼠疫、兔热病等。大家可能听着这些名字就觉得很怪，它们并不是我们平日常见的感染，也很难被其他药物所"征服"，所以四环素类并非是细菌感染的一线用药，只有当怀疑是这些非典型病原体诱发的感染时，才会剑拔出鞘，威震一方。除此之外，四环素类药物在痤疮治疗中也具有非常重要的治疗地位。痤疮丙酸杆菌常是引起痤疮的元凶，对于由敏感的痤疮丙酸杆菌引发的中重度痤疮，需要口服抗菌药物进行治疗，此时首选四环素类药物，如米诺环素或多西环素是皮肤科医生常备的"武器"。由于外用或口服抗菌药物也会诱导痤疮丙酸杆菌的耐药，导致痤疮反复发作或治疗失败，因此不要轻信一些网络平台上的个人经验笔记而随意滥用抗菌药物，在医生指导下选择合适的抗菌药物并足疗程使用才能事半功倍。

表3.3-3详细总结了各四环素类药物的特点。

四、氯霉素

氯霉素（图3.3-6）是由委内瑞拉链丝菌产生的抗生素，属于酰胺醇类抗菌药物，因为结构简单，目前均为人工合成品，多用其左旋体。氯霉素也是世界上首种完全由合成方法大量生产的抗生素，也是人类发现的第一个广谱抗生素。

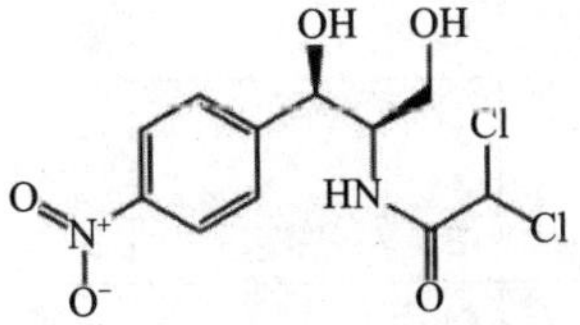

图 3.3-6　氯霉素的化学结构

表 3.3-3 四环素类药物的特点

药品名称	半衰期/h	口服吸收度/%	清除途径	能否透过血脑屏障	能否被血液透析和腹膜透析清除	对革兰氏阳性菌作用	对革兰氏阴性菌作用	对非典型病原体的作用	备注
四环素	6～10	20～40	肾、肝	不能	血液透析可缓慢清除，为10%～15%	对常见革兰氏阳性菌有效，不包括肠球菌。对革兰氏阴性菌的作用优于革兰氏阳性菌	对常见革兰氏阴性菌有效，不包括铜绿假单胞菌	可覆盖立克次体属、衣原体属、支原体属、非典型分枝菌属、螺旋体	对厌氧菌的作用不如甲硝唑、克林霉素和氯霉素
多西环素	18～22	60～93	肾、肝	不能	不能	同上	同上	同上	肾功能损害的患者，药物自胃肠道的排泄量增加，成为主要排泄途径，是四环素类中可安全用于肾功能损害患者的药物
米诺环素	11～33	95	肾、肝	不能	不能	同上，但对前四环素的金黄色葡萄球菌、链球菌、表皮葡萄球菌、溶血性葡萄球菌较强作用	同上，对淋病奈瑟球菌有很强的作用	同上	本品的抗菌作用为前三者中最强
替加环素	27～43	-	肝、肾		不能	对肠球菌、金黄色葡萄球菌、链球菌、表皮葡萄球菌、溶血性葡萄球菌、产单核细胞李斯特菌有效	对枸橼酸杆菌、大肠埃希菌、肠道希氏菌、鲍曼不动杆菌、嗜麦芽窄食单胞菌等有效	-	属于甘氨酰四环素类药物，是四环素类衍生物，不受四环素耐药的两大机制（核糖体保护和外排机制），及β-内酰胺酶、靶位修饰等影响

氯霉素也是抑制蛋白质合成的抗菌药物，采取的策略与四环素相仿，不过它是与核糖体的另一个亚基——50S 大亚基可逆性结合，抑制肽酰基转移酶，抑制肽链的延伸从而使蛋白质的合成受阻。氯霉素对流感嗜血杆菌、肺炎链球菌、淋病奈瑟球菌及脑膜炎奈瑟球菌具有高度抗菌活性，对葡萄球菌属、链球菌属、伤寒及副伤寒沙门菌、大肠埃希氏菌、肺炎克雷伯菌、奇异变形菌及志贺菌等有抑制作用。氯霉素对革兰氏阴性菌的作用强于对革兰氏阳性菌的作用。氯霉素对非典型病原菌，如梅毒螺旋体、钩端螺旋体、支原体属、立克次体属等具有抗微生物作用。MRSA、肠球菌、铜绿假单胞菌、不动杆菌对本品耐药。

氯霉素为脂溶性药物，口服后吸收完全，口服吸收率可达 80% ~ 90%，半衰期为 1.5 ~ 3.5 小时，可以透过血脑屏障进入中枢神经系统，无论中枢神经系统有无炎症。透析对本品没有影响。氯霉素在肝脏与葡萄糖醛酸结合而灭活，约 90% 的无活性代谢产物通过肾小管滤过作用排出，5% ~ 10% 以原型经肾脏排泄。氯霉素代谢过程需要葡萄糖醛酸基转移酶发挥作用，但早产儿和新生儿的肝脏内缺乏该酶，且肾脏排泄功能也不完善，因此会造成氯霉素在体内的蓄积，产生灰婴综合征。出现灰婴综合征的患儿多在 24 小时内出现呕吐、拒哺、呼吸不规则且快、腹部膨胀、发绀等症状；24 小时后患儿软弱无力，皮肤转为灰色，体温降低，死亡率约为 40%。人体的造血系统对氯霉素也相当敏感，可发生再生障碍性贫血等血液系统疾病。由于氯霉素毒性较大，因此已不作为一线药物使用，仅用于威胁生命的感染或对多西环素过敏的患者。

五、噁唑烷酮类

噁唑烷酮类药物是一种人工全合成的抗菌药，目前仅有利奈唑胺一种上市药物。同样作为抑制蛋白质合成的抗菌药，其作用机制是：与细菌核糖体的 50S 亚基结合，抑制 mRNA 与细菌核糖体连接，阻止起始复合物的形成，从而抑制细菌蛋白质的合成，属于浓度依赖性抑菌剂。

利奈唑胺口服吸收良好，口服吸收度可达 100%，半衰期为 4 ~ 6 小时，经体内非酶代谢生成无活性产物，经尿排泄。其作用特点是分布广泛，尤其是在血液灌注良好的组织中，如肺部。

利奈唑胺是抑制多重耐药革兰氏阳性菌的特效药物，对葡萄球菌属、肠球菌属、链球菌属均有较好的抗菌作用，对艰难梭菌的疗效与万古霉素相似。常用于重症感染或耐药菌的治疗，对 MRSA、VRE（耐万古霉素肠球菌）等具有活性作用。常用于耐万古霉素的葡萄球菌、肠球菌的治疗。同万古霉素相比，利奈唑胺有口服和静脉两种制剂，方便患者使用，同时利奈唑胺在皮肤软组织、肺内组织浓度高，且不受肝、肾功能影响，而这些正好是万古霉素治疗中的短板。

利奈唑胺的不良反应有影响骨髓造血（如血小板降低）、乳酸性酸中毒、视力损害等。利奈唑胺具有抑制单胺氧化酶（monoamine oxidase, MAO）的作用，在使用时需要注意避免食用酪胺含量较高的食物和饮料，如腌渍、泡制、烟熏、发酵的食品，以避免血压升高。与伪麻黄碱、苯丙醇胺、右美沙芬、抗抑郁药合用时也要注意监测血压，并及时告知医生用药史。利奈唑胺口服制剂中含有苯丙氨酸，禁用于苯丙酮尿症患者。

六、林可霉素类

林可霉素类药物又称为林可酰胺类药物，其中林可霉素是从林可链霉菌中分离获得的，克林霉素为林可霉素的半合成化合物。这一类药物的作用机制也是抑制细菌蛋白质的合成，其作用靶点与红霉素类似，作用在细菌核糖体的 50S 亚基，抑制肽链延长而影响蛋白质合成。除此之外，该类药物还可清除细菌表面 A 蛋白及绒毛状外衣，使得细菌易于被吞噬和杀灭。

林可霉素的口服吸收差，半衰期为 4 ~ 6 小时，经肝脏代谢，不能穿透血脑屏障，血液透析和腹膜透析对其没有影响。克林霉素的口服吸收优于林可霉素，口服吸收度可达 90%，半衰期为 3 小时，经肝脏代谢，不能穿透血脑屏障，但肾功能不全可能会引起这两种药物的半衰期延长。

林可霉素类药物对甲氧西林敏感的金黄色葡萄球菌、表皮葡萄球菌、化脓性链球菌、肺炎链球菌等革兰氏阳性球菌有较强的抗菌活性。MRSA、肠球菌属、淋病奈瑟球菌、脑膜炎奈瑟球菌对其耐药。该类药物对各类厌氧菌也有较好的抗菌作用，如脆弱拟杆菌、消化球菌等，但多数艰难梭菌对其耐药。还可覆盖一定的非典型病原体，如伯氏考克斯体、沙眼衣原体等。克林霉素的抗菌活性强于林可霉素 2～4 倍。克林霉素除了用于治疗外，还可以用于青霉素过敏患者的手术预防用药。

林可霉素类药物的不良反应包括抗生素相关性腹泻（如假膜性肠炎）、肝肾功能异常、过敏反应等。使用本类药物时不可快速滴注或静脉推注，肌内注射可能出现疼痛、硬结等。

七、抗菌药 PK 耐药菌

同样在本节抑制细菌蛋白质合成的抗菌药介绍完之后，天使与魔鬼的博弈战又要打响了，接下来就为大家解说一下这一节的抗菌药与耐药菌之间的 PK。

（一）鲍曼不动杆菌

第一章超级细菌中提到的鲍曼不动杆菌是一种革兰氏阴性杆菌，具有强大的获得耐药性和克隆传播的能力，是目前我国医院获得性感染的主要致病菌之一。

2016 年 CARSS 全国细菌耐药监测报告显示，鲍曼不动杆菌的检出率高达 10.8%。2017 年中国 CHINET 监测网络数据显示，鲍曼不动杆菌的耐药率居高不下，对头孢哌酮 / 舒巴坦的耐药率为 43.5%，对米诺环素的耐药率为 44.4%，对其他药物如碳青霉烯类药物、头孢吡肟、环丙沙星等耐药率均在 50% 以上。多重耐药的鲍曼不动杆菌对万古霉素（天然耐药）、某些 β- 内酰胺类、某些四环素类、某些氨基糖苷类、某些喹诺酮类药物耐药。碳青霉烯类药物容易诱发鲍曼不动杆菌耐药。

对多重耐药的鲍曼不动杆菌，常根据药敏试验结果选用头孢哌酮 / 舒巴坦、氨苄西林 / 舒巴坦、碳青霉烯类抗菌药，可联合使用氨基糖苷类或喹诺酮类药物。泛耐药的鲍曼不动杆菌常选用以舒巴坦（或含舒巴坦的复方制剂）为主药，联合碳青霉烯类、米诺环素、多黏菌素 E、氨基糖苷类药物；或以替加环素为主药，联合舒巴坦（或含舒巴坦的复方制剂）、碳青霉烯类、多黏菌素 E、氨基糖苷类药物。

（二）耐甲氧西林金黄色葡萄球菌

MRSA 是医院获得性感染中的常见病原体，指携带 *mecA* 基因的金黄色葡萄球菌和 / 或苯唑西林 MIC ≥ 4mg/L 的金黄色葡萄球菌。大部分 MRSA 具有 *mecA* 基因，该基因可产生一种特殊的青霉素结合蛋白 PBP2a，这个蛋白与 β- 内酰胺类药物亲和力低，造成了细菌耐药。

MRSA 最早于 1961 年被发现，当时的耐药率仅为 0.06%，而 2017 年 CHINET 的数据发现 MRSA 的平均检出率高达 35.3%。据估算，美国每年有近 40 万例金黄色葡萄球菌感染住院患者，其中约 19 000 例死亡，相当于艾滋病、结核病和病毒性肝炎死亡的总人数。MRSA 可以让原本对金黄色葡萄球菌有效的药物失效，同时由于毒性较强，感染通常严重，因此需要根据药敏试验以及患者个人情况选用万古霉素、利奈唑胺、替加环素或第五代头孢菌素类药物对其进行围剿。

（三）耐万古霉素肠球菌

VRE 是一种对万古霉素耐药的肠球菌，其通过合成低亲和力的黏肽前体，使细菌的黏肽链末端成分发生改变，改变了万古霉素的作用位点，导致耐药。VRE 的耐药基因可以转移给金黄色葡萄球菌等革兰氏阳性菌。VRE 对头孢菌素类、部分氟喹诺酮类、氨基糖苷类等多种抗菌药存在天然耐药；在大量广谱抗菌药物使用的前提下，可对 β- 内酰胺类、氨基糖苷类、四环素类、大环内酯类、氯霉素等药物出现获得性耐药，其耐药机制各不相同。

2017 年中国 CHINET 细菌耐药监测数据显示，14 866 株肠球菌中有 121 株 VRE（其中 5 株粪肠球菌，116 株屎肠球菌）（图 3.3-7）。对 VRE 的治疗强调要根据药敏试验结果选用药物，一般可选择的药物有利奈唑胺、达托霉素等。

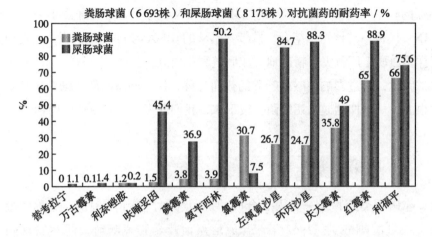

粪肠球菌（6 693株）和屎肠球菌（8 173株）对抗菌药的耐药率 / %

图例：
- 粪肠球菌
- 屎肠球菌

横坐标：替考拉宁、万古霉素、利奈唑胺、呋喃妥因、磷霉素、氨苄西林、氯霉素、左氧氟沙星、环丙沙星、庆大霉素、红霉素、利福平

- 屎肠球菌对抗菌药的耐药率高于粪肠球菌，但氯霉素反之（30.7% vs 7.5%）
- 121株VRE中，粪肠球菌5株、屎肠球菌116株

图 3.3-7 耐万古霉素肠球菌对抗菌药的耐药率

第四节 釜底抽薪——影响叶酸或核酸代谢

所有遗传信息以核酸的形式储存在细菌最核心的地方——拟核中，其为生命的最基本物质之一。核酸是由许多核苷酸聚合成的生物大分子化合物，根据化学组成不同，核酸可分为核糖核酸（简称 RNA）和脱氧核糖核酸（简称 DNA）。DNA 可以引导生物发育与生命机能运作，其中包含的信息是构建细胞内其他化合物，如蛋白质与 RNA 所必需的。可以说，核酸是细菌生命活动的指挥官。擒贼先擒王，如果能够影响核酸合成的过程，那么也就控制了细菌的首脑，敌人不攻自破。

核酸合成的过程离不开叶酸和酶。叶酸，因最初从菠菜叶中提取而得名，也称维生素 B_9，是一种水溶性维生素，是合成 DNA 的原料。人类的细胞可以利用外界的叶酸，但是细菌不能利用外界的叶酸，只能自力更生自己合成，这就给了磺胺类药物机会，阻碍叶酸合成，从而阻碍核酸合成；细菌分裂的时候，需要螺旋酶来协助复制，喹诺酮类药物可以抑制这种酶从而抑制 DNA 分裂，达到杀菌目的；而硝基咪唑类药物明显更加爽快，直接作用于 DNA，导致 DNA 链断裂，诱导细菌死亡；利福霉素类则是作用于另一类特殊的核酸——RNA，RNA 的作用是将 DNA 携带的信息翻译出来，形成 mRNA 模板，与核糖体结合，携带氨基酸的 tRNA 与 mRNA 模板一一对应，这样蛋白质工厂就可以精确地合成肽链和蛋白质。

因此，通过影响核酸或叶酸的代谢过程，抗菌药就阻断了细菌生长繁殖的根源，从而抑制或杀死细菌。接下来，我们就来逐一介绍这些药物。

一、喹诺酮类

喹诺酮类药物是一类人工合成的抗菌药物，属于杀菌剂，又称为吡酮酸类或吡啶酮酸类。1962 年，合成疟疾治疗药物氯喹时，偶然发现副产品萘啶酸具有抗菌作用，这是喹诺酮类第一个药物。之后在基本结构上进行改造，引入了氟原子，形成了常见的氟喹诺酮类药物（图 3.4-1）。第一个氟喹诺酮类药物是诺氟沙星，之后的氟喹诺酮类药物都以"XX 沙星"命名。

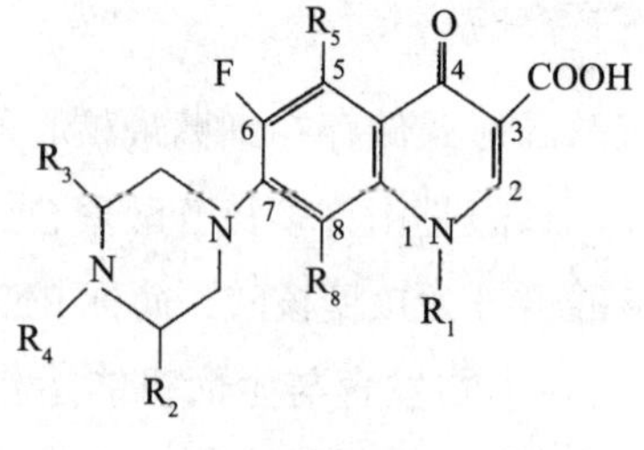

图 3.4-1　氟喹诺酮类药物的结构
（R 代表分子内可被替代的化学结构）

喹诺酮类抗菌药对抗革兰氏阴性菌的作用机制是抑制细菌的 DNA 回旋酶（gyrase）。因为 DNA 长度较大，如果不以高度卷曲的形式存在，则无法容纳在细胞中，这就像我们要带着一条长长的绳子到处走动，最便捷的办法就是将绳子折叠好打包到某个袋子里。DNA 回旋酶使松弛态环状 DNA 保持高度卷曲，还可以催化双链 DNA 形成双螺旋，就好像是一个优秀的打包工，能够将 DNA 压缩进有限的空间里，不占用细胞太多体积，不妨碍细胞的其他活动。此酶对 DNA 的复制、表达等具有十分重要的作用。而对大多数革兰氏阳性菌，喹诺酮类抗菌药主要抑制细菌的拓扑异构酶Ⅳ，该酶是解链酶，可在DNA复制时将缠绕的子代染色体释放。喹诺酮类抗菌药通过妨碍这些酶的作用，进一步造成细菌DNA的不可逆损害，而使细菌细胞不再分裂。

第一代喹诺酮类药物是萘啶酸，第二代是吡哌酸，第三代是氟喹诺酮类药物，包括诺氟沙星、环丙沙星、氧氟沙星、左氧氟沙星、加替沙星、莫西沙星。有人又在氟喹诺酮类药物中分出一些喹诺酮类药物，这些药物明显增强了对肺炎链球菌等呼吸道感染常见病原菌的抗菌活性，同时又对肺炎支原体、肺炎衣原体等非典型病原体具有良好活性，因此称作"呼吸道喹诺酮类药物"，包括左氧氟沙星、加替沙星、莫西沙星。由于萘啶酸和吡哌酸这两代药物对革兰氏阴性菌有活性，但对革兰氏阳性菌无活性或者活性低，疗效差，且细菌对其出现了较强耐药性，目前应用非常少，因此本书着重介绍氟喹诺酮类药物。

氟喹诺酮类药物具有下列共同特点：①抗菌谱广，对需氧革兰氏阳性菌和革兰氏阴性菌具有良好的抗菌作用；②体内分布广，在组织和体液中有良好的分布；③半衰期长，且为浓度依赖性药物，因此可以减少服药次数，使用方便；④多数品种有口服和注射制剂，选用方便，便于序贯治疗（编者注：序贯治疗是指先给予静脉给药，一旦病情改善即改为口服给药，也称作转换治疗）。

鉴于该类药抗菌谱广、又是杀菌剂，哺乳动物真核细胞中不含DNA回旋酶，故对细菌选择性高，对人体造成的不良反应较少，因此临床医生很喜欢用，氟喹诺酮类药物成为近20年来发展最快的抗菌药物之一，但细菌的耐药性也随之上升，尤其是大肠埃希氏菌、铜绿假单胞菌等细菌。因此应该更加重视这类药物在临床中的合理使用，控制耐药性的泛滥。

氟喹诺酮类药物可引起神经系统异常（如头晕、头痛）、肝功能一过性损害等。特殊的不良反应包括光过敏和光毒性、骨骼肌肉不良反应、血糖紊乱和心律失常等。光过敏和光毒性常表现为皮肤轻度红斑直至广泛严重的疱疹，直接或间接暴露于阳光或紫外线均可引起，一般于暴露数天后开始。还可引起关节软骨损伤，影响儿童骨骼发育，因此氟喹诺酮类药物禁用于儿童。此外还能引起血糖波动，因此糖尿病患者慎用此类药物。

表3.4-1详细总结了各氟喹诺酮类药物的特点。

表 3.4-1 氟喹诺酮类药物特点

药品名称	半衰期/h	口服吸收度/%	清除途径	能否透过血脑屏障	能否被血液透析和腹膜透析清除	对革兰氏阳性菌作用	对革兰氏阴性菌作用	对非典型病原体的作用	备注
诺氟沙星	3～4	35～40	肾、肝	不能	—	对葡萄球菌、链球菌有一定的作用，但效果果较差	对铜绿假单胞菌、肠杆菌、大肠埃希氏菌、肺炎克雷伯菌、流感嗜血杆菌等有良好的作用	对厌氧菌作用差，对结核分枝杆菌、军团菌、支原体、衣原体无作用	又名氟哌酸
环丙沙星	4	70	肾、肝	能，脑脊液浓度为血药浓度的30%	—	对甲氧西林敏感的葡萄球菌、肺炎链球菌、溶血性链球菌、粪肠球菌等具有活性	对肠杆菌科大部分细菌、不动杆菌属、铜绿假单胞菌、弧菌属等有活性	对沙眼衣原体、支原体属、军团菌、结核分枝杆菌、非典型分枝杆菌有效	是氟喹诺酮类药物中对铜绿假单胞菌抗菌活性最强的品种
左氧氟沙星	7	99	肾	不能	血液透析和腹膜透析不能清除本品	对粪肠球菌、金黄色葡萄球菌、表皮葡萄球菌、肺炎链球菌、化脓性链球菌有效	对阴沟肠杆菌、大肠埃希氏菌、流感嗜血杆菌、副流感嗜血杆菌、肺炎克雷伯菌、卡他莫拉菌、铜绿假单胞菌等胞菌有效	对肺炎支原体、肺炎衣原体、炭疽杆菌、肺炎军团菌有效	是氧氟沙星的左旋体，但水溶性是氧氟沙星的8倍，抗菌活性强度是氧氟沙星的2倍

续表

药品名称	半衰期/h	口服吸收度/%	清除途径	能否透过血脑屏障	能否被血液透析和腹膜透析清除	对革兰氏阳性菌作用	对革兰氏阴性菌作用	对非典型病原体的作用	备注
氟罗沙星	8.6	100	肾	不能	-	对甲氧西林敏感的金黄色葡萄球菌、溶血性链球菌等革兰氏阳性菌有中等抗菌作用	对大肠埃希氏菌、肺炎克雷伯菌、变形杆菌属、志贺菌属、阴沟肠杆菌、产气肠杆菌、枸橼酸杆菌、铜绿假单胞菌、黏质沙雷菌、流感嗜血杆菌、脑膜炎奈瑟菌、卡他莫拉菌、淋病奈瑟菌等有较强的抗菌作用		
洛美沙星	7~8	95~98	肾	-	-	对甲氧西林敏感的金黄色葡萄球菌、化脓性链球菌、肺炎链球菌有效	对肠杆菌科大部分细菌、志贺菌属、变形杆菌属等有效	对沙眼衣原体有一定的作用	
吉米沙星	7	71	肾、肝	-	-	同上，但对MRSA也有较好的疗效，对肺炎链球菌的作用比环丙沙星、司氟沙星、莫西沙星等要强	对枸橼酸杆菌属、阴沟肠杆菌、大肠埃希菌、产气肠杆菌、克雷伯菌、志贺菌、氏菌、不动杆菌等细菌有作用，对铜绿假单胞菌、洋葱伯克霍尔德菌、嗜麦芽窄食单胞菌等近乎无抗菌作用	对厌氧菌有一定的作用	是氟喹诺酮类药物中对肺炎链球菌抗菌活性最强者

续表

药品名称	半衰期/h	口服吸收度/%	清除途径	能否透过血脑屏障	能否被血液透析和腹膜透析清除	对革兰氏阳性菌作用	对革兰氏阴性菌作用	对非典型病原体的作用	备注
莫西沙星	10~14	89	肾、肝	能	-	对甲氧西林敏感葡萄球菌、肺炎链球菌、溶血性链球菌具有较高的抗菌活性	同上	对肺炎衣原体、肺炎支原体、军团菌等有作用，对厌氧菌也有较高的抗菌作用	莫西沙星在体内代谢物为硫化物和葡萄糖醛酸盐，不经肝酶代谢
加替沙星	7~14	96	肾	-	-	对甲氧西林敏感的金黄色葡萄球菌、肺炎链球菌、化脓链球菌有较好的疗效	同上	对少数厌氧菌有抗菌作用，对肺炎衣原体、嗜肺军团菌、肺炎支原体等有作用	对呼吸道感染病原的抗菌活性与莫西沙星相仿，对肺炎链球菌的抗菌活性低于莫西沙星

二、磺胺类

磺胺类是一类具有对氨基苯磺酰胺结构的药物，是人工合成的抗菌药物，此类药物共同的母核是对氨基苯磺酰胺（图 3.4-2 a）。第一个磺胺类药物是前文说到的拯救了罗斯福总统儿子的百浪多息。

磺胺类药物是广谱抑菌剂，在结构上类似叶酸的原料——对氨基苯甲酸（PABA）（图 3.4-2 b），可与 PABA 竞争性作用于细菌体内的二氢叶酸合成酶，干扰了二氢叶酸合成酶的辨别能力，从而阻止了 PABA 作为原料合成细菌核酸所需的四氢叶酸的过程，生成了许多"伪劣产品"，进而抑制细菌的生长繁殖（图 3.4-3）。

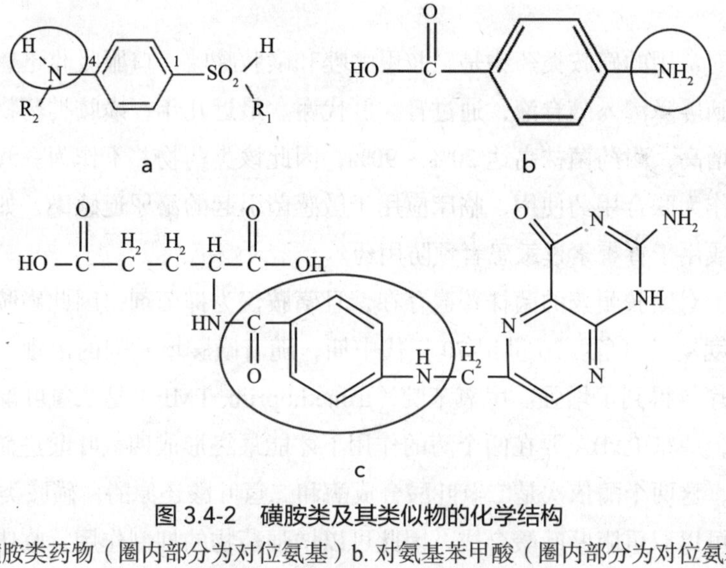

图 3.4-2 磺胺类及其类似物的化学结构

a. 磺胺类药物（圈内部分为对位氨基）b. 对氨基苯甲酸（圈内部分为对位氨基）

c. 叶酸（圈内部分为 PABA 或磺胺类似结构）

磺胺类药物对非产酶的金黄色葡萄球菌、化脓性链球菌、肺炎链球菌有良好的作用，革兰氏阳性杆菌如炭疽杆菌、破伤风杆菌及部分李斯特菌对磺胺类也敏感。对大肠埃希氏菌、克雷伯菌、变形菌属、沙门菌属、志贺菌属等可能也具有一定作用。淋病奈瑟球菌、脑膜炎奈瑟球菌、流感嗜血杆菌对本品也敏感。此外，在体外，磺胺类药物对沙眼衣原体、星形诺卡菌、恶性疟原虫和弓形虫也有抗微生物作用。

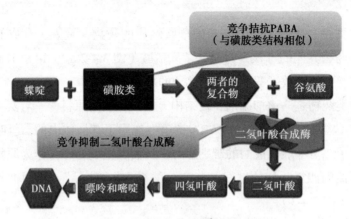

图 3.4-3　磺胺类药物的作用机制

　　目前常用的磺胺类药物是磺胺甲噁唑和磺胺嘧啶，口服吸收迅速，能够通过血脑屏障渗入脑脊液，通过肾、肝代谢。最近几年，磺胺类药物的耐药性日益增高，耐药菌株高达 20%～90%，因此该类药物并不作为一线感染用药，常作为联合用药使用，临床应用于敏感菌引起的泌尿道感染，如诺卡菌病等，或用于青霉素过敏患者预防用药。

　　由于对磺胺耐药的菌株普遍存在，且磺胺仅为抑菌剂，因此磺胺的治疗地位一度岌岌可危。20 世纪 70 年代中期，随着磺胺增效剂的出现，磺胺类药物的疗效得到了增强。甲氧苄啶（trimethoprim, TMP）是二氢叶酸还原酶抑制剂，原来 PABA 要在两个酶的作用下才能最终形成四氢叶酸进而辅助核酸合成，这两个酶依次是二氢叶酸合成酶和二氢叶酸还原酶。磺胺类与 TMP 合用，可以双重阻断叶酸合成，因此可以增强药物的抑制作用，临床上通常用作复方制剂（图 3.4-4）。

　　在不良反应方面，磺胺类药物在某些基因突变的患者中可诱发 Stevens-Johnson 综合征、剥脱性皮炎等。用药时应该谨慎观察，有条件者应进行基因检测，避免用于高危患者。磺胺类药物在缺乏葡萄糖 -6- 磷酸脱氢酶患者中可诱发溶血性贫血及血红蛋白尿，尤以新生儿和小儿中多见。由于磺胺类药物可以与胆红素竞争蛋白结合部位，可致游离胆红素增高，容易出现高胆红素血症和新生儿黄疸，偶可发生核黄疸。磺胺类药物还可引起结晶尿，服用时应密切关注尿常规和肾功能。

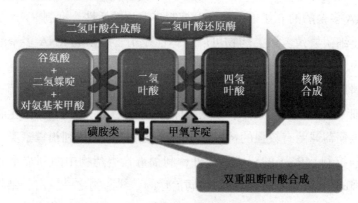

图 3.4-4　磺胺增效剂的作用机制

三、硝基咪唑类

硝基咪唑类药物包括甲硝唑、替硝唑和奥硝唑。这一类药物分子结构中的硝基可以被厌氧菌还原，产生亚硝基团和咪唑基团物质，氧化 DNA，使 DNA 链断裂，导致细菌死亡。

硝基咪唑类药物对梭菌、真杆菌属、消化球菌、消化链球菌、拟杆菌属、梭杆菌属、普雷沃菌属等具有良好抗菌活性，对所有需氧菌均无抗菌活性。硝基咪唑类的代表药物就是甲硝唑，原是用于治疗原虫感染，如滴虫病、阿米巴原虫病及贾第鞭毛虫等。20 世纪 60 年代发现本品对厌氧菌具有强大抗菌作用，目前广泛用于治疗厌氧菌感染，是重要的厌氧菌感染治疗药物，尤其多用于口腔科，也可用于艰难梭菌引起的腹泻。

硝基咪唑类药物口服吸收好，多经肝代谢后经肾排泄，可以透过血脑屏障。主要不良反应是消化系统毒性，如恶心、呕吐、腹痛等。替硝唑和奥硝唑的胃肠道反应比甲硝唑轻。

四、利福霉素类

利福霉素是 1957 年从地中海诺卡菌中分离获得的。对利福霉素的化学结构进行修饰后，可以获得利福霉素家族的成员，目前在临床中常用的有：

利福平、利福霉素、利福喷丁、利福布汀。利福霉素类药物可以与 DNA 依赖的 RNA 多聚酶的 β 亚单位结合，抑制多聚酶的活性，抑制 RNA 的合成，从而阻止细菌繁殖。该类药物可以选择性作用于细菌的 RNA 多聚酶，对哺乳动物的 RNA 多聚酶无作用。

利福霉素类药物对葡萄球菌属、脑膜炎奈瑟菌、流感嗜血杆菌、嗜肺军团菌等细菌以及沙眼衣原体、立克次体等非典型病原体具有抗微生物活性。对金黄色葡萄球菌有较强的抗菌作用，有临床证据建议利福霉素类可以作为联合用药控制 MRSA 的感染。此外，利福霉素类药物中的利福平对分枝杆菌有极强的抗菌作用，目前是结核病治疗的一线药物之一。由于结核分枝杆菌感染是一种特殊的感染性疾病，因此本书对结核病及其治疗药物并不作详细介绍。

利福霉素类药物经肝脏代谢，肝病者需要谨慎用药；且服药后可以使尿液、唾液、汗液等体液呈现橘红色；也可诱发高胆红素血症。

五、抗菌药 PK 耐药菌

嗜麦芽窄食单胞菌 这是个常常徘徊在 ICU 重症监护病房的超级细菌，它热衷于纠缠使用呼吸机的可怜患者，且对碳青霉烯类天然耐药。近些年来又对青霉素类药物、氨基糖苷类药物、头孢菌素类药物部分获得性耐药，尤其是头孢菌素类药物可以诱导耐药。根据 2017 年中国 CHINET 细菌耐药监测数据显示，嗜麦芽窄食单胞菌对头孢哌酮 / 舒巴坦、头孢他啶以及替卡西林 / 克拉维酸的耐药率均高于 10%！不过它并不可怕，有时还很脆弱，只需要根据药敏试验结果选用磺胺类或氟喹诺酮类药物就可以剿灭该病菌，取得胜利！

抗菌药物的分类和作用机制就介绍到这里，相信你对各类抗菌药物的特点已了然于心。每种药物都有自己的特性，想要用好它们也非一朝一夕之功。数十种抗菌药物自诞生之日起就投身于与细菌的这场浩大斗争中，挽救了濒危患者，每一类药物都值得在历史中大书特书。但是这些药物用起来真的有百利而无一害吗？人们常说的"是药三分毒"有没有道理？我们是不是应该对这些化学药品敬而远之？下一章，我们就来看看抗菌药使用中不可避免的弊端——不良反应。

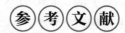

[1] 中华人民共和国卫生部医政司, 卫生部合理用药专家委员会.《抗菌药物临床应用管理办法》释义和抗菌药物临床应用培训教材 [M]. 北京: 人民卫生出版社, 2012: 76-204.

[2] 汪复, 张婴元. 实用抗感染治疗学 [M]. 2 版. 北京: 人民卫生出版社, 2012: 179-457.

[3] NEEMETH J, OESCH G, KUSTER S P. Bacteriostatic versus bactericidal antibiotics for patients with serious bacterial infections systematic review and meta-analysis[J]. Journal of Antimicrobial Chemotherapy, 2015, 70(2): 382-395.

[4] 周华, 周建英, 俞云松. 多重耐药革兰阴性杆菌感染诊治专家共识解读 [J]. 中华内科杂志, 2014, 53(12): 984-987.

[5] 中华检验医学杂志 CLSI 临床检验标准编译小组. 抗菌药物敏感性试验执行标准 [J]. 中华检验医学杂志, 2013: M100-S23.

[6] 中华医学会甲氧西林耐药金黄色葡萄球菌感染治疗策略专家组. 中华医学会感染与抗微生物治疗策略高峰论坛: 甲氧西林耐药金黄色葡萄球菌感染的治疗策略 [J]. 中国感染与化疗杂志, 2011, 11(6): 401-416.

[7] 陈佰义, 何礼贤, 胡必杰, 等. 中国鲍曼不动杆菌感染诊治与防控专家共识 [J]. 中华医学杂志, 2012, 92(2): 76-85.

[8] 黄仲义, 肖永红, 张菁, 等. 万古霉素临床应用中国专家共识[J]. 中国新药与临床杂志, 2011, 30(8): 561-573.

[9] 中华医学会呼吸病学分会感染学组. 铜绿假单胞菌下呼吸道感染诊治专家共识 [J]. 中华结核和呼吸杂志, 2014, 37(1): 9-15.

[10] 耐万古霉素肠球菌感染防治专家委员会. 耐万古霉素肠球菌感染防治专家共识 [J]. 中华实验和临床感染病杂志（电子版）, 2010, 4(2): 224-231.

[11] 周华, 李光辉, 陈佰义, 等. 中国产超广谱 β- 内酰胺酶肠杆菌科细菌感染应对策略专家共识 [J]. 中华医学杂志, 2014, 94(24): 1847-1856.

[12] 李耘, 郑波, 吕媛, 等. 新抗菌药物临床试验折点制定方案专家共识 [J]. 中国临床药理学杂志, 2015, 31(11): 1069-1076.

[13] 桑福德. 热病: 桑福德抗微生物治疗指南 (新译第 44 版)[M]. 北京: 中国协和医科大

学出版社 , 2015.

[14] 陈新谦 , 金有豫 , 汤光 . 新编药物学 [M]. 18 版 . 北京 : 人民卫生出版社 , 2019.

[15] 中国医药教育协会感染疾病专业委员会 , 中华结核和呼吸杂志编辑委员会 , 中国药学会药物临床评价研究专业委员会 . 抗菌药物超说明书用法专家共识 [J]. 中华结核和呼吸杂志 , 2015, 38(6): 410-444.

第四章
抗菌药的不良反应

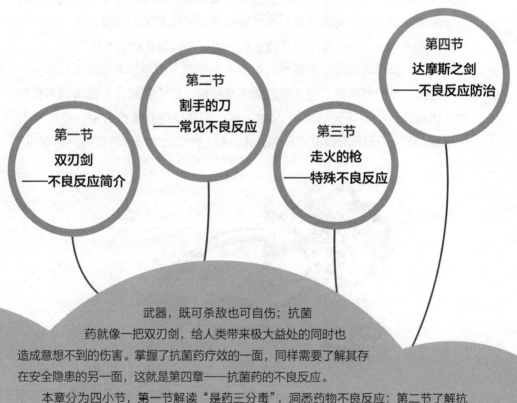

第一节
双刃剑
——不良反应简介

第二节
割手的刀
——常见不良反应

第三节
走火的枪
——特殊不良反应

第四节
达摩斯之剑
——不良反应防治

　　　　　武器，既可杀敌也可自伤；抗菌
　　　药就像一把双刃剑，给人类带来极大益处的同时也
造成意想不到的伤害。掌握了抗菌药疗效的一面，同样需要了解其存
在安全隐患的另一面，这就是第四章——抗菌药的不良反应。

　　本章分为四小节，第一节解读"是药三分毒"，洞悉药物不良反应；第二节了解抗
菌药常见的不良反应；第三节知晓抗菌药特殊的不良反应；第四节把握抗菌药不良反应
的防治措施。

　　掌握抗菌药不良反应的知识，我们既能果断出招智慧用药，尽显抗菌威力；也能高
悬达摩斯之剑，对其安全隐患常保警惕之心，以免伤及自身，用好抗菌药这把双刃剑。

第一节 双刃剑——不良反应简介

"Each coin has two sides（每个硬币都有两面）"是为人熟知的英语谚语，意为每件事情都有好、坏两方面。药品也不例外，对于人类，它就像是一把双刃剑（图 4.1-1）。古人有所云：是药三分毒。这并不是一句玩笑话。药物作为人体的一种外来物质，在改善病症的同时也会引起机体产生与治疗无关的症状。抗菌药也不例外，它既给人类带来了极大的益处，但也可能给人体造成意想不到的伤害。第三章已重点介绍了抗菌药的疗效部分，那么第四章就来跟大家讲讲抗菌药安全隐患的一面，即抗菌药物的不良反应。

相信大家都看过药品说明书，里面列出的既有治疗作用也有不良反应，在用药时，我们要格外警惕这些药物不良反应。那么到底什么是药物不良反应（也就是我们常听到的术语 ADR）呢？不良反应有哪些后果？发生了不良反应，医生、药厂有没有责任呢？这一节，我们就来揭开不良反应的面纱。

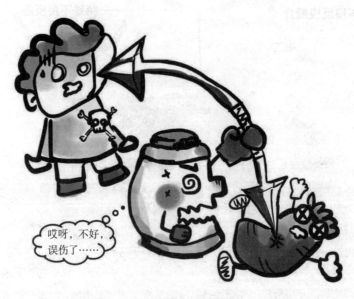

图 4.1-1 药物是一把双刃剑

一、不良反应的危害及定义

（一）不良反应的危害

当前随着科技的发展和药物的广泛使用，药源性危害越来越突出。据 WHO 统计，在住院患者中有 5%～10% 是因为药物不良反应而住院，其中有 5% 的患者甚至因为用药发生不良反应而死亡。在我国住院患者中药物不良反应发生率约为 20%，药物不良反应所导致的死亡位列心脏病、癌症、肺部疾病、脑卒中死亡率之后，居第 5 位。

据原国家食品药品监督管理总局发布的《2017 年药物不良反应监测年度报告》显示，我国抗感染药不良反应/事件报告数量居各类药物首位：共收到抗感染药物的不良反应/事件报告 24.2 万例，占化学药物不良反应总例次的 47.7%；共收到抗感染药物的严重不良反应/事件报告 5.3 万例，占化学药物不良反应总例次的 32.9%。可见，抗菌药的不良反应病例报告数已接近全部药物不良反应报告总数的一半，而且其数量和严重程度都排在各类药品之首。我国每年有 20 万人死于药物不良反应，其中，40% 死于抗菌药的滥用。

由此我们看到，抗菌药在治疗感染的同时，所带来的不良反应也影响着大批患者。因此，我们应正确认识抗菌药，在了解其疗效的同时，更应注意其不良反应以及与其他药物的相互作用。知己知彼，才能发挥药物的最大效果，而盲目依赖药物或因噎废食拒绝药物，只能徒增伤痛或是延误治疗。

（二）药物不良反应（adverse drug reaction, ADR）

提到不良反应，大家可能都会有一些朦胧的印象，说出皮疹、恶心、腹胀等不良反应的感受。但是究竟什么才算作药物不良反应？ADR 在医学上严谨的定义是什么呢？根据我国《药品不良反应报告和监测管理办法》第六十三条第一款，药品不良反应是指合格药品在正常用法用量下出现的与用药目的无关的有害反应。定义中，合格药品指合法生产、符合生产标准、合法经营并合适储存的药物；正常的用法用量指按照说明书、《中国药典》规范使用药品。因此从 ADR 的定义来看，其内涵包括三大要素才能称为药物不良反应：必须是合格药品（服了假冒伪劣药不算）；强调在"正常用法用量"下发生（吃错药、误服漏服不算）；而且是与用药目的无关的有害反应。

2006 年，"欣弗事件"发生，引起举国震惊。我们通过这个案例来进一步加深对 ADR 的认识。2006 年 8 月，媒体曝出哈尔滨一位 6 岁的女孩因静脉滴注克林霉素导致死亡，该抗菌药（处方名为克林霉素磷酸酯葡萄糖注射液）由安徽华源生物药业有限公司（以下称安徽华源公司）生产，商品名为欣弗。同年各地不良反应报告中心也相继报道欣弗引起的不良事件：患者在使用欣弗之后，出现了胸闷、心悸、寒战、肾区疼痛、腹痛、恶心、过敏性休克、肝肾功能损害等临床症状。截至 2006 年 8 月 6 日，国家食品药品监督管理局通报"欣弗事件"涉及 81 位患者，导致 10 位患者死亡。因此，当时卫生部提出一定要彻查此事件。调查结果发现：安徽华源公司 2006 年 6 月至 7 月间生产的"欣弗"注射液未按批准的工艺参数灭菌，因降低灭菌温度、缩短灭菌时间、增加灭菌柜装载量，从而影响了灭菌效果。经中国食品药品检定研究院鉴定：无菌检查和热原检查不符合规定（图 4.1-2）。

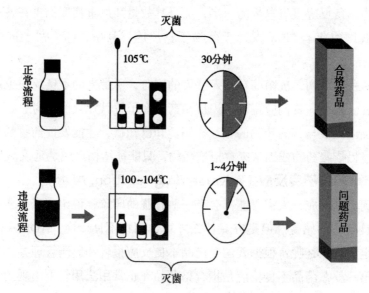

图 4.1-2　安徽华源公司擅自更改的灭菌工艺

了解了"欣弗事件"的全过程之后，那么问题来了："欣弗事件"是药物不良反应吗？在回答这一问题之前，我们再来回顾一下 ADR 定义中的 3 个要素：必须是合格药品；必须在正常用法用量下出现；必须是与用药目的无关的有害反应。虽然"欣弗事件"是与用药目的无关的有害反应，并且医生的用法用量遵循了说明书，但是欣弗并不符合国家对药物的质量要求，并不属于合格药品，因此安徽华源公司生产的"欣弗"按"劣药"处理，在2006年被卫生部紧急叫停并召回。"欣弗事件"不属于药物不良反应（ADR）。

（三）药物不良事件（adverse drug event, ADE）

细心的读者会发现，在案例陈述中我们使用了"不良事件"一词，那么药物不良事件（ADE）和药物不良反应（ADR）有区别吗？WHO对药物不良事件给出的定义是：药物治疗过程中所发生的任何不幸的医疗卫生事件，而这种事件不一定与药物治疗有因果关系。由此可见，药物与药物不良事件之间的因果关系尚未确定，即该不良事件是在服药过程中发生的，但不能肯定是由该药引起的，尚需要进一步评估；同时，药物不良事件可以由多种原因造成，有非药物因素，也有药物因素，其中包括假劣药品、超说明书用药等。因此"欣弗事件"是药物不良事件（ADE）。

（四）不良反应的误区

由上述案例可知，虽然人们对药物不良反应有朦胧的印象，但是对其认知还有很多误区。在介绍了药物不良反应的定义后，你能判断出下列日常说法中的错误之处吗？

1. 经过审批的药品不会有不良反应。

首先，ADR是药品的自有属性，是无法避免的。世界上不存在没有不良反应的药品。药品审批部门在审批评估时，需要确认使用药品的获益（治疗效果）远大于使用药品的风险（不良反应），才可以批准药品上市。而在临床应用时，医师也会权衡药物的获益和风险后再作出处方决定。

其次，尽管新药开发已有层层把关，控制严格，但新药审批的依据主要是动物实验和部分患者临床试验的结果。动物与人在生理病理上毕竟有许多差异，且临床试验又存在观察时间短、病例数少、用药范围及试验对象年龄范围窄、试验用药对象条件控制太严等局限，使得许多发生率低、需要较长时间才能发现的不良反应未必会在临床试验的过程中暴露，但在大范围使用后却会逐渐显露出来。因此在使用新药过程中，医患双方都要持谨慎的态度，认真观察用药反应，不得盲目乐观。

2. 只有假劣药品或用药不当才会引起不良反应。

诚然，使用假劣药品或用药不当会出现各种各样的不良事件，但这不属于药物不良反应的范畴。而俗话说"是药三分毒"，任何合格药品都可能引起不良反应，只不过由于个体差异，不同的人对同一种药物的不良反应可能在表现症状和轻重程度上都不尽相同。因此，对待药物的不良反应，必须要有辩证唯物论的认识观，想当然的观念是不科学的。

3. 非处方药不会出现严重的不良反应。

非处方药（over the counter, OTC）是指为方便公众用药，在保证用药安全的前提下，经国家卫生行政部门规定或审定后，不需要医师或其他医疗专业人员开写处方即可购买的药品。总体来说，非处方药经过了长时期的临床考验，使用方便，多数为口服，也有部分外用药品；相对而言，其不良反应较少或较轻。但非处方药也是药，实践证明，有些 OTC 在少数人身上也能引起严重不良反应，甚至引起死亡。非处方药引起的不良反应并非罕见。

4. 有严重不良反应的药品都应停用。

一种药品是否应该停止使用，应对其进行获益和风险的综合衡量。凡是经过批准出售的药品都有疗效（获益），也都有不良反应（风险），风险获益比是权衡使用药品所获得的收益与风险是否合适的指标。风险获益比不是一个具体的数字，也没有明确的范围用于判断能否使用某种药物，但在临床中，我们强调使用药品时获益一定要大于风险，即风险获益比越小越好。风险获益比的高低在不同情况下有所不同。例如，万古霉素毒性较强，具有耳、肾毒性，可能造成患者失聪或肾衰竭，对于一个普通的上呼吸道感染患者，使用万古霉素虽然可能有效，但是代价过大，此时用药风险远远超过收益；但是面对一个因超级细菌 MRSA 导致感染性休克的患者，此时使用万古霉素，用药收益则是远远超过风险，因为此时治疗的第一要务就是控制感染、争分夺秒地挽救患者的生命。因此，不能因为可能存在严重不良反应就一棍子打死某种药品，须知不良反应严重的药物在某些时候就是救命药。另外，有的药物不良反应虽然严重，但发生率很低或者不良反应可以治愈，此时可以完善药品使用说明书，给予医生或患者充分的提示，不一定要停用。

5. 中药的不良反应比西药少。

这不能一概而论。中药材多数为"天然""绿色"，但中药相对于人体而言也是外来异物，是众多化学成分的混合体，一样可能会引起不适。再加之辨证施治不当，组方欠合理，药材产地、运输、保存、加工等问题，中药也会引起许多不良反应。同样，滋补药也是药，即使在正常用法用量下也能在一部分人身上引起不良反应，决不可掉以轻心，过度迷信。

严格地讲，几乎所有药物都有药物不良反应。但是只要合理使用，就能避免或者将其危害降低。这就要求我们在使用药物之前仔细了解药物的性质和用法，并且在医生或者药师的指导下使用。在使用过程中要不断注意病情的变化，及早发现不良反应的发生并及时处理。

二、不良反应的分型

一说到药物不良反应，很多人都能想到"副作用""过敏反应"等名词。然而这些名词或者概念与药物不良反应到底是什么关系，想必一般人也难以说清道明。其实这些词汇大多数都是药物不良反应的临床分型。那么药物不良反应如何分类呢？

药物不良反应按照药理性质分为A、B、C三种类型：

1. A型药物不良反应　是由药物的药理作用增强所致，其特点是：与药物本身固有的药理作用有关，可预测；反应的发生与剂量有关，停药或减量后症状很快减轻或消失；发生率较高（＞1%），死亡率低。A型药物不良反应是临床最多见的ADR，如阿奇霉素引起的恶心、呕吐等。

2. B型药物不良反应　是一种与药物本身药理作用无关的异常反应，其特点是：发生机制复杂，难以预测；与剂量无关；一般发生率较低（＜1%），但死亡率较高；具有个体性差异，与遗传体质和变态反应有关。如青霉素引起的过敏反应等。

3. C型药物不良反应　指在使用一种特定药物期间，某种"自发性"疾病发生频度明显增加的现象。该型ADR需统计学分析证实，故又称为"统计学作用"。如：含雌激素（＞50μg）的口服避孕药，使妇女血栓发病率增高4.4～9倍。该类型特点是：在用药短期内并未出现相关不良反应，潜伏期较长，时间相关性不明；在长时间的潜伏期中患者可能使用了多种药物，对因果关系难以界定；且鉴于人道伦理准则，难以用试验重复，机制不清，有待于进一步研究和探讨。

A、B、C三种类型的药物不良反应还可以根据临床表现形式进一步细分：

（1）副作用（副反应）：指药物按正常用法用量使用时所出现的与药物的药理学活性相关但与用药目的无关的作用。一般都较轻微，多为一过性可逆性功能变化（编者注：一过性是指某一临床症状或体征在短时间内一次或数次出现，但很快自发性恢复正常）；伴随治疗作用同时出现；器官选择作用低，即作用广泛的药物副作用可能会多。产生副作用主要是因为药物往往具有多种药理作用，人们利用其中一两种作用来达到治疗目的，而其他的作用就会成为副作用。但是药物的副作用不是绝对的，而是可与主要治疗作用相互转化的。例如，阿托品是一种抗胆碱药，可以用于胃肠功能紊乱，通过松弛胃肠道平滑肌解除肠绞痛，此时这一药理作用为治疗作用；但对于手术后的患者，为了减少呼吸道的分泌物，服用阿托品而出现的胃肠道平滑肌松弛、腹部胀气反而成了副作用。

（2）毒性作用：指由于患者的个体差异、病理状态或合用其他药物引起敏感性增加，在治疗量时造成某种功能或器质性损害。一般是药理作用增强所致。如氨基糖苷类抗菌药链霉素、庆大霉素等具有耳毒性。

（3）后遗效应：指停药后血药浓度已降至一定浓度以下时残存的药理效应。比如服用了地西泮（一种安眠药，俗称安定）后，第二天早晨起来后可能有明显的宿醉感。

（4）首剂效应：指一些患者在初服某种药物时，由于机体对药物作用尚未适应而引起不可耐受的强烈反应。如降压药可乐定、哌唑嗪等，首剂按常量应用常出现血压骤降的现象。

（5）继发反应：指由药物的治疗作用引起的不良后果，又称治疗矛盾，不是药物本身的效应，而是药物主要作用的间接结果。例如，使用广谱抗菌药物后，在杀灭致病菌的同时，其他菌种成为优势菌种，可能导致二重感染，这属于继发反应。

（6）变态反应（超敏反应）：指药物或药物在体内的代谢产物作为抗原刺激机体而发生的不正常的免疫反应。药物对于人体是一种外来的"异物"，人的身体生来就有一种对"外来异物"作出反应的能力，这本来是身体的一种自我保护能力；但是这种反应如果超出了一定的限度，反而会对身体造成伤害。过敏反应就是一种人体对药物超出限度的反应，它本质上属于一类免疫反应。这种反应的发生与药物剂量无关或关系甚少，治疗量或极少量都可发生。临床上常见的过敏反应有皮疹、血管神经性水肿、过敏性休克、血清病综合征、哮喘等。

（7）特异质反应（特异反应性）：指因先天性遗传异常，少数患者用药后发生与药物本身药理作用无关的有害反应。该反应和遗传有关，与药理作用无关，大多是由于机体缺乏某种酶，药物在体内代谢受阻所致。例如，缺乏葡萄糖-6-磷酸脱氢酶的患者使用磺胺类药物后会发生溶血性贫血。

（8）药物依赖性：指反复地（周期性或连续性）用药所引起的人体心理上或生理上或两者兼有的对药物的依赖状态，表现出一种强迫性的要连续或定期用药的行为和其他反应。许多中枢神经类药物如阿片类、巴比妥类都有这类不良反应。

（9）撤药反应：指一些药物在长期应用后，机体对这些药物产生了适应性，若突然停药或减量过快易使机体的调节功能失调而发生功能紊乱，导致病情或临床症状上的一系列反跳回升现象和疾病加重等。例如，长期服用糖皮质激素后突然停药，会导致糖皮质激素不足，症状加重。

（10）致癌、致畸、致突变作用：药物的这3种特殊毒性，均为药物同遗传物质或遗传物质在细胞的表达发生相互作用的结果。根据 WHO 国际癌症研究机构的资料，有些药物已被正式确定为致癌物和可能致癌物，如己烯雌酚、环磷酰胺、右旋糖酐铁、非那西汀、羟甲烯龙等。有些药物目前已发现有致癌作用的报道，如利血平、多巴胺、氯霉素、苯巴比妥、异烟肼、保泰松、苯丙胺、黄体酮、氯贝丁酯、煤焦油软膏等。

除了按照类型对 ADR 进行划分外，不良反应的轻重程度也是颇为重要的一项指标。在报告药物不良反应时，需要按照不良反应的轻重程度分类上报。药物不良反应一般常分为一般不良反应和严重不良反应。其中严重不良反应与下列事件相关：引起死亡；致癌、致畸、致突变；对生命有危险并能够导致人体永久或显著的伤残；对器官功能产生永久损伤；导致住院或住院时间延长。

现在，你能解释副作用、致癌作用等名词了吗？那么，药物不良反应的发生会受到哪些因素影响呢?

三、不良反应的影响因素

有些人认为,既然药物有不良反应,那么尽量避免用药,尤其是避免使用可能有严重不良反应的药物就行了。这种观点是片面的,药物并非影响药物不良反应的唯一因素,某种药物在不同人身上表现出的不良反应可能千差万别。其实,药物不良反应的发生与药物、用药者、用药途径都息息相关。

1. **药物方面的原因**

(1)药理作用:很多药物在应用一段时间后,由于其药理作用,可导致一些不良反应,例如,长期大量使用糖皮质激素能使毛细血管变性出血,以致皮肤、黏膜出现瘀点、瘀斑,同时出现类似肾上腺皮质功能亢进的情况。

(2)药物的杂质等:药物生产中可能混入微量高分子杂质,亦常掺入赋形剂等,这些物质可能引起药物不良反应。如胶囊的染料常会引起固定性皮疹,青霉素过敏反应是因制品中含微量青霉素烯酸、青霉素噻唑酸及青霉素聚合物等物质引起的。

(3)药物的剂量:用药量过大,可发生中毒反应,甚至死亡。

(4)药物的质量问题:同一组成的药物,可因厂家不同、制剂技术差别、杂质的除去率不同而有不同的不良反应发生率。如治疗深部真菌感染的两性霉素 B 副反应较大,常引起患者恶心、呕吐,部分患者因为不耐受而不得不停用药物;改进制剂方法后的两性霉素 B 脂质体,不良反应率低于两性霉素 B 的普通剂型,具有良好的耐受性,也可以大剂量使用治疗耐药的真菌感染。

2. **机体方面的原因**

(1)种族差别:同一药物在不同人种中引起的不良反应或有差异。如甲基多巴所诱发的溶血性贫血在不同种族间的发生率就是不同的。临床上常使用抗球蛋白试验来诊断免疫性溶血性贫血,一项研究显示,在服用甲基多巴的白色人种中进行这一诊断试验,阳性率为 15%,而服用此药的印第安人、非洲人及中国人抗球蛋白试验结果均为阴性,这表明甲基多巴的溶血性贫血的不良反应多发生于白色人种,在其他人种中较少出现。

（2）性别：西咪替丁可引起男性乳房发育。保泰松和氯霉素导致的粒细胞缺乏症在女性中的发生率比男性高 3 倍。氯霉素引起的再生障碍性贫血女性则为男性的 2 倍。

（3）年龄：老年人、少年、儿童对药物反应与成年人不同，例如青霉素，在成年人的休内半衰期为 0.55 小时，而老年人的则为 1 小时，这说明老年人对青霉素代谢得比较慢。小儿对中枢抑制药、影响水盐代谢及酸碱平衡的药物均较敏感。婴幼儿由于代谢功能不健全，更易出现不良反应。一般来说，婴幼儿较成人易发生不良反应的原因有：药物代谢速度较成人慢，肾排泄较差，作用位点上药物作用的感受性较高，药物易进入脑内等。例如，新生儿不能代谢和排泄氯霉素而引起致命的"灰婴综合征"；四环素给婴儿应用时可沉积在牙齿造成永久性四环素牙。老年人由于器官功能退化、同时服用药物种类较多等原因，也较普通成年人更容易发生药物不良反应，老年人如若不合理用药易出现头痛、头晕、共济失调、易摔倒而骨折，许多抗组胺药、催眠药、抗焦虑药和抗抑郁药易引起这些症状。

（4）个体差异：不同个体对同一剂量的相同药物有不同反应，这是正常的"生物学差异"现象。有时，个体差异也影响到药物作用的性质，例如巴比妥类药物在一般催眠剂量时对大多数人可产生催眠作用，但对个别人不但不催眠甚至引起焦躁不安、不能入睡。吗啡也有类似情况，对个别人不表现抑制作用，而是兴奋作用。前述的过敏反应和特异质反应即是个体差异的表现。

（5）病理状态：病理状态能影响机体各种功能，因而也能影响药物作用。例如腹泻时，口服药的吸收差、作用小。肝、肾功能减退时，许多药物的作用显著加强、作用时间显著延长，甚至可能引起中毒。

（6）血型：据报道，相较于 O 型血的女性，A 型血女性口服避孕药更易发生血栓症。

（7）营养状态：饮食的不平衡亦可影响药物的作用，如异烟肼引起的神经损伤，当机体处于维生素 B_6 缺乏状态时则较正常情况更严重。对缺乏烟酸饲养的动物，当用硫喷妥钠麻醉时，作用增强。

3. 用药方法的影响

（1）用药途径：给药途径关系到药物的吸收、分布，也影响药物发挥作用的快慢强弱及持续时间，例如静脉给药直接进入血液循环，立即发生效应，较易发生不良反应，口服刺激性药物可引起恶心、呕吐等。

（2）用药持续时间：长期用药易发生不良反应，甚至发生蓄积作用而中毒。例如长期使用抗菌药物会造成二重感染。

（3）药物间或药物 - 食物间相互作用：联合用药不当，由于药物的相互作用，不良反应的发生率亦随之增高，故多药合用易引起不良反应。另外饮食状况亦可引起不良反应，例如饮酒同时服药可增加不良反应的发生；葡萄柚果汁中含有的黄酮类化合物能选择性抑制肠壁组织中的药物代谢酶，使降血压药物硝苯地平的首关效应（编者注：首关效应指药物在进入全身血液循环前，先被肝脏代谢一部分，使药效显著降低的作用）被抑制，进而使硝苯地平在体内的浓度显著增加，导致患者出现低血压的不良反应，更有甚者因低血压而昏迷或猝死。

（4）减药或停药：减药或停药也可引起不良反应，例如治疗严重皮疹，停用糖皮质激素或减药过速时会产生反跳现象，出现皮疹加重的症状。

四、不良反应的处理和监控机制

1959 年，前联邦德国出现很多手脚异常的畸形婴儿，婴儿的手脚要比正常人短小很多，甚至没有手脚，形如海豹，被称为海豹肢。1961 年，维杜金德·伦兹博士发表研究结果，认为是一种商品名为"反应停"的药物导致了这种婴儿畸形。反应停，通用名为沙利度胺，由德国格伦南苏制药厂开发，因其具有控制精神紧张、防止孕妇恶心的作用，当时作为减少妊娠反应的药物推广使用，因此称为"反应停"。反应停一上市就受到很多孕妇和医生的欢迎，大量生产，有近 100 万人服用，反应停每个月的销量曾达到 1 吨的水平。伦兹博士的研究引发了巨大的社会效应，各地的主管部门禁止使用反应停。然而大错已然铸成，截至 1963 年，有 1.2 万余名海豹肢畸形儿诞生。更加黑暗的事实还在后面，经过媒体披露，人们才发现，这起悲剧的诞生是因为有关部门并未仔细检验该药可能产生的不良反应。

为了避免类似严重危害人类健康的药品事件（药害事件）发生，"反应停事件"之后，WHO 成立"世界卫生组织国际药物监测合作中心"（world health organization collaborating center for international drug monitoring, UMC, 简称乌普萨拉监测中心）。目前，UMC 收集和交流全世界 60 个国家药物监测中心提供的疑为药物不良反应的报告，每年达 15 万～20 万份，现其数据库已累积 200 余万份报告。我国于 1998 年 3 月正式加入 UMC。

国际上常用的药物不良反应监测办法有：自愿报告制度（spontancous reporting system, SRS）、黄卡制度（yellow card system）、集中监测系统（focus on monitoring system，重点医院和重点药物监测）、记录联结（recorded linkage）和记录应用（recorded use）。药害事件的调查可以运用流行病学研究方法如描述性研究、分析性研究（队列研究、病例对照研究）和实验性研究等。我国的《药品注册管理办法》（2007 年）和《药品不良反应报告和监测管理办法》对药物不良反应监测制定了严格的规定，要求药品生产企业、药品经营企业和医疗机构必须经常观察生产、经营、使用的药品质量、疗效和不良反应，一旦出现 ADR 就要通过药物不良反应监测报告系统上报。

开展药物不良反应监测工作相当必要，可以防止严重药害事件发生、蔓延和重演；弥补药品上市前研究的不足，为上市后再评价提供服务；为遴选、整顿和淘汰药品提供依据；促进新药的研发；促进临床合理用药。"欣弗事件"就是通过药物不良反应上报系统发现了在某一段时间内某个药物品种集中出现严重的不良事件，引起了注意，从而发现了这起药品不良事件。默沙东公司于 1999 年推出治疗关节炎的药物——罗非昔布，该药上市后为默沙东带来了年均 25 亿美元的收益。但在 2004 年 9 月 30 日，默沙东宣布在全球范围内召回罗非昔布并退市。为什么默沙东会放弃如此巨额利润的药物？这是因为在药物不良反应上报系统中发现与罗非昔布相关的心脏事件增多，专家分析认为该药可能引起心血管事件，与其治疗关节炎的收益相比，风险超过了收益，建议罗非昔布撤市。新药上市之前虽然需要进行严格的临床试验证明其有效性和安全性，但这些临床试验并不能涵盖所有类型的患者、参与人数有限、观察时间受限，故不能完全反映出药品的安全性和有效性。因此，上市后再评价是非常重要的。药物不良反应监测系统对药物安全性上市后再评价起着至关重要的作用。

我国《药品不良反应报告和监测管理办法》规定：药品生产、经营企业和医疗机构获知或发现可能与用药有关的不良反应，应当通过国家药物不良反应监测信息网络层层上报；不具备在线报告条件的，应当通过纸质报表报所在地药物不良反应监测机构，由所在地药物不良反应监测机构代为在线报告；个人如果出现 ADR 也可以上报；报告内容应当真实、完整、准确；新的、严重的药物不良反应应当在 15 日内报告，其中死亡病例须立即报告；药品生产企业应当对获知的死亡病例进行调查，并在 15 日内完成调查报告，上报省级药物不良反应监测机构；对死亡病例，事件发生地和药品生产企业所在地的省级药物不良反应监测机构均应当及时根据调查报告进行分析、评价，必要时进行现场调查，并将评价报告给省级药品监督管理部门和卫生行政部门，以及国家药物不良反应监测中心（图 4.1-3）。

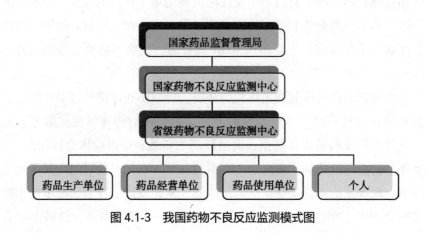

图 4.1-3　我国药物不良反应监测模式图

　　药物不良反应是治疗所不能完全预见和避免的，但这不能作为医疗机构绝对免责的借口。医院承担医疗责任有几个必要条件：医院有过错；患者受到了伤害；医院过错与患者伤害之间有因果关系；这种过错是可以避免的。药物不良反应的发生并不是由于医院过错才导致的，因此医院不需要承担药物不良反应的责任，但如果医院在不良反应出现后未及时采取合理措施予以应对，并最终造成了患者的损害，那么院方同样要承担责任。药厂也是如此，药物不良反应是每个药物都无法避免的，因此药厂不必为此担负过多的责任。但是药厂具有告知使用者药物可能引起不良反应的义务，如果因为种种原因，药厂在说明书中或在审批时隐瞒了某种不良反应，则药厂需要担负法律责任，并在必要时召回相关药品。

那么对于不良反应导致的严重后果，只能由患者独自承担吗？事实并非如此。各个国家对不良反应导致的严重后果制定了相关的救济制度。

德国因"反应停事件"，于 1973 年由联邦卫生部首先提出立法草案，经多次修正而发展成为现在的药事法危险责任与基金配合制度。德国《药事法》第 84 条规定，使用该法适用范围内供消费者所使用的药物，当发生致人死亡或身体、健康受到严重侵害时，将该药物置于市场流通的制药企业应对被害人负损害赔偿义务，上述赔偿义务限于：①依指示使用该药物所发生的有害作用已超过当时医学知识所能容忍的限度，且其原因产生于药物研发或生产过程中；②根据不符合医学知识的标识或使用指示所产生的损害。

而在我国台湾，《药物不良反应损害补偿法》规定的给付范围包括因药物不良反应导致的死亡、障碍和严重疾病。障碍是指符合相关法规所规定的障碍类别及等级，但是不包括心理因素引起的损害；同时该法规定，适用药物不良反应损害补偿的严重疾病，限于因药物不良反应所导致的危及患者生命、导致患者住院、延长患者住院时间，必须进行治疗从而避免永久性伤害。《药物不良反应损害补偿法》强调同一损害事件不能重复接受补偿，因药物不良反应导致的死亡，经过技术认定且通过审议确定的，最高可获得200 万新台币补偿。障碍补偿的给付必须先认定障碍等级，按照障碍程度分为轻度、中度、重度和极重度四个等级，患者可获得 115 万～200 万新台币的补偿额。确认为因药物不良反应所导致的严重疾病患者，凭医疗机构出具的合理且正式的凭据，将可获得最高限额为 60 万新台币的医疗费用补偿。

相信讲到这里，大家对于药物不良反应有了一个整体的认知，那么使用抗菌药物时需要注意哪些具体的 ADR 呢？接下来我们就要具体聊聊抗菌药物相关的不良反应了。

第二节　割手的刀——常见不良反应

如今，有的家庭会备个小药箱，平时碰到寻常小病、慢性病，由于工作忙或者图个省事，往往自己掂量着就把药吃了。然而，你真的会"吃药"吗？你在吃药时是否只顾着药品的疗效而忽视了其可能发生的不良反应呢？"是药三分毒"啊，几乎所有的药物都可能引起不良反应，只是严重程度和发生率不同而已。

国际医学科学组织委员会根据药物不良反应的发生率，将其划分为：十分常见（发生率 ≥ 10%）、常见（1%～10%）、偶见（0.1%～1%）、罕见（0.01%～0.1%）、十分罕见（< 0.01%）。其中抗菌药的常见不良反应（ADR发生率不小于1%）主要包括：毒性反应、变态反应和二重感染。

一、毒性反应

药物的毒性反应又称毒性作用，最为常见，是由于患者的个体差异、病理状态或合用其他药物引起敏感性增加，在治疗量时造成的某种功能或器质性损害。肝肾功能不全者、老人、儿童更易发生毒性反应。反应程度和剂量有关，剂量加大则毒性反应增强，属于 A 型不良反应。每种药物可出现其特定的中毒症状，毒性反应根据出现部位不同，其临床表现可分为：神经系统毒性、肾脏毒性、肝脏毒性、胃肠道反应和心脏毒性。

1. 神经系统毒性 抗菌药物造成的神经系统毒性反应，主要损害的部位有中枢神经、周围神经及神经肌肉接头，还可以导致药源性精神障碍。

神经系统主要分为中枢神经系统和周围神经系统。中枢神经系统（central nervous system, CNS）由脑和脊髓组成，是人体神经系统的最主要部分；中枢神经系统接受全身各处的传入信息，整合加工后成为协调的运动信号传出，或者储存在中枢神经系统内作为学习、记忆的神经基础。周围神经（peripheral nervous）从中枢神经系统发出，分布于人体各部分，担负着与身体各部分的联络工作，起传入和传出信息的作用；与脑相连的神经叫脑神经，绝大部分分布在头部的感觉器官、皮肤和肌肉等处，只有一对很长的迷走神经沿颈部下行，分布在胸腔和腹腔的大部分内脏器官上；与脊髓相连的神经叫脊神经，分布在躯干、四肢的皮肤和肌肉，可以调节躯干和四肢的感觉和运动。调控机体运动时少不了神经与肌肉之间的相互协调，神经与骨骼肌之间的连接部位称为神经肌肉接头：中枢发出的神经冲动到达运动神经末梢，通过接头的突触释放神经递质（如乙酰胆碱），把神经冲动传导给骨骼肌，从而支配骨骼肌发生收缩或舒展来完成自主运动。

（1）中枢神经损害：青霉素脑病是由于青霉素损害中枢神经系统而引起的毒性反应，常见于青霉素全身用量过大或静脉滴注过快的情况。当脑脊液中青霉素浓度超过 8U/ml，可对大脑皮质直接产生刺激作用，使患者出现痉挛、惊厥、癫痫甚至昏迷等严重反应。一般在用药后 24～72 小时内出现。新生儿、儿童和老年人更容易发生青霉素脑病，这是因为药物易于透过其血脑屏障，同时这些人群的肾脏功能发育不全或衰退，导致药物蓄积。肾功能减退或发生肾衰竭患者，也易发生青霉素脑病。

相似的还有同为 β- 内酰胺类药物的亚胺培南和头孢菌素类药物。亚胺培南可以透过血脑屏障进入脑内，抑制 γ- 氨基丁酸的作用，从而导致患者出现惊厥、癫痫样症状。

（2）周围神经损害：损害周围神经的例子是药物的耳毒性。2005 年的春节联欢晚会，舞蹈"千手观音"的 21 位表演者的曼妙舞姿让人叹为观止。更令人惊讶的是，这 21 名演员都生活在无声的世界里，其中的 18 位是因药物致聋。然而，随着时间推移，药物致聋这个问题丝毫没有发生令人欣慰的转变，相反，我国每年约有 3 万名儿童因用药不当致聋，药物性耳聋占到每年新增聋儿的半数。药物性耳聋是因为药物对第 8 对脑神经——前庭蜗神经造成损害，可引起耳蜗神经损害的症状：耳鸣、听力减退、耳聋；以及前庭神经功能损害的症状：眩晕、头痛、平衡失调。

提到药物性耳聋，最臭名昭著的肇事者非氨基糖苷类莫属，包括链霉素、庆大霉素、新霉素、阿米卡星等。这类抗菌药因其抗菌疗效佳，价格低廉而备受青睐，特别是在经济欠发达的农村地区。早期轻度患者，发现后及时停药，使用神经营养药物，听力有可能恢复；长期用药或重度患者，一般很难恢复听力，只能使用助听器或电子耳蜗。庆大霉素、链霉素等引起听力损害的过程是：常先发生在内耳高频率区，使高音听力下降，一般不易被人察觉；待用药数周、数个月或停药半年、一年后，毒性扩展至低频率区，患者听话发生困难（即迟发性耳毒反应），尤以婴幼儿、老年人最为多见；即使停用后药物已完全排出体外，但由药物引起的内耳毛细胞退化及听神经细胞的变性萎缩却仍在继续，直至听力完全丧失，变为全聋，该过程往往不可逆。有研究认为，氨基糖苷类药物中的耳毒性按以下顺序依次降低：新霉素＞庆大霉素＞妥布霉素＞卡那霉素＞链霉素＞阿米卡星。因此在使用耳毒性药物时，要及时进行相关监护，有条件的要使用电测听监测患者听力，没有条件的要细心注意患者听力是否有细微变化，争取早发现早治疗，以减轻不良反应的严重程度。由于氨基糖苷类的耳毒性与线粒体基因多态性有关，因此建议用药前检测相关基因型。

其他一些药物如万古霉素也可以造成听力损害，在使用中要监测血药浓度，严防浓度过高；米诺环素、四环素可引起前庭功能紊乱（编者注：前庭是耳中半规管、椭圆囊和球囊等器官的合称，前庭功能紊乱表现包括恶心、呕吐、眩晕、步态不稳、眼球震颤），在使用中要注意观察，一旦发生应及时停药。

此外，多黏菌素类、庆大霉素等注射后可引起口唇及手足麻木，严重者伴头晕、面部和头皮麻木、舌颤等。长期大剂量应用呋喃妥因可导致多发性周围神经炎。氯霉素长期口服或滴眼，有引起视神经炎、视神经萎缩甚至失明的可能。这都属于抗菌药物对周围神经的损害。

（3）神经肌肉接头损害：氨基糖苷类药物除可以造成耳毒性外，还可能导致神经肌肉接头损害。当大剂量的氨基糖苷类药物通过静脉途径快速滴注时，药物可能与运动神经末梢的钙结合部位结合，抑制神经递质乙酰胆碱的释放，从而导致肌肉运动障碍，引起上睑下垂、四肢无力等症状，严重者会出现呼吸肌麻痹导致的呼吸衰竭、死亡。在患者出现相关症状的时候，要及时使用钙剂或新斯的明等胆碱酯酶抑制剂治疗。类似的抗菌药物还有克林霉素，在临床治疗中要避免两药联用。

（4）药源性精神障碍：药源性精神障碍是由于药物直接或间接影响了大脑的功能，导致认知、情感、行为和意志等精神活动出现不同程度的障碍。目前这种不良反应的机制尚未阐明，可能与药物入脑后干扰了脑部功能或脑内神经递质的平衡有关。如喹诺酮类药物常会让患者出现失眠、精神障碍、谵妄等症状。

2. 肾脏毒性　肾脏是人体的重要器官，不仅要负责机体代谢产物的排泄，还要承担药物的排泄工作。肾脏是多数抗菌药的主要排泄途径，因此肾毒性常见。肾脏的血管丰富，当药物随血液快速流经肾脏时，就会使肾小球、肾小管等肾组织暴露于较高剂量的药物中；原尿在肾小管中浓缩，药物浓度提高；肾小管管壁细胞有重吸收及分泌功能，导致药物进入细胞机会多，这些都为药物创造了损伤肾脏的机会。

常见的具有肾毒性的抗菌药物有很多，包括氨基糖苷类、多肽类（如万古霉素、替考拉宁）、青霉素类、头孢菌素类、四环素类、磺胺类、多黏菌素类。这些药物所造成的肾脏损伤的表现也不一样，大部分都可以引起急性肾损伤的症状，表现为前期多尿，之后少尿（24小时尿量少于400ml或每小时尿量小于17ml）甚至无尿（24小时尿量少于100ml），同时伴有肾小球滤过率或肌酐清除率的下降。临床中常可以观察到血肌酐水平上升。磺胺类药物可以在肾脏中形成结晶（图4.2-1），导致结晶尿、血尿和管型尿。有些药品还可以让尿液染色，例如抗结核杆菌的利福平可以让尿液呈橘色或红色。

理论上说，这些药物越多地经过肾脏排泄，对肾脏功能影响越强。因此，建议肾功能不全患者使用多途径代谢的药物或非肾脏代谢的药物，例如头孢哌酮、莫西沙星等。在使用肾毒性药物的时候，要注意监测肾功能、尿常规，强调早发现、早治疗。部分高毒性药物或个体变异度较大的药物，如万古霉素，使用时要注意给药个体化，进行药物浓度监测，随访血药浓度。发生了肾功能损伤时，要及时调整剂量或停药更换药物，进行保肾治疗，必要时需要进行肾脏替代治疗，以保全肾脏功能。

3. 肝脏毒性　肝脏为主要代谢器官，极易受到外源性化学物的损伤，因为从多种途径吸收进入血中的药物等大多在肝脏进行生物转化。原型药物或活性代谢物均可能对肝脏造成不同程度的损伤。对肝脏的损伤不仅取决于药物的毒性，还与接触药物的时间长短有关。短期接触的急性损伤，可引起肝细胞脂肪沉积、坏死或肝胆功能障碍；长期接触所致的慢性损害，则可致肝硬化或癌变。前者往往是可以恢复的，但后者则可造成肝脏永久性病变损伤。而且，肝脏本身作为机体处理毒物代谢的器

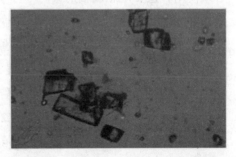

图4.2-1　磺胺类药物在尿中形成的晶体

官，功能重要又很脆弱，肝脏损伤往往比肾脏损伤来得更为凶猛。另外，目前肾脏替代疗法非常成熟，能够让肾脏得到充分的休息和恢复，即使肾脏功能无法恢复，患者也可以靠肾脏替代疗法维持生命。但是肝脏替代疗法还不是很成熟，肝脏一旦损伤无法修复，患者没有可以替代的代谢途径，毒物蓄积在人体内会造成严重后果。重度的肝脏损伤还可以诱发肝性脑病，患者体内代谢紊乱，出现意识障碍、行为失常等症状，甚至会昏迷不醒。

抗菌药物对肝脏的损害常表现为恶心、食欲缺乏、黄疸、肝功能异常、胆汁淤积、肝大等。肝损害的恢复通常与肝损害的严重程度以及发现的早晚有关。抗菌药物的肝毒性机制可能与特异性体质有关，另外免疫学机制和遗传因素也可能起一定作用。

20世纪60年代就有关于依托红霉素引起淤胆型肝炎的经典描述。其临床特点是：瘙痒、腹痛和黄疸并伴有血清转氨酶、碱性磷酸酶、嗜酸性粒细胞增多；通常发生于开始用药的3周之内，以后再用该药可再次发生肝损害；机制可能与过敏有关。半合成青霉素也可能具有肝毒性：苯唑西林、氨苄西林和羧苄西林可引起肝炎样病变；苯唑西林及其衍生物还可引起严重的淤胆型肝炎，有可能发展为伴有慢性胆汁淤积的胆管闭合现象；这些药物的肝毒性与免疫变应性机制有关。其他有可能导致肝损伤的抗菌药物有四环素类、红霉素酯化物、磺胺类、氯霉素、喹诺酮类药物等。

在使用相关药物的时候，要动态监测患者的肝功能变化，有异常变化时需要及时停药。如若发生了肝脏损伤，要使用保肝药物，大量水化治疗（编者注：水化治疗是指大量输液，保证尿液量，避免引起肝、肾功能的严重损伤），保护肝脏功能。有肝病或肝功能不全的患者要慎用肝毒性药物，如果必须使用，也要注意调整剂量。

4. 胃肠道反应　在食物种类日益丰富和食品安全备受关注的今天，如果你感到胃部不适，你第一个想到的原因是什么？相信大多数人会首先想到"难道吃坏了肚子"？当然，这是很有可能的。但是，如果你是在服用药物，你会想到这可能是药物造成的吗？根据我国2017年药物不良反应监测报告显示，胃肠道不良反应占总体的23.9%。

其实在胆汁中分布浓度较高的抗菌药物均可以引起胃肠道不良反应，如恶心、上腹不适、胀气等，有的时候伴发呕吐。其中，四环素类（多西环素、金霉素等）引起的胃肠道反应最为常见。大环内酯类也以胃肠道反应而"闻名遐迩"，其中以红霉素口服后的副作用为最多见，而醋酸麦迪霉素、罗红霉素、阿奇霉素、克拉霉素等的胃肠道反应较少而轻微。

由于胃肠道不良反应与抗菌药的性质和作用有关，通常难以避免。为减少刺激，可以在饭后服药或先饮用牛奶后再服药，尽量从小剂量开始使用，以减少不必要的胃肠反应。如果在停药后仍然出现胃肠不适症状，就需要及时就医。如果胃肠道反应比较严重，则需要咨询医生的意见，在医生的指导下降低剂量或者更换药物种类。

5. 心脏毒性　2012 年美国 FDA 修改了阿奇霉素的说明书内容，同年 3 月 FDA 再次发出安全性警告，叮嘱医生、药师和患者在使用阿奇霉素时要警惕该药物可引起心电图 Q-T 间期延长，导致心源性死亡。服用抗菌药物还能造成心律失常？这可能是大众百姓闻所未闻，料想不到的事情。实际上，除阿奇霉素外，其他大环内酯类药物也可以通过阻滞心脏细胞内的离子通道扰乱正常的心脏节律，该作用可随着浓度增加而增强，同时还可以抑制肝酶代谢药物，加强其他药物的心脏毒性。喹诺酮药物也可能引起 Q-T 间期延长的心律失常。使用这些药物时要保证患者无低钾血症、无心动过缓，不建议患有心律失常的患者使用该类药物，必须使用的情况下要加强监测。

二、变态反应

毒性反应之后，给大家介绍另一种常见的抗菌药不良反应——变态反应，也称超敏反应，是指某些抗菌药物本身、其存在的杂质或生产储存中产生的其他物质，与机体内蛋白质结合而成为抗原，从而刺激机体发生的不正常的免疫反应。超敏反应与所使用药物本身的药理性质无关，它是药物作为抗原或半抗原进入机体引发抗原 - 抗体反应而产生的药物变态反应。超敏反应的发生与药物剂量没有直接关系，有些人即使到了中毒剂量也不会发生超敏反应，而特异体质患者在使用极小剂量时就会发生超敏反应。变态反应由免疫系统介导，停药后反应消失。

变态反应主要分为 4 型：

1.　Ⅰ型变态反应　为速发型，又称为过敏反应。其可以发生于局部，如过敏性哮喘或鼻炎；也可以发生于全身，如过敏性休克。Ⅰ型超敏反应的特点主要是：发生快，消退也快；常引起生理功能紊乱；有明显个体差异和遗传倾向。药物作为抗原或半抗原与抗体结合后，机体释放过多的炎症介质，如组胺或细胞因子，从而引起Ⅰ型超敏反应。

青霉素制剂在弱碱性溶液中易形成青霉烯酸，而青霉烯酸就是诱发部分患者出现青霉素过敏性休克的罪魁祸首。因此，不宜使用放置2小时后的青霉素溶液。在使用青霉素之前推荐进行皮试，但皮试阴性并不代表就不会发生过敏性休克，在首次给药后需留院观察30分钟。在输注的过程中要密切观察患者情况，是否出现嘴唇发紫、呼吸急促、脸色发白等症状。一旦发生过敏性休克，需要立即停用怀疑药品，同时使用肾上腺素抢救，使用苯海拉明、氯苯那敏等药物抗过敏。对某种药物过敏的患者，再次使用该药物时还会反复出现过敏症状，也可能对具有相似化学结构的药物发生交叉过敏。为了避免发生过敏反应，应该远离引起过敏的物质，就诊时要及时告知医生或药师或护士自己的过敏史。如果必须使用之前过敏的药物，要先进行脱敏治疗。

使用抗菌药引起的过敏性皮疹

2. Ⅱ型变态反应 为细胞毒型。药物作为抗原进入体内与细胞结合，而药物抗体在与之结合后，会造成细胞溶解等损伤反应。当青霉素、磺胺类等药物进入人体后，刺激机体产生药物抗体，这种抗体可以与跟药物相结合的红细胞、粒细胞或血小板发生作用，或者药物与抗体结合后再与血细胞结合，从而引起药物性溶血性贫血、粒细胞减少症或血小板减少性紫癜。

3. Ⅲ型变态反应 为免疫复合物型。该类型是由于药物作为抗原与抗体结合后形成复合物，复合物沉积在局部或全身多处毛细血管基底膜后，通过激活体内免疫物质，引起充血性水肿、局部坏死和中性粒细胞浸润为主的炎症反应和损伤，如出血性休克。有研究认为，药物热也和该类型的变态反应相关。

药物热是由用药导致的发热，它常常是药物过敏的最早表现。各类抗菌药均可引起，但常见的有青霉素、氨苄西林、链霉素、氯霉素等。药物热一般表现为持续的高热，常达39℃，甚至40℃以上。与感染性发热不同，药物热恰恰是在感染好转后出现的发热，潜伏期多为感染症状缓解后7～12

天。药物热常与感染引起的高热混淆，无法判断是药物因素还是病情进展。临床医生常常抱薪救火，也就是说患者发生了药物热，而医生却误以为是感染尚未治愈的表现，继续使用抗菌药物进行治疗，导致患者体温居高不下，事与愿违。因此，如若患者感染的其他临床症状好转，其他相关指标恢复正常，只有体温异常，应充分考虑药物热的可能。此时应及时停用抗菌药物，多数患者的体温即可下降至正常范围。

4. Ⅳ型变态反应 为迟发型。此类变态反应多发生在接触药物 24 ~ 72 小时之后，因此称为迟发型变态反应，与免疫细胞息息相关。青霉素、磺胺类药物构成半抗原，与体内蛋白质结合形成完全抗原，诱导出现迟发型反应，发生接触性皮炎，导致局部皮肤出现红肿、皮疹、水疱，甚至导致死亡率极高的剥脱性皮炎。

剥脱性皮炎是一种严重的皮肤过敏症状，在初期可见皮肤表面变为潮红、脱屑、增厚和偶有结痂；后期可以看到皮肤大面积损伤；皮肤损伤后，患者皮肤屏障受损，极易感染；全身性剥脱性皮炎还可以导致低蛋白血症、低钙血症、心力衰竭等。需要使用糖皮质激素治疗，外用凡士林或炉甘石洗剂，并停用怀疑药物。

剥脱性皮炎患者的局部皮肤

三、二重感染

二重感染（superinfection）也是抗菌药的常见不良反应，是指长期使用广谱抗菌药物后，使敏感菌群受到抑制，而一些不敏感菌（如真菌等）乘机在体内生长繁殖所造成的继发感染（图 4.2-2）。二重感染属于 A 型不良反应，与用药剂量、时长相关。人体中存在着大量的细菌、真菌等微生物，这些微生物互相依存、相互制约，呈现出动态平衡，使得人体处在一种健康状态。但是长期使用广谱抗菌药物，就像是在人体菌群中使用了机关枪横扫，不论是引发疾病的致病菌，还是体内的正常菌群，都统统倒在广谱抗菌药物的威力之下；一通扫射后，留下来的菌群都是能躲过机关枪的微生物。这些对抗菌药不敏感的微生物，有的是经过变异产生了耐药性，有的是因为其结构本身不含有该种抗菌药物的作用靶点，例如真菌。当人体的微环境失去平衡后，这些不敏感的微生物开始大肆生长，在人体内为所欲为，导致口腔感染、腹泻、消化道感染等。二重感染的致病菌主要是革兰氏阴性杆菌、真菌、葡萄球菌等，能引起假膜性肠炎、鹅口疮、阴道炎等。二重感染发生率为 2%～3%，一般出现于用药后 3 周，造成二重感染的病原菌常呈多重耐药，因而治疗困难，病死率较高。2013 年美国 CDC 统计数据显示，美国每年有 250 000 名患者感染艰难梭菌（编者注：一种导致二重感染的常见细菌），其中 14 000 名患者死亡。

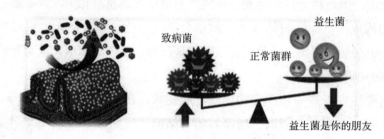

图 4.2-2　二重感染发生原因示意图

鹅口疮

　　鹅口疮（thrush）是由于真菌感染在口腔黏膜表面形成的白色斑膜，多为发生于口腔部位的二重感染，常见于婴幼儿，也见于老年人或免疫力低下人群。患有鹅口疮的患者使用制霉菌素溶液漱口，即可缓解。

　　假膜性肠炎（pseudomembranous enterocolitis）是常见的二重感染，为主要发生于结肠的急性黏膜坏死炎症，并覆有假膜。假膜性肠炎主要是由艰难梭菌所释放的外毒素引起，临床表现为每日 10 余次大量水泻，大便常含有黏液，部分患者可出现血便，少数可排出斑块状假膜，并伴有发热、腹痛、腹胀、恶心及呕吐，严重者可迅速出现脱水、电解质紊乱、循环衰竭、中毒性巨结肠、低蛋白血症，甚至是腹水等症状。除了万古霉素，几乎所有的抗菌药物都可以引起假膜性肠炎。

　　二重感染的发生率如此之高，危害如此之大，因此在使用抗菌药物过程中一定要遵守疗程，切勿私自延长给药时间；使用抗菌药之前，要及时留存细菌培养标本，根据细菌培养结果及时调整抗菌治疗方案，使用敏感的窄谱抗菌药物针对性治疗；倘若出现二重感染的症状，如大便次数增加、稀便、腹泻等，轻者可以使用活菌制剂，如双歧杆菌活菌胶囊或酸奶来调节肠道的菌群环境，重者需要使用甲硝唑或万古霉素抗感染治疗。

上述这些常见的不良反应发生率高，抗菌药物和其他类别的药物均可导致。但是，抗菌药物还可以引起一些辨识度高的特殊反应。接下来，我们就聊聊抗菌药物的特殊不良反应。

第三节　走火的枪——特殊不良反应

在药物不良反应的发生上，抗菌药像个淘气鬼，要追求特立独行。它们不仅会引起与其他药物相似的常见反应，还一定要有自己特色的不良反应：四环素牙、药源性 Stevens-Johnson 综合征、赫氏反应、灰婴综合征、双硫仑样反应，从这些略显晦涩的名词大家也许已感受到这些不良反应的特殊性。下面我们就来一一认识下这些与特定的抗菌药物有关的特殊 ADR。

一、四环素牙

世界卫生组织将口腔健康列为人体健康的标准之一。口腔健康，从过去单纯的牙齿整洁，没有缺损、疼痛、出血等疾病状态，提高到现代的全新概念：拥有一口洁白、美丽的牙齿，口气清新，笑容自然，进食、说话时没有不舒服的感觉。人的牙齿本应是晶莹光亮、洁白如玉的；每当微笑时，给人以健美、舒服的感觉。但是历史上曾有一代人牙齿不那么洁白、整齐了，有的牙发黄、变灰，有的伴有实质缺损。这是什么原因造成的呢？

早在 20 世纪 80 年代之前，人们对四环素有着非同寻常的好感：价廉、有效，抗菌谱覆盖许多非典型病原菌。许许多多的孩子在生病后都或多或少使用了四环素类药物。当时人们的生活还很匮乏，对于外貌没有过多的关注。随着国家的富强，生活愈加富足，人们也开始关心起柴米油盐之外的事情。当人们咧开嘴的时候，发现自己却是一口大黄牙，甚至还有的缺牙半齿。这些人深深为自己的牙齿而羞愧，总是避免露出自己的牙齿。他们想要

四环素牙

知道，为什么自己的牙齿和别人的不一样呢？其实早在 1950 年国外就有报道，服用四环素类药物可导致四环素牙，但是我国直至 70 年代中期才引起注意，因此影响了一代人的牙齿健康。

四环素类药物用于儿童后可沉积在牙齿及骨质内，导致牙齿黄染、牙釉质发育不全、骨骼生长抑制。这一方面是由于四环素类药物本身呈现橘色或黄色，沉积在牙齿上导致牙齿染色；另外一方面是四环素还可以与钙结合，导致牙釉质发育不全或缺失，骨骼生长受到抑制（图 4.3-1）。孕妇服用四环素后，四环素可以通过胎盘屏障进入胎儿体内并蓄积在牙床上，导致后来萌生的乳牙变色。虽然乳牙会被恒牙所替换，但是胎儿或婴幼儿时期使用四环素依然会对恒牙的发育有所影响。因此，孕妇、哺乳期妇女以及 8 岁以下的儿童禁用四环素类药品。

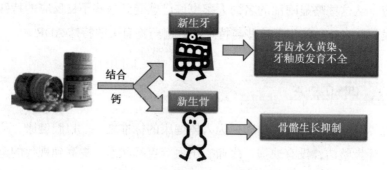

图 4.3-1　四环素牙形成机制示意图

四环素牙一般牙体外形正常，但是牙釉质全层染色，简单的牙齿漂白、洗牙不能解决问题。轻者可以使用光固化树脂罩面、瓷罩面修复；对于重者及使用遮色剂效果不佳者，采用混合全冠修复较为理想。

二、药源性 Stevens-Johnson 综合征

药源性 Stevens-Johnson 综合征是指药物引起的重症多形性红斑，有人认为可以归为Ⅲ型（免疫复合物型）变态反应。1922 年，Stevens 和 Johnson

首先对该病进行了详细的描述，因此被称为 Stevens-Johnson 综合征，常见为多形红斑型和表皮坏死型，发病急，是一种严重的系统性疾病，患者皮肤和黏膜发生急性水肿性红斑，并有水疱、糜烂或出血，可累及眼部发炎、中耳炎、支气管肺炎、食管损伤、肾损伤等，甚至有导致死亡的潜在风险。病死率 3%～15%。世界各地均有发病，国外报告白种人多发。男女比例为 2：1。发病年龄大部分在 10～40 岁，可发生于未成年人，甚至有 3 个月婴幼儿发病的报告。

Stevens-Johnson
综合征患者表现

可能导致该病的抗菌药有青霉素类、磺胺类、头孢菌素类、氟喹诺酮类。Stevens-Johnson 综合征的发生与遗传多态性关系密切，携带人类白细胞抗原（human leukocyte antigen, HLA）的几种基因亚型——HLA-A29、HLA-B12 和 HLA-DR7 的人群中，磺胺类药物相关性 Stevens-Johnson 综合征的发病率显著较高。考虑到严重 Stevens-Johnson 综合征导致的不良后果，建议有条件的医院或患者在使用这些药物之前进行必要的基因检测。

当发生 Stevens-Johnson 综合征后要停用一切可疑药物，使用糖皮质激素进行治疗，对症用药，使用硝酸银溶液湿敷局部脱落皮肤。生物性覆盖局部的制剂可能会起到减轻疼痛、预防感染的作用。患有 Stevens-Johnson 综合征患者的皮肤同烧伤患者皮肤一样，缺乏屏障保护功能，50% 表皮坏死型患者都死于脓毒血症，因此要重视病变部位的护理，同时警惕感染。多数患者的皮肤症状可在 3～4 周痊愈。

三、赫氏反应

赫氏反应又名"吉海反应"（Jarish Herxheimer reaction），是指临床上用青霉素治疗钩端螺旋体引起的疾病时，因为螺旋体大量裂解，释放的毒素引起病情加重的反应。临床表现为首剂青霉素治疗后 2～4 小时，患者突然出现头痛、发热、寒战，继之大汗、热退，可伴有血压下降或休克。该反应约在 8 小时达高峰，24 小时内发热等症状可不治而退，加重的皮损也可好转。此反应常见于早期梅毒患者，反应时硬下疳可发生肿胀，梅毒疹可加重或第一次出现二期梅毒损害（编者注：梅毒可累及全身多器官，二期梅毒损害主要指梅毒引起的皮损、淋巴结肿大等）。部分患者因此病情加重，从而诱发肺弥漫性出血。理论上抗菌药物治疗感染性疾病时，均有可能导致类似赫氏反应的结果，其原理相似，均为使用抗菌药物后细菌大量裂解，释放出毒素，导致临床症状恶化。在临床中需要对感染恶化、药物热、赫氏反应加以鉴别。

避免赫氏反应以预防为主，青霉素可由小剂量开始逐渐加到正常量；对神经梅毒或心血管梅毒可以在治疗前一天给予泼尼松 30mg/d，分次口服，持续 3 天。皮质类固醇可减轻赫氏反应的发热，但对局部炎症反应的作用还不确定。患者一旦发生赫氏反应，应对症处理，必要时住院治疗。

四、灰婴综合征

灰婴综合征是氯霉素的严重不良反应之一，新生儿，特别是早产儿，使用氯霉素剂量过大（日剂量大于 100mg/kg）时可发生的致命的毒性反应。

灰婴综合征的出现原因是早产儿和新生儿肝脏内缺乏葡糖醛酸基转移酶，使氯霉素在肝脏内代谢障碍，而早产儿和新生儿的肾脏排泄功能也不完善，造成氯霉素在体内的蓄积（图 4.3-2）。临床表现多在用药 24 小时内出现呕吐、拒哺、呼吸不规则且快、腹部膨胀、发绀；24 小时后患儿软弱，转为灰色，体温降低等，死亡率约 40%。但是如果及时发现，采取措施并停药，可恢复健康，通常无后遗症。

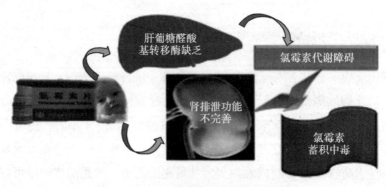

图 4.3-2　灰婴综合征发生机制示意图

因此，肝肾功能减退患者、婴儿、孕妇、哺乳期妇女应慎用或禁用氯霉素。灰婴综合征可以通过控制氯霉素的剂量及监测血药浓度来避免。出现症状后及时停药则有迅速恢复的可能，有可能需要进行等量换血以去除体内的氯霉素。

五、双硫仑样反应

2012 年 2 月 12 日，一代歌后惠特妮·休斯顿在美国洛杉矶猝然去世，终年 48 岁。惠特尼·休斯顿为我们留下了许多耳熟能详的歌曲，在生前曾两获艾美奖，六次获得格莱美奖项。一代天后突然离世，让广大歌迷遗憾不已，一时间阴谋论、谋杀论甚嚣尘上。然而，经过美国警方调查后，天后的死因竟然是服用药物后喝酒，死于双硫仑样反应。大家不禁会问，什么是双硫仑样反应？它为什么会夺去歌后的性命？

双硫仑样反应指在用药后饮酒所引起的乙醛蓄积的中毒反应。轻者出现面部潮红、头痛、腹痛、出汗、心慌等；重者出现呼吸困难、精神错乱、视觉模糊、血压下降，甚至惊厥、休克。这些症状一般在用药后 5~10 分钟内出现，最快的 2 分钟，最慢的 4 小时，持续反应时间为半小时至数小时，其严重程度与用药剂量和饮酒量成正比。

那为什么服药后饮酒会导致体内乙醛蓄积并出现中毒反应呢？在解答这个问题之前，首先要了解酒（乙醇）在体内的代谢过程：乙醇进入体内后，首先在肝脏内经乙醇脱氢酶的作用氧化为乙醛，乙醛再经肝线粒体内的乙醛脱氢酶的作用氧化为乙酰辅酶 A 和乙酸，乙酸又进一步代谢生成二氧化碳和水而排出体外。有些药物能抑制肝线粒体内的乙醛脱氢酶，使乙醇在体内氧化生成乙醛后不能再继续氧化分解，故而导致体内的乙醛蓄积。有些人喝酒容易脸红，这正是因为他们体内肝脏的乙醛脱氢酶活性低，或者含量比其他人少，导致乙醛蓄积，造成面部潮红。

知道了服药后饮酒会导致体内乙醛蓄积而出现中毒反应，那为什么这个反应要被称为双硫仑样反应呢？双硫仑（disulfiram）是一种戒酒药，1948 年由哥本哈根的 Jacobsen 等发明。服用此药期间一旦饮酒，该药可抑制乙醛脱氢酶，使乙醛不能氧化为乙酸，致使乙醛在体内蓄积，出现特征性的双硫仑反应，据此建立对酒的条件化厌恶反射，从而戒酒。因此，把这种在接触戒酒药双硫仑后饮酒出现的症状称为双硫仑样反应（disulfiram-like reaction），又称戒酒硫样反应（antabuse-like reaction）。某些抗菌药与双硫仑有相同的作用，可以抑制乙醛脱氢酶，因而用药后饮酒也会出现双硫仑样反应。

双硫仑样反应严重时可以诱发胸痛、心肌梗死、急性心力衰竭、呼吸困难、急性肝损伤、惊厥乃至死亡。服药期间或停药 4～5 天内饮酒或接触酒精（如酒精擦浴和消毒），亦可产生双硫仑样反应。因此双硫仑样反应不可小觑。

临床上以头孢菌素类的头孢哌酮致双硫仑样反应的报道最多、最敏感。有患者在用此药后吃酒心巧克力、服用藿香正气水，甚至用酒精擦拭就可能出现双硫仑样反应。其他可引起双硫仑样反应的头孢菌素类包括头孢曲松、头孢唑林、头孢拉定、头孢氨苄、头孢美唑、头孢米诺、头孢甲肟、头孢孟多、头孢克洛、头孢他啶等。还有硝基咪唑类药物，如甲硝唑、替硝唑、奥硝唑，磺胺类药物，氯霉素等均可以引起双硫仑样反应。这些药物的化学结构可以与乙醛脱氢酶活性中心结合，阻止乙醛继续氧化，导致乙醛蓄积，从而引起双硫仑样反应。

为了防止双硫仑样反应，对所有应用头孢类抗菌药物的患者，应常规询问是否有药物过敏史、酒精过敏史和近期饮酒史，如果患者在使用前 7 天内有饮酒史，应慎用该类药物；对使用头孢类抗菌药物的患者需嘱其停药后禁酒时间不能少于 7 天。一旦发生双硫仑样反应，应立即停药并停用一切含有乙醇的物品，轻者可以自行缓解，重者需要静脉使用维生素 C，并给予吸氧、输液、维持血压、抗休克等措施。必要时，可洗胃排除胃内乙醇，减少乙醇吸收。

讲了这么多，你大概"闻药色变"了吧？虽然使用抗菌药物有这么多风险，但出现了感染又不能不用抗菌药物，那怎么办啊？与其亡羊补牢，不如未雨绸缪。让我们看看有什么措施可以减少不良反应的发生或者减轻不良反应的程度吧！

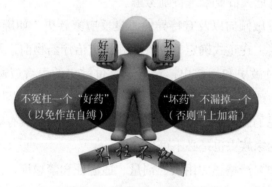

第四节 达摩斯之剑——不良反应防治

通过前三节的介绍，我们已经知道了什么是药物不良反应（ADR），了解到抗菌药物都有哪些常见的和特殊的不良反应及其危害性。但不可否认，抗菌药物又确实是临床上发挥重要作用的一类药物，因害怕不良反应而拒绝使用抗菌药无异于因噎废食，绝不可取。

因此，在本章最后一节，就给大家介绍对于抗菌药物的不良反应应该采取怎样的防治措施。这样，无论是专业医药工作者还是普通大众在使用抗菌药物时，都能高悬达摩斯之剑，对其不良反应常保警惕之心，以促进全社会更加合理地使用这类药，让抗菌药这把双刃剑在尽显杀菌威力的同时，能尽量减少甚至规避不良反应的发生（图4.4-1）。

图 4.4-1 药品的"两面性"

一、不良反应的预防

有些不良反应很难避免，但有些是可以避免的。用药时注意以下几点原则可预防或减少不良反应的发生。

（一）严格把握用药指征，减少用药种类

在明确的用药指征下选用适宜的抗菌药，并采用适当的剂量和疗程，以达到杀死致病菌、控制感染的目的；同时采取各种相应措施，以增强患者的免疫力和防止不良反应的发生，尤其是避免细菌耐药性的产生。抗菌药的经

验应用包括：①在病原菌未明时，早期应用抗菌药进行经验性抗感染治疗非常重要；②选用广谱抗菌药，尽量选用杀菌剂；③在重症感染中则往往采取联合用药。抗菌药经验性应用时，应根据临床资料判断可能的病原菌来选用抗菌药；不同的抗菌药物在抗菌活性方面存在差异，应根据药物的适应证、抗菌活性以及耐药的变迁等因素来选用抗菌药。

此外，用药的种类越多，药物的相互作用就越不可预测，不良反应的发生概率也就越高。数据显示，合用 1～5 种药物，ADR 的发生率为 3.8%；但是一旦合用 6～15 种药物，ADR 的发生率就上升到 28%；而合用药物大于 16 种，ADR 发生率竟高达 84%。因此，我们要严格对待用药指征，不可贸然联用多种药物。

（二）熟悉 ADR，结合患者生理、病理给药

这条预防原则是需要我们熟悉抗菌药的主要不良反应，结合患者生理、病理给药，对高危人群要给予特别考虑。

这点对有过敏倾向以及有特异性不良反应家族史（如庆大霉素致耳聋）的患者十分重要。在正式确定治疗方案和选定治疗药物前，要详细了解患者的病史、药物过敏史和用药史，对某药有过敏史的患者应避免使用该类药物；对可能发生严重过敏反应的药物，可通过皮肤试验、基因筛查等方法来排查有用药禁忌的患者。一些药物不良反应，如过敏，具有家庭遗传特性，因此询问患者的家族史也是必不可少的。

药物治疗中要严格遵照用法、剂量、适应证和禁忌证，并根据患者的生理与病理学特点实行个体化给药。注意特殊人群用药，包括老年人、儿童等，尤其新生儿、孕妇、哺乳期妇女及肝、肾功能不全的患者，应根据其特点谨慎用药，不同人群要根据实际需要调整药物种类、用法和剂量，不可"千人一药"。

（1）对于老年人和肾功能不全的患者，应减少或者避免使用对肾功能有损害的药物。

（2）既往史：有癫痫病史或神经疾病史的患者，禁用引起癫痫或抽搐的抗菌药，如亚胺培南、头孢吡肟；传染性单核细胞增多症患者，应用氨苄西林时易发生皮疹，应避免用药。

（3）对于小儿，尤其新生儿，其剂量应按体重或体表面积计算，用药期

间应加强观察。

（4）对于孕妇或哺乳期妇女，必须选用药物治疗时，应当参照药品危险等级分类和药品哺乳期安全性的资料，慎重选择。例如，对于孕妇、哺乳期妇女、婴幼儿不宜用四环素类药，因其可透过胎盘屏障进入胎儿体内，沉积在牙齿和骨的钙质区内，引起胎儿牙齿变色、牙釉质再生不良及抑制胎儿骨骼生长；而氟喹诺酮类可在儿童中引起关节痛及肿胀，故不应用于青春期前儿童或妊娠妇女。

（三）充分考虑药物相互作用的影响

这一预防原则是要充分考虑药物相互作用对药物不良反应发生的影响，药物联用可以加重 ADR，也可减轻或规避 ADR。

医师应注意了解患者从不同科室开具的处方药品和自用药品使用情况，以免发生不良的药物相互作用。例如，患者可能在治疗胃酸过多时使用了西咪替丁，在治疗感染性疾病时医生却不知道此情况而使用了克拉霉素，这两种药都可以引起神经肌肉接头阻滞，单独使用时发生率较低，但两药合用就可能增大患者出现神经肌肉接头阻滞的风险，导致患者运动受损或呼吸困难。再如，心律失常患者长期使用胺碘酮，在抗感染治疗中应该避免大环内酯类或喹诺酮类药物，以防后两种药物引起致死性的 Q-T 间期延长事件。因此，联合用药要注意药物相互作用，可用可不用的药物尽量不用；在必须联合用药时，要兼顾增加疗效与减少药物不良反应；尽量避免加重药物不良反应的联合用药，如：氨基糖苷类与万古霉素都有耳、肾毒性，联用时应进行血药浓度监测，及时监测听力和肾功能。

药物联用不一定都带来不良结果，有时可以通过合理地联合用药来避免药物不良反应或减轻其程度。例如，维生素 K 是凝血过程中不可缺少的一个因子；而头孢哌酮可以抑制肠道内合成维生素 K 的菌群，同时头孢哌酮与谷氨酸分子相似，在肝脏内与 γ- 谷氨酰羧化酶结合，使得依赖维生素 K 的凝血因子合成障碍，导致出血风险增加；故在使用头孢哌酮时可以联合使用维生素 K，以防止或减少出血事件。

（四）注意药物配制、给药速度、给药频次等给药的每一环节

药物配制、给药速度、给药频次等都可能和不良反应的发生有关，因此在给患者用药时需注意每个环节，以减少不良反应的发生。举例说明如下：

在配制青霉素注射液时，应该即配即用，不宜使用配制超过 2 小时的青霉素溶液，这是因为青霉素类药物容易降解，即配即用可以减少降解产物引起的变态反应。红霉素或大剂量青霉素钾盐给予较多溶液稀释，可减少局部刺激。又如，近年来临床研究发现，氨基糖苷类的耳、肾毒性与药物的峰浓度无关，而与谷浓度关系密切，因此降低药物的谷浓度可以减轻耳、肾毒性；将氨基糖苷类药物一日 2 ~ 3 次的给药方案调整为一日 1 次，不仅可以提高给药疗效，而且还可以降低耳、肾毒性。万古霉素滴注过快可引起红人综合征（编者注：此综合征是指静脉滴注万古霉素过快或万古霉素浓度过高引起的皮肤潮红、瘙痒、心动过速和血压下降），因此浓度为 5mg/ml 的万古霉素溶液应静滴 60 分钟以上或输注速度不超过 10mg/min。

（五）密切观察有无不良反应发生

最早发现药物不良反应症状的往往是患者自己，因此不仅要向患者介绍药品的疗效，还应详细地解释相关的药物不良反应和用药注意事项的信息，告诫患者在出现药物不良反应早期症状时要及时报告给医生，从而增强患者对药物不良反应和药源性疾病的防范意识，以便早防范、早发现。

观察到不良反应的早期症状后，要及时停药和处理，防止进一步发展。密切观察患者用药反应，必要时检测血药浓度。对于长期服用药物的患者来说，如用头孢菌素类、氨基糖苷类等抗菌药以及利尿药，应定期监测肝功能、肾功能、电解质及酸碱平衡。一旦发现异常反应，应尽快查明原因，及时调整剂量或更换治疗药物。必要时通过治疗药物监测（therapeutic drug monitoring, TDM）等手段及时调整给药方案，指导合理用药。

二、不良反应的处理

我国实行药物不良反应报告制度，若发生严重不良事件和／或不良反应，除根据患者情况给予必要的对症处理外，还应按《药物不良反应报告和监测管理办法》的有关规定报告：药品生产企业（包括进口药品的境外制药厂商）、药品经营企业、医疗机构应当按照规定报告所发现的药物不良反应；个人发现新的或者严重的药物不良反应，可以向经治医师报告，也可以向药品生产、经营企业或者当地的药物不良反应监测机构报告，必要时提供相关的病历资料。药物不良反应报告的内容和统计资料是加强药品监督管理、指导合理用药的依据。

一旦发生不良反应，应立即停药，对症治疗。患者应向药房负责人、临床药师、执业药师报告不良反应，在其帮助下处理药物不良反应。处理药物不良反应时，应明确以下3个原则：

（一）正确判断不良事件与药物的因果关系

判断药物不良事件是否是药物不良反应，除了要看是否是合格药品、是否在正常的用法用量下使用、是否出现了与用药目的无关的有害反应外，还要判断不良事件是否与药物使用有因果关系。这也是最难判断的。正确的因果判断是进行恰当处理的前提。要确定不良事件是否由药物引起，是什么药物引起，以及是否与给药方案如给药剂量、给药次数、联合用药等有关。

药物不良反应因果关系评价是药物不良反应监察中最关键和最困难的问题，至今仍无统一的国际性的评价标准，一般我们使用 Naranjio 法来判断不良反应因果关系（表 4.4-1）。根据 Naranjio 评分表计算出相应分数：≤ 0 分为可疑，1 ~ 4 分为可能，5 ~ 8 分为很可能，≥ 9 分则为肯定。在判断不良事件与药物的因果关系时，要做到不枉不纵：既不冤枉一个"好药"以免作茧自缚，也不漏掉一个"坏药"，否则雪上加霜。

表 4.4-1 Naranjio 不良反应评分表

项目	是	否	不知道
之前有相关报告吗	+1	0	0
用药后出现的吗	+2	-1	0
停药后是否减轻	+2	0	0
再次给药是否出现相似症状	+2	-1	0
能否用其他原因解释	-1	+2	0
给予安慰剂后是否出现相似症状	-1	+1	0
血药浓度是否达到中毒水平	+1	0	0
增减剂量，反应是否改变	+1	0	0
过去是否有该药反应史	+1	0	0
无客观证据	+1	0	0

（二）对症处理

对于不同药物出现的不同不良反应，针对其临床症状，采用不同的处理措施。例如，轻度过敏时，使用抗过敏药。过敏性皮疹，可以外敷炉甘石洗剂等外用制剂。重度过敏时，用糖皮质激素。当出现过敏性休克时，要及时使用肾上腺素急救；建议有过敏史或过敏体质的患者随身携带肾上腺素笔，这样在任何过敏情况下可以立即注射，为随后赶来的急救人员争取出一些至关重要的时间，最大限度地保障自己的生命安全。出现肝损伤时，要大量水化并使用保肝药物。出现肾损伤时，可以进行血液透析和大量水化。

（三）判断是否需更换、减量或继续使用该药物

具体如何处理取决于：不良反应的严重程度、患者对药物的需要程度及对症处理是否充分有效。对于引起严重不良反应的药物，要及时停药，避免病情加重；对于出现不良反应，但是患者必须使用该类药品的，可考虑联合用药保护机体功能，同时加强监测。例如，患有 MRSA 感染的患者在使用万古霉素过程中出现了肾功能衰退，此时必须使用万古霉素治疗该超级细菌引发的感染，怎么办？要考虑根据现在的肾小球滤过率调整万古霉素剂量，随访万古霉素血药浓度以及肾功能指标，必要时要采用肾替代治疗。

通过第三章（主要关注抗菌药的疗效方面）和第四章（主要关注抗菌药的安全隐患方面）的介绍，大家应该了解到抗菌药物的利弊了。抗菌药物犹如双刃剑一般，在治病救人的同时也可能将人们带入无尽的深渊。《吕氏春秋》有云："夫有以噎死者，欲禁天下之食，悖。"这说明我们不能因噎废食，光凭着抗菌药物的弊端就全盘否定了抗菌药物的功劳。合理使用抗菌药物，意在平衡抗菌药的利与弊，关乎用药收益与风险。当收益大于风险时，要果断用药；当收益小于风险时，要坚决不滥用药。那么现实中，我们是不是做到了收益风险最优比呢？答案是令人扼腕还是令人振奋？接下来让我们看看真实世界中抗菌药物的使用情况。

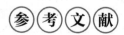

[1] 孟庆轩，陈卫兵．细数用药购药误区 [M]．北京：金盾出版社，2010．

[2] 陈永法．国际药事法规 [M]．北京：中国医药科技出版社，2011．

[3] 亓柽．药品最新临床应用——药物不良反应与失误应急处理 [M]．长春：银声音像出

版社, 2004.

[4] 孙国栋, 周厚贤, 姜善玲, 等. 新编药物不良反应与预防 [M]. 北京: 中国科学技术出版社, 2009.

[5] 吴铁, 冯冰虹. 药物学 [M]. 北京: 科学出版社, 2010.

[6] 王永怡, 张玲霞. 现代传染病防治指南 [M]. 北京: 化学工业出版社, 2011.

[7] 乔海灵, 祝晓光, 刘巨源. 临床药理学 [M]. 郑州: 郑州大学出版社, 2004.

[8] 王海生, 孙德清. 神经精神系统临床药理学 [M]. 北京: 化学工业出版社, 2010.

[9] 张松, 张兰华, 张小莉. 中老年人常见药物不良反应知识问答 [M]. 北京: 中国社会出版社, 2011.

[10] 李刚. 口腔疾病 [M]. 北京: 中国医药科技出版社, 2009.

[11] 郑岳臣, 冯爱平. 皮肤科疑难问题解析 [M]. 南京: 江苏科学技术出版社, 2010.

[12] 雷招宝. 药物不良反应知识问答 [M]. 北京: 化学工业出版社, 2007.

[13] 刘宇, 李洪, 张小澍. 中老年抽搐性疾病防治知识问答 [M]. 北京: 中国社会出版社, 2011.

[14] 胡晋红. 皮肤药理学 [M]. 北京: 化学工业出版社, 2008.

[15] 魏礼群. 政策研究与决策咨询——国务院研究室调研成果选 [M]. 上海: 中国言实出版社, 2005.

[16] 潘贤仪. 临床实用抗菌药物治疗学 [M]. 合肥: 合肥工业大学出版社, 2011.

[17] CDC. Antibiotic resistance threats in the United States, 2013[EB/OL]. http://www.cdc.gov/drugresistance/threat-report-2013.

[18] 中华人民共和国卫生部医政司, 卫生部合理用药专家委员会. 《抗菌药物临床应用管理办法》释义和抗菌药物临床应用培训教材 [M]. 北京: 人民卫生出版社, 2012: 219-256.

[19] 汪复, 张婴元. 实用抗感染治疗学 [M]. 2 版. 北京: 人民卫生出版社, 2012: 179-377.

[20] 王莉, 冯建明, 孙志新. 头孢哌酮致成人获得性维生素 K 依赖性凝血因子缺乏症 1 例 [J]. 临床荟萃, 2006, 21(19): 1385.

第五章
抗菌药的滥用

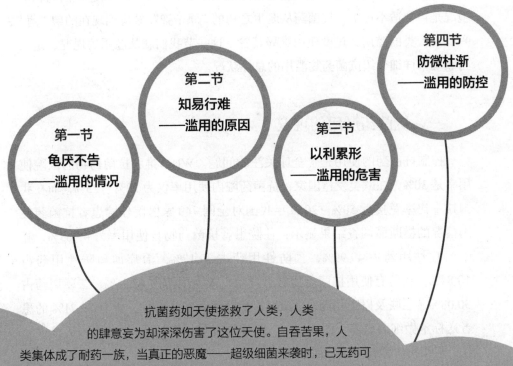

第二节
知易行难
——滥用的原因

第四节
防微杜渐
——滥用的防控

第一节
龟厌不告
——滥用的情况

第三节
以利累形
——滥用的危害

抗菌药如天使拯救了人类，人类的肆意妄为却深深伤害了这位天使。自吞苦果，人类集体成了耐药一族，当真正的恶魔——超级细菌来袭时，已无药可医！这就是第五章——抗菌药的滥用。

本章分为四小节，第一节概览抗菌药从"原子弹"沦落至望"菌"兴叹的滥用状况；第二节挖掘抗菌药滥用的深层次原因；第三节展现抗菌药滥用的骇人后果；第四节揭示抗菌药滥用的防控宝典。

正是抗菌药的滥用催生了超级细菌，恰似天使孕育了魔鬼。痛定思痛，让我们积极行动起来，人人智用、善用抗菌药，呵护天使、停止滥用、斩断魔鬼的温床。

第一节　龟厌不告——滥用的情况

伴随着医药产业的飞速发展，药品种类也不断增加。医生选药的范围越加广泛，患者自我诊断、自行用药的现象也日趋增多，而抗菌药物正是滥用药物的重灾区之一。日常生活中，抗菌药滥用的现象不胜枚举，其引起的严重后果触目惊心，已成为威胁人类健康和生命安全的重大问题。

龟厌不告是指有效的东西过度使用后会失灵，这里用于描述抗菌药物的境况是再合适不过了。抗菌药从诞生之初的"原子弹"效应到现在的望"菌"兴叹，人类的滥用、过度使用难辞其咎。这一节我们就从滥用的现况、定义与表现来详细介绍抗菌药物滥用的总体状况。

一、抗菌药滥用的现况

控制抗菌药的使用是个全球关注的问题。WHO 推荐抗菌药物的医院使用率是 30%，在欧美发达国家，抗菌药院内使用率仅为 22%～25%，而在我国这一比率竟接近 50%。2010 年我国对全国 740 家医院住院患者抗菌药使用情况的横断面调查结果显示：住院患者抗菌药物日使用率为 49.63%，其中治疗性用药占 49.99%，预防性用药占 39.17%，治疗加预防性用药占 10.84%；在所有使用抗菌药物的患者中，单一用药占 67.96%，二联用药占 30.08%，三联及以上用药占 1.96%；治疗用药的患者中，仅有 29.21% 的患者送标本做细菌培养（图 5.1-1）。医学界有句打趣的话："在美国买枪很容易，但买抗生素却很难；而中国正好相反。"

我国既是抗菌药的生产大国，也是使用大国。据研究统计，2013 年我国年抗菌药物使用量为 16.2 万吨，居世界第一：其中约 7.8 万吨为人类使用，占 48%；其余 52% 的抗菌药物（约 8.4 万吨）用于畜牧业。在中国，抗菌药物千人每天使用量为 157 克，而在欧洲地区仅为 20.1 克，美国为 28.8 克，加拿大为 20.4 克，中国已成为世界上滥用抗菌药最为严重的国家之一。在中国医药市场中，抗菌药已经连续多年位居销售额第 1 位。根据近 5 年的不完全统计，上海、武汉、杭州、重庆、成都等大城市每年药物使用的总费用

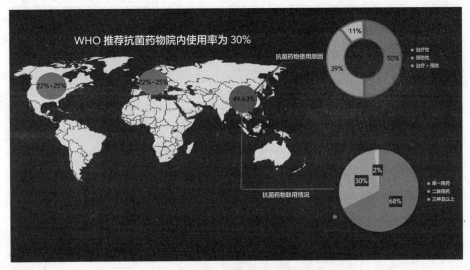

图 5.1-1　世界各地与我国抗菌药物院内使用情况

中，抗菌药占 30%～40%，一直居所有药物的首位，仅广东省药店抗菌药年销售额就有 10 亿元。2014 年医药市场调研结果发现（表 5.1-1），抗感染药物占市场比例为 19%，远超其他类药品，而在医院的销售额为 422 亿元人民币，仅次于心血管系统药物。相较于心血管系统药物、抗肿瘤药物、免疫调节剂的昂贵价格，抗菌药物的价格相对低廉，再考虑到购买金额居于第 2 位的情况，我们不难想象出抗菌药物的消耗数目有多巨大！

表 5.1-1　2014 年全国二级及以上医院各类药物的市场销售份额

排序	药物类别	销售额／亿元
1	心血管系统药物	426
2	全身性抗感染药物	422
3	消化道和代谢方面的药物	340
4	抗肿瘤及免疫调节剂	314
5	神经系统药物	226
6	血液和造血系统用药	189
7	呼吸系统用药	146

排序	药物类别	销售额/亿元
8	肌肉-骨骼系统药物	123
9	杂类	109
10	生殖泌尿系统和性激素类药物	107

2014年12月，中央电视台曝光全国主要河流部分点位都检出抗菌药，甚至南京居民家中自来水中也有检出。这说明抗菌药在我们尚未察觉的时候，就已经进入到我们生活的一些角落，人类已无法避免地受其影响。

2015年6月初，中国科学院广州地球化学研究所应光国课题组发表研究数据，监测了全国58个流域的36种抗菌药物浓度，绘制出"中国抗生素排放地图"。研究发现：整体而言，北方地区河流领域的抗生素浓度普遍高于南方河流；从流域来看，北方海河流域与南方珠江流域的抗生素污染最严重。珠三角的抗生素排放总量虽然只属于中等水平，但是单位面积排放密度在全国58个流域中属于最高等级，达到70.3~109千克/（平方公里·年），珠江水系干流之一的西江流域，抗生素排放总量达到最高级，年排放量在2 190~3 560吨。而海河由于水量少，其抗生素环境浓度比珠江更高。报告还指出：人口较密集的中国东部，其抗生素排放量密度是西部流域的6倍以上，可见人类活动对抗生素排放的巨大影响；至于抗生素的种类，在珠江流域中，浓度最高的抗生素是阿莫西林，达到3 384ng/L，氟洛芬（编者注：氟洛芬又称为氟甲砜霉素，是一种兽用抗菌药）则以2 867ng/L的浓度紧随其后，诺氟沙星、青霉素等另外5种抗生素浓度也较高，均高于1 000ng/L。我国目前尚未出台环境中抗生素浓度的标准，但1 000ng/L以上的浓度已然十分惊人，而这还只是河流中测出的浓度，真正使用和排放的抗生素水平恐怕远远超出我们的想象。

那么水中的抗生素来源究竟有哪些呢？环境中抗生素的来源主要包括：生活污水、医疗废水以及动物饲料和水产养殖废水排放等。看到这几个来源，你或许会有些吃惊，不少人以为抗菌药都是用于治疗人类的疾病，而实际上，治疗动物疾病乃至动物饲料中预防性添加抗生素早已不是什么新闻，兽用抗生素的量甚至多于人用。以珠江水域为例，广东地区人口密度高，又是养殖大省，鸡、猪的消费量巨大，水产养殖也相对发达，因此珠江流域抗生素使用量、排放量大，排放密度高。另外，我国的污水处理水平也较低，农村地区几乎直接排放污水，这也使得大量生活污水及养殖废水中的抗生素直接进入环境。养殖业中滥用抗生素的现象已对人们的健康造成了影响，使用了抗生素的动物被摆上餐桌，河流中的抗生素进入饮用水，这都让人们在不知不觉中吃下了抗生素。有调查显示华东地区近六成儿童的尿液中含有抗生素，甚至在有些儿童体内检出了 3 种一般只限于畜禽使用的抗生素。

以上示例与数字从人用及兽用两方面充分说明了抗菌药物滥用的现状已不容乐观。

二、抗菌药滥用的定义与表现

看到上述触目惊心的数字，你是否决定远离抗菌药物了呢？在拿起抗菌药物的时候，你是否会迟疑这算不算滥用呢？事实上，抗菌药物并不是洪水猛兽，我们反对的是滥用，并不是合理使用。那么到底什么才叫滥用呢？

严谨来说，抗菌药滥用是指不对症使用、超时超量使用或未严格规范使用抗菌药。在这一确切概念下，我们来具体了解抗菌药滥用的 3 种主要表现：不对症使用、超时超量不规范使用以及农畜牧业滥用。

1. 不对症使用

（1）超需用药：应用抗菌药的简单原则是能用低级，不用高级；能用窄谱，不用广谱。然而，临床上为了快速治愈疾病，常选用广谱、高效抗菌药。此外，随着医疗行业日益市场化，医生的行业道德受到了严峻的考验，部分医生受到利益的驱使，在抗菌药使用上趋向于价格昂贵的药物；同时，患者常倾向于认为老药、国产药的疗效会逊色，因此为了避免不必要的医患纠纷，医生更倾向于使用新药、进口药，这不仅难以达到期望的疗效，而且更易加速耐药的产生。其实，轻至中度感染性疾病，原则上针对性使用低级窄谱抗菌药物就能获得良好的治疗效果。对于严重感染，才应使用新型的广谱抗菌药来达到治疗效果。

2015 年 8 月 27 日，国家卫生计生委发布的《抗菌药物临床应用指导原则》中规定：医疗机构应该将抗菌药分为非限制使用、限制使用与特殊使用三类进行分级管理，对限制和特殊使用的这两类抗菌药要设定目标适应证和处方权限。但在临床实际应用中，医疗机构却并未严格遵照"指导原则"用药，超需用药的情况相当普遍。一项调查发现：我国医疗机构抗菌药应用种类主要为头孢菌素、氟喹诺酮类；属于卫健委规定的特殊使用类药物呈现逐年明显上升趋势，如碳青霉烯类、第四代头孢菌素等。我国西部某医院2007年抗菌药的使用排名中，仅头孢哌酮钠/舒巴坦钠一个品种就占了整个医院抗菌药销售额的14.4%。我们知道，头孢哌酮钠/舒巴坦钠作为广谱的第三代头孢类抗菌药，能够覆盖敏感的革兰氏阳性菌，且对革兰氏阴性菌作用较强，同时可以治疗由铜绿假单胞菌引起的感染，常作为医院获得性感染用药。这种强效的抗菌药物应该作为对付难治性感染时最后的杀手锏使用，而非信手拈来沦为如此高频率的常用药物。

（2）主观治疗：在临床用药方面，由于各种原因，医生在抗菌药的使用上经常会无法真正做到"对症下药"，有的时候必须依靠经验治疗，这也就造成了"主观治疗"的泛滥。临床上合理应用抗菌药包括经验治疗与目标治疗：一般怀疑细菌感染时应先采集标本进行细菌学检查，如细菌培养药物敏感试验；在等待细菌学检查结果时，根据患者临床情况开始经验性治疗；待获得细菌检查结果后，调整抗菌药的使用，开始目标性治疗，同时每一次细菌学检查结果也为下次经验治疗提供了参考依据。

然而，国内医院却不做或很少做病原学检查和药敏试验，仅凭临床经验和主观推测应用抗菌药，这促进了病原菌的耐药。在门诊感染性疾病患者进行细菌学检查的比例不超过10%，住院感染患者细菌学检查比例大致在20%左右，且细菌学检查大都在应用抗菌药物之后开展，甚至长期应用抗菌药治疗效果不佳时才进行细菌学检查，这样所得出的结果对临床用药的参考价值大打折扣。这就是仅凭主观判断进行的治疗。

（3）患者行为：医院的抗菌药滥用触目惊心，而抗菌药在医院外也被肆无忌惮地使用着。一项涉及全国31个省、直辖市、自治区的4 152位网民的网络调查结果表明：有74%的调查者家中一直或曾经常备抗菌药。另一项对门诊160名就诊患者的调查结果表明：有62.5%以上的患者在1年内自行使用过抗菌药，其中因不明原因的发热和普通感冒而使用抗菌药的患者占40%以上。所以，患者不仅是抗菌药滥用的受害者，也是加剧致病菌耐药性的参与者之一。自我诊断、自行买药、自行用药、不遵从医嘱、想用就用、想停就停，是中国患者最容易出现的滥用抗菌药行为。这种患者行为一方面是因为监管不力，另外一方面也是因为患者自身缺乏抗菌药知识，可谓是"无知者无畏"呀！

2. 超时超量不规范使用

（1）千药一用：在临床工作中，抗菌药应按疗程足量应用，否则达不到彻底杀菌抑菌的目的，反而易造成病情的反弹；同时，每种药物的特性不一样，使用方法也不一样；即使是同一种药物，不同的剂型，用法也不一样。规范的抗菌药使用主要取决于：剂型和抗菌特点。

同一种抗菌药，缓释片 / 控释片与普通平片的使用方法就不同：平片起效快，维持时间短；缓控释制剂则是将药物缓慢或恒速释放，维持时间长，故相对可以减少给药次数。缓释片在临床的错误用法最为常见。例如头孢氨苄缓释片，有些医生或患者习惯每日 3 次，每次 2 片给药，与普通片剂服用方法一样。然而这样服用实际并未发挥缓释片的优势，正确的用药方法是每日 2 次，每次 2 片。

给药方案也要依据药物的抗菌特点：浓度依赖或时间依赖性抗菌药，特点不同、用法理应不同。氨基糖苷类、大环内酯类（如阿奇霉素）等浓度依赖性药物，抑菌活性随浓度升高而增加，主要取决于峰浓度，而与作用时间无关，所以使用时应该少次大剂量给药。浓度依赖性药物的使用说明书中也常建议患者一日一次服药。β- 内酰胺类等时间依赖性药物，杀菌作用取决于血中药物浓度高于最低杀菌浓度的时间，所以应该采用适中剂量、多次给药的治疗方案。因此当我们选用时间依赖性药物的时候，需要一日多次服药，不能嫌麻烦而自行减少服药次数。

（2）预防超量：抗菌药物除了用在治疗领域外，也在某些特殊情况下作为预防感染用药。预防用药主要分为内科预防用药和外科预防用药。在医院中，最常见的是外科预防用药。卫健委规定了预防用药的情况以及所对应的预防用药种类，尤其是外科预防用药中，要求预防性使用抗菌药物不超过 24 小时，特殊情况下不超过 48 小时。

但广东某医院对 1 235 例外科、妇科、眼科无菌手术患者的调查分析结果表明：抗菌药物使用率为 100%；医疗机构外科住院患者抗菌药使用比例在 80% 以上，特别是一般不需要使用抗菌药预防感染的外科清洁手术，预防性使用抗菌药的比例却高达 95%；同时在使用时长上远远超过规定，在药物选择上也大多违背外科预防用药原则（编者注：更多关于预防用药原则的内容，请详见第六章第一节）。由此可见，抗菌药物在预防领域是超量使用的！这进一步加剧了细菌耐药的形势。

3. 农畜牧业滥用 抗菌药滥用除了在临床治疗中表现为不对症使用、超时超量不规范使用外，在农畜牧业中也存在抗菌药滥用的情况，体现在总量大、应用比例失常。

（1）总量大：2013 年中国使用抗菌药 16.2 万吨，约占世界用量的一半，其中有 52% 用于农畜牧业。从图 5.1-2 中可以看到，抗菌药年消耗量中国"领跑"世界，这么大的畜用量意味着我们通过食用肉类也可能会摄入这些抗菌药物。

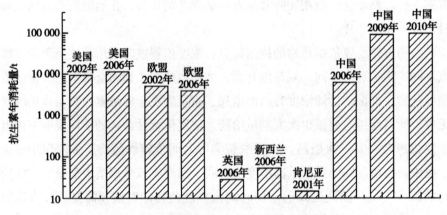

图 5.1-2　世界各国／地区畜用抗菌药年消耗量

（2）应用比例失常：中国每年生产的抗菌药除了人用和出口外，兽用占年总产量的 54%。尤其值得关注的是，兽用抗菌药中的 90% 被作为饲料添加剂，即被动物当饭吃，用于增重等，而只有仅仅 10% 是用来治疗畜牧疾病的（图 5.1-3）。

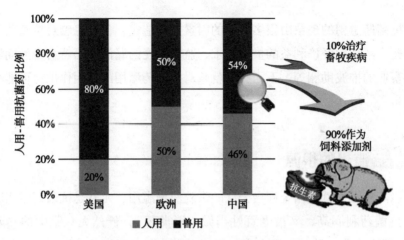

图 5.1-3　抗菌药物人用 - 兽用比例失常

　　如此之高的农畜牧业用量造成的后果不堪设想。中国河流总体抗生素浓度偏高，平均有 303ng/L，而意大利仅为 9ng/L，美国为 120ng/L，德国 20ng/L。抗生素通过水源、食物等多重方式进入人体，造成影响。复旦大学公共卫生学院一项调查显示：在江浙沪一带的 1 000 多名 8～11 岁在校儿童的尿液中检出低剂量的抗菌药物成分；25% 的儿童尿液中含有 2 种以上抗菌药物，更有甚者多达 6 种抗菌药物；此次尿样监测共检出 18 种抗菌药，例如金霉素、恩诺沙星、泰乐菌素等是一般只限于畜禽使用，却在儿童体内被检出。这些环境中残留的抗菌药长期存于儿童体内，将对他们的生长发育造成不良影响。因此，不仅是临床治疗，环境与食品已成为抗菌药的重要暴露源。

　　我们不禁要问，助长如此恐怖的滥用之风的推手到底是什么？究竟是什么驱动了抗菌药物的滥用？

第二节　知易行难——滥用的原因

　　大家了解了目前我国抗菌药物滥用的概况，我们这就来透过现象看本质，深入地挖掘一下造成抗菌药滥用的原因。

抗菌药滥用的现象由很多方面的因素共同造成，包括患者对抗菌药的误解、药厂药店对经济利益的极力追求、监管制度的漏洞、医者自身的问题以及农畜业的推波助澜等。下面我们就来对抗菌药滥用的原因作出尽可能全面的剖析。

一、滥用的根源

以药养医，就是当今社会公认的医院药物滥用、尤其是抗菌药滥用的源头。抗菌药利润高，又被老百姓当做"消炎药"，俨然大众眼中的"万能药"。遇到个头疼脑热，民众有时甚至会主动要求医生开具抗菌药，因此这类药几乎扛负起医院财政收入的重担。不仅如此，因为我国制药企业的自主研发能力较弱，多数依靠仿制药生存的药厂只能大打价格战、回扣战，这让本就不那么"纯净"的抗菌药应用环境越发恶劣。另外，药品采购所涉及的上游供应商、下游医院的监管机制也成为了法律的灰色地带。我们在究责患者、药厂、医生各自因为种种原因促成抗菌药滥用的同时，也要清楚地意识到制度的漏洞才是造成这些不合理使用的根源所在。诸多法律法规的漏洞给整个抗菌药滥用提供了躲避暴露于阳光的免责空间。

医生的立场、药厂的立场、患者的立场，只有通过合理的制度法规调和，才能和谐地统一。下面我们将从法规、医院、药厂、药店、医生和患者6方面来探究抗菌药滥用的根源。

（一）法规——滥用的根本之一

在2012年号称史上最严限抗令的《抗菌药物临床应用管理办法》出台之前，我们国家对抗菌药物进行管理的法律法规寥寥可数。虽然不断出台了《抗菌药物临床应用指导原则》《卫生部办公厅关于抗菌药物临床应用管理有关问题的通知》等文件，但都未形成法规的形式，几乎没有震慑力。但近年来，我国逐步健全了法律法规，颁布了《抗菌药物临床应用管理办法》等，以部长令的形式从严限制抗菌药物在临床中的滥用，收到了一定的成效（编者注：目前中国遏制抗菌药物滥用所取得的成效，详见第七章第四节）。2016年，国务院和国家卫生计生委员会发布《"健康中国2030"规划纲要》以及《遏制细菌耐药国家行动计划（2016—2020年）》计划，从7方面严抓抗菌药物临床应用管理工作。

可惜的是，在利益的驱动下，依然还会有个别人冒天下之大不韪，有法不依。追根究底，一方面是利益驱使，另一方面则是监管不严、执法不力。如果医生违规使用抗菌药物，不会被追究责任或只被罚以轻微的处罚金，这与使用抗菌药物背后的隐形获利比起来，违规的成本就不值一提，那么谁还会在乎要限制使用抗菌药物呢？

（二）医院——滥用的根本之二

新中国成立后，百废待兴。然而巨大的资金缺口限制了众多行业的发展，医药行业也不能避免。我国医疗机构依然以公有制为主体，存在政府投入不足而市场化过度的特征。政府没有投入足够的资金支持医疗机构的正常运行，但容许医疗机构通过医疗服务获得自身运行与发展的资金，故而医院对过度检查与过度治疗等就会采取默许或比较宽容的政策。在这样的背景下，以药养医便开始大行其道，因为以药养医不仅不需要国家拨款，还可以创收。医疗单位考虑到自身的利益，多半希望药品收入越高越好，甚至有些医疗单位竟采取按医生所开处方中药品销售的一定比例来核定医生应得的经济收入的措施。医疗单位的这种现实状况，无疑是滋生滥用药物的肥沃土壤。而抗菌药物作为使用最为广泛的药物之一，首先成为不合理使用的对象。

医疗单位收入的半数以上来自药品收入，而药费中抗菌药物费用又是收入的主要部分。三级医院中，抗菌药收入占全部药品收入的30%左右，而二级医院可能达到40%。据不完全统计，医院用药前10名中前4、5位基本均为抗菌药。另外，医院自身对抗菌药的监管机制也存在缺陷：抗菌药的合理应用是医院分级管理的基本内容，一般由院内感染管理委员会、药事管理委员会、医院感染管理科、药剂科等共同负责管理；但在既往实践中这些管理机构出于某些利益考虑，往往并没有发挥应有的作用。目前，我国大部分地区已实现医药分家、医院药品零加成策略，医院逐渐重视起感染控制工作，抗菌药物在医院内滥用开始得到有效控制。

（三）药厂——滥用的外部催化剂之一

国内制药企业大多缺乏原创药品研发能力，仿制药品是维持企业生产销售的主要产品，药品进入市场后与缺乏政府投入的医疗机构产生互动效应，

"以药养医"成为药厂与医疗机构"共赢"的市场机制。药品销售越多，企业、医疗机构甚至与之相关的销售人员、医务人员也可以获得更大利益，不规范的药品流通方式成为长期以来我国抗菌药物滥用的原因之一。

国际抗菌药原料的市场价格不断下降，从 2003 年 6 月中旬开始，青霉素原料药的价格就已经开始回落。欧洲的一份抽样调查显示，100 种抗菌药中有 95 种的价格均比 1995 年时下降 2/3 ~ 4/5。一方面是原料价格的下滑和成本的降低，另一方面却是销售价格的节节高升，于是药厂一拥而上，纷纷投产抗菌药，药厂成了导致抗菌药滥用的利益推手。据了解，我国的药品生产企业绝大部分都生产抗菌药，生产阿莫西林的企业竟超过 100 家，这就直接导致药品流通渠道混乱、重复建设、无序竞争严重。少数企业为了生存，还通过送回扣、打价格战、在产品说明书上少介绍药品不良反应等方式，千方百计地将抗菌药卖到消费者手中。

（四）药店——滥用的外部催化剂之二

药店零售是导致抗菌药滥用不能忽视的另一个利益推手。除了医院营收少不了抗菌药外，药店也要靠抗菌药维持生计。在凭处方购买抗菌药的规定出台前，患者在药店无须处方也能买到抗菌药，这使得药店这类零售企业很乐于经营抗菌药赚取差价。2004 年后，虽然出台规定，要求药店在患者没有处方时不得出售抗菌药，但在利益的驱使下，很多药店对规定置若罔闻，只要你踏入药店说自己需要抗菌药，理应具备专业素质的药师就会像非专业导购一样围在你周围，不断推荐这样或那样的昂贵抗菌药物，销售时也不需患者出示处方。再加上药店地理分布广泛、监管部门难以全部顾及、没有明确的执法主体，在药店这一环节对执法人员形成了掣肘的局面，使得抗菌药滥用这一现象更为猖獗。

（五）医生——滥用的内部生力军

对于医生来讲，抗菌药使用的空间是最为宽泛的。抗肿瘤药、抗精神病药物等不是每个医生都能随便用的，只有专科医生才具有处方权，但几乎每个医生都对抗菌药有处方权，实际上这是不合理的。随着现代医学的发展，专业分工越来越细，临床医生主要关注自己领域的发展问题，对抗菌药物的知识不能及时更新，这就导致了无计划或者盲目使用抗菌药，临床一线的医生也便难辞其咎成了抗菌药滥用的生力军。与医生相关的抗菌药物滥用现象，就其原由剖析如下：

1. **专业水平不过关**　每个医生对抗菌药都有处方权，但具体到某种抗菌药，不见得每个医生都懂得如何合理使用。抗菌药的品种选择、给药剂量、给药途径、给药间隔等无一不考验着医生。为了在临床上取得良好的效果，有些医生就会使用较大剂量的抗菌药、更加"高级"的抗菌药，如直接选用第三代头孢菌素类或广谱抗菌药物。因此应该定期考核医生的抗菌药知识，不及格者将停止其处方权；同时应该定期就抗菌药的新知识开展讲座和培训，不断提高医生用药的专业水平。

2. **经验用药而非循证用药**　另外，基于经验的处方行为也根深蒂固。传统的经验医学向以证据为基础的循证医学转变，是临床医学发展的必然趋势。在临床医学的证据等级金字塔中，经验医学位于金字塔的底部！但临床医生基于经验的处方行为却积习难改：用抗菌药防止继发性细菌感染；最新、广谱、进口的抗菌药最好、最安全；对用药后仍发热的患者，升级使用抗菌药。其实这些行为都是毫无证据支持的经验之谈。在抗菌药耐药性时代到来之前，医生抗菌药的处方习惯已经形成，当意识到耐药性的危害而决定改变医生的处方习惯时，实际情况变得不那么容易。同时，感染性疾病情况错综复杂，临床证据不足，也让医生寸步难行，只能依靠经验，摸着石头过河。因此，临床上对于抗菌药物的使用应该遵循证据用药，同时要重视循证医学的学科建设和发展（图5.2-1）。

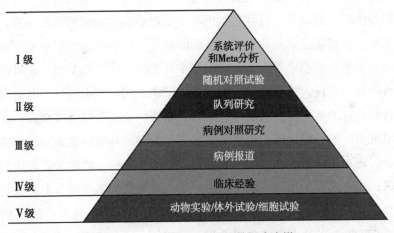

图 5.2-1　临床医学的证据等级金字塔

3. 医患关系紧张 近些年来，医患关系非常紧张。一些患者稍有不满就对医生大打出手，例如不理解医生使用的专业术语、医生没有开具自己想要的药物等。在这种大环境下，医生倾向于保护自己，过度治疗也开始大行其道。在不少医生心目中，抗菌药相当于"保险药"，在病因诊断不明确的前提下，不论有没有感染，先用抗菌药物看看；患者说要用抗菌药物，为避免不满和出力不讨好，就不加解释，大笔一挥，抗菌药的处方就开出去了。

4. 利益驱使 医生不仅受药品生产和经营企业为了存活进行价格战等竞争活动的影响，利益的驱使和推动也使很多医生乐于增加抗菌药的临床使用量。个别医生在经济利益驱动下，置职业道德于不顾，竟因回扣高而为患者开出许多根本不需要的"高档"抗菌药。这种情况不仅存在于监管不严的小型医院，甚至在大城市的著名医院也同样存在。在"以药养医"的"药物经济"大环境下，这已经不是一个纯粹的医疗素养低或者治疗规范与否的问题。虽然过度用药可能使医院受到被降级的处罚，但医院更怕入不敷出、无法支撑医院的运行；医生虽然怕被处罚，但更怕收入过低，生活拮据。长此以往，导致某些本来只在严重感染时才使用的王牌抗菌药却在一些医院成了常规药，当真正的魔鬼——超级细菌到来的时候，我们还会有什么有力武器去对付它呢？！

（六）患者——滥用的不理智大军

广大的患者更是抗菌药滥用的盲目大军。人们对疾病的治疗总是带有浮躁的心理，对自然病程没有足够的耐心，因而往往点名要求医生开抗菌药，殊不知身体的自我调节、自我防御机制也是影响疾病预后的重要因素，却一味地依赖、盲目迷信抗菌药，把抗菌药的使用与疾病的转归简单地理解成单一的因果关系。个别患者由于对医学知识的欠缺，或一知半解，或对药品宣传广告的盲目信任，错误地认为抗菌药就是消炎药，消炎药就是万能药，能包治百病；有的认为越贵的抗菌药越好，越能"杀灭"细菌或病毒；有的认为使用抗菌药的种类越多，越容易防止细菌漏网，越能有效地控制感染。这种种错误观念使得患者或主动要求使用广谱的抗菌药，或要求联合使用多种抗菌药，或要求使用新型抗菌药。另一些患者则是为了省钱，不进医院，不看医生，直接去社会药房或诊所购药。一项 1 269 名参与者的调查研究表明，23.0% 的人在过去 1 年曾自主服药，25.1% 的人未遵医嘱，包括 14.7%

的人过早停药、5.4% 的人自行改变了剂量、5.0% 的人自己更换了药物。可见，患者使用的抗菌药有相当一部分根本不是出自医师的处方。这种种自主治疗、迷信抗菌药的患者行为也直接推动了抗菌药的滥用。

二、滥用的隐匿助长者

农畜牧业中滥用抗菌药更是火上浇油。我国没有明确的法律法规限制农畜牧业的抗菌药使用，另外农畜牧业中滥用抗菌药的危害百姓也知之甚少。养殖户往往不知道药物会通过家畜家禽被摄入人体，造成不良事件；有些养殖户为了预防瘟疫或是促进生长，更是将抗菌药物长期喂给禽畜吃，以增加产量，牟取暴利。

为什么饲料中要大量使用抗生素？这和现代养殖业的特性有关。现代养殖业有两大技术特点：为了快速育出体积大的禽畜，就要饲喂动物蛋白质；为了防止禽畜生病，就要使用抗生素。20 世纪，美国国会技术评估办公室曾指出："当前的养殖业集中在高产量、高密度、令人窒息的养殖环境中。某种程度上，定期使用抗生素使得这种养殖模式得以维持。"用抗生素饲喂的现象普遍存在于包括猪、奶牛、鸡鸭等各种大型养殖场。简而言之，使用抗生素最直接的原因是有利可图，在动物的饲养周期中投喂少量药物，可以在拥挤的饲养条件下确保动物健康，提高产出并减少防治成本。

农畜牧业抗菌药滥用的原因除养殖者对抗菌药类农用药的认识不够外，还包括动物用抗菌药管制方面的巨大漏洞。在我国，监测食用动物感染耐药菌以及监管抗菌药物在农畜牧业中使用的工作几乎为空白。目前，一些国家已意识到了农畜牧业滥用抗菌药物的危害，并正逐步开始立法规范农畜牧业中的抗菌药使用。以欧盟为例，从 2006 年 1 月 1 日起，其所有成员国全面禁止动物使用抗生素促生长饲料添加剂。但这样做的成本巨大，养殖业的成本提高了 8% ~ 15%。在最初两年里，瑞典养猪业至少多消耗了 7 万吨饲料，而猪仔腹泻的发病率也从 1% ~ 15% 提高到 50%。丹麦养殖业禁用抗生素的第 1 年，生猪的发病率达到历史巅峰。所有这些直接成本大都是由农民和农场主承担，当然，政府也会适当以农业补贴的形式返还给农民和农场主。但并不是所有国家的农业生产者和利益相关方都愿意并有能力承担这种成本。这也造成了监管中睁一只眼闭一只眼的现象。虽然也有书面的管理规定限制抗菌药物在养殖业的使用，但是违反规定的成本与丰厚的利润相比太微不足道。

人们希望利用抗菌药物来降低养殖成本，但这种成本降低的背后，隐藏着极大的公共卫生隐患。这种一叶障目的利益追逐行为，最后还将由人类买单。那么，在医疗和农畜牧业中滥用抗菌药物会给人类带来怎样不可控的后果呢？农畜牧业中滥用抗菌药，使得许多细菌发展出了耐药性。近年来，随着耐药菌的不断发展，人畜共患病的发病率呈上升趋势，种类已接近 200 种。这些疾病流行起来的原因之一，就是细菌的耐药性不断上升，当动物患病时，已经无法用常规抗菌药控制疾病，耐药菌逐渐播散，就通过动物与人的接触，或人食用了不洁的肉类而导致人畜共患病。

值得庆幸的是，随着社交媒体的功能越发强大，监管的力量也更加强大。缺乏医德的医生收受回扣、不规范药房随意售卖抗菌药、农畜业滥用抗菌药等行为不断被披露，其危害也逐渐被大众所知。在深度剖析了抗菌药滥用的多种原因后，我们希望并呼吁各方各面携起手来、共同努力，打造一个纯净的用药环境。

第三节　以利累形——滥用的危害

中央电视台财经频道（CCTV-2）某节目曾经报道过一个实例：在北京，有一位不到 30 岁的患者死亡原因不明。经过医院对其尸检，发现他体内存在大量的耐药细菌。经询问得知，这位年轻人有洁癖，在单位食堂吃饭，却总嫌单位食堂的饭不够干净，所以，他每天都要吃两粒我们所熟知的一种抗菌药，即复方新诺明（编者注：指磺胺甲噁唑/甲氧嘧啶，是一种磺胺类抗菌药）。经年累月后，有一天他突然发热、咳痰，医生用遍了抗菌药物也未能挽回患者年轻的生命。这个故事并不是危言耸听，而是真实发生在你我身边，是实实在在的滥用抗菌药物引发的恶果。

抗菌药的滥用问题日益突出，其引起的严重后果触目惊心，已成为威胁人类健康和生命安全的重大问题，甚至有人大代表痛斥抗菌药物滥用三宗罪：救命药变致命药，百姓看病贵，国民集体成了耐药一族。本节我们将从产生耐药菌、造成不良事件、威胁食品安全、破坏生态平衡四个方面控诉抗菌药滥用造成的危害。

一、孕育魔鬼——超级细菌横行

自然界本身就存在着耐药菌，但抗菌药的使用加速了耐药的进程。在数百万年里，细菌和真菌的某些亚群产生类似抗菌药作用的物质，并攻击它们的邻居，使得自身的生存得以延续。进化的压力迫使受攻击的细菌产生抗性机制以求生存。也就是说，细菌耐药性是自古就存在的，只不过曾经的"药"是周围邻居们的代谢产物。但这种耐药性要额外消耗能量和营养来维持，因此这样的菌株得不到优势生长。但是长期使用抗菌药时，细菌就会"优胜劣汰、适者生存"：多数敏感菌株不断被杀灭，耐药菌株得以大肆繁殖，对该种药物的耐药性就会不断增强，甚至在多种抗菌药的选择压力下，细菌产生了对多种抗菌药的抗性，变身为超级耐药菌（图5.3-1）。抗菌药的选择性压力是造成细菌耐药的主要原因；而抗菌药滥用则加速了细菌耐药的进程，表现在临床上，就是致病菌对一种接一种的抗菌药产生了抗性。

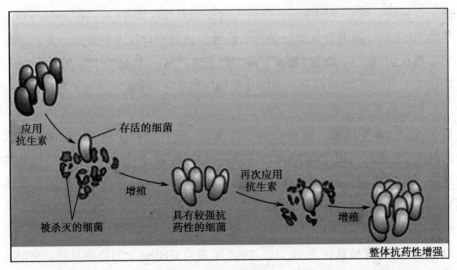

图 5.3-1　细菌耐药性筛选过程

抗菌药的选择性压力是细菌耐药的主因，而在未完成疗程的情况下频繁更换抗菌药、用药量不足、未按医嘱用药，会使细菌接触了抗菌药但并未被完全杀灭，因此这些错误的用药方式也会促生耐药菌。

　　虽然细菌的耐药性与抗菌药物的使用量呈相关性，但抗菌药物作为抗感染的有效武器又不得不用，既然我们不能因噎废食——为了避免细菌耐药性而拒用抗菌药，就应该注重更加合理地使用抗菌药，避免以上提及的各种错误使用方式，以延缓细菌耐药性的出现。

　　2008 年，第一株产 NDM-1（编者注：NDM-1 指"新德里金属蛋白酶 -1"，是一种超级抗药性基因）的细菌被发现，这种细菌产生了一种叫做新德里金属酶的物质，可以水解所有 β- 内酰胺类药物，氟喹诺酮类等常见抗菌药也对此菌束手无策。这株超级细菌成为了新世纪的第一个重磅炸弹，染上它的患者纷纷一命呜呼，让全世界都为之惶恐。人们开始惊觉：后抗生素时代或要来临了，人类或将面临无药可医。

　　让我们再来看看二战中璀璨的明星——青霉素的耐药窘境。青霉素问世 60 多年的时间里，它的有效用药量增加了 600 倍。第二次世界大战中，几十到一百单位的青霉素就曾挽救了无数伤员的生命；而相同病情，现如今几百万单位的青霉素都可能收效甚微。在 100 多年前的前抗菌药时代（那个年代缺乏有效抵御病菌的药物），肺结核、肺炎和胃肠道感染在美国导致的死亡占感染性疾病总死亡率的 30%，当时人的预期寿命仅为 47 岁。在 1900—1980 年的 80 年间，随着公众健康条件的改善和抗菌治疗技术的发展，发达国家感染性疾病的死亡率已经显著下降。然而在 1981—1995 年间，死亡率再一次快速上升。到 20 世纪末，感染又重新位列发达国家的十大死亡原因之一。

　　和青霉素耐药率增加如影随形的就是另一个超级细菌 MRSA 的流行。自 20 世纪 60 年代第一株 MRSA 被发现后，这种耐药菌就如同梦魇般在人类健康史上挥之不去。MRSA 的传播远远超过人们的想象，从 1980 年分离率近乎为零到如今的 60% 左右，人类用自己的实际行动诠释了"不作就不会死"的含义。来自国内 1 412 家医院的检测数据发现，2016 年 MRSA 全国平均检出率为 34.4%，不同地区 MRSA 检出率不同，其中上海市最高，为 48.8%，山西省最低，为 20.2%。2017 年来自 CHINET 的数据显示，MRSA 对左氧氟沙星、庆大霉素、克林霉素、万古霉素、利奈唑胺的耐药率分别为：50.3%、37.3%、65%、0%、0%。而欧美一些国家的 MRSA 耐药情况更为严峻，甚至出现了耐万古霉素、耐利奈唑胺的金黄色葡萄球菌。虽然人类新研制的抗菌药也在不断增加，但抗菌药的研制速度远远赶不上细菌产生耐药性的速度。开发一种新的抗菌药一般需要 10 年左右，而一代耐药菌的产生最快只需要 1 年的时间，几乎秒杀了千辛万苦才上市的新药，所谓特效药化为乌有！

医院是抗菌药使用最集中的地方，医院内的细菌耐药率远高于院外。由于医院环境复杂，很多患者接受广谱抗菌药治疗，以及抗菌药的广泛使用，细菌也发生相应的耐药变迁，呈多重耐药性，且耐药率逐年增高。多重耐药菌常致使感染复发或治疗无效，还可引起败血症等继发感染。耐药菌引起的医院内感染人数，已占到住院感染患者总人数的 30% 左右。我国每年由于抗菌药的不规范使用，导致不合理增长的医疗费用高达 800 亿元。抗菌药是药费开支最大的一类临床用药。

如此过度使用、滥用抗菌药，造成难治性感染越来越多、治疗感染性疾病的费用更是越来越高……从某种意义上来说，滥用抗菌药恰似天使孕育了魔鬼，终将我们推向了魔鬼横行的地狱！2016 年，*Science* 杂志刊登了来自哈佛大学和以色列理工学院的科学家们的研究结果，发现细菌在约 11 天后就可以出现有效变异来抵抗 1 000 倍浓度的抗生素。科学家们预言，在最坏的情形下，只需 20 年，细菌变异将使得伤口感染重新变得致命。显然，这并不是危言耸听，细菌耐药性已然到了一个迫在眉睫的地步，它正在以逐渐增加的速度威胁着我们人类的健康。一旦超级细菌成为主要致病菌，我们将会重回以前那个无救命药可用的时代。

二、危及健康——不良事件频发

药物也有"个性"，不同药物有其不同的适应证、禁忌证、用法用量、不良反应等。使用得当可以发挥药物的最大效应，在最大程度上治疗疾病，并降低药物不良反应；而药物使用不当直接带来的后果就是药物不良反应的发生。

美国疾病预防和控制中心的调查显示，在 2004—2006 年，美国因药物不良反应而就诊的患者中，20% 是由于应用抗菌药所致；每 1 万张抗菌药门诊处方就会产生不良反应就诊事件 10.5 次，其中过敏反应最常见。而我国药物不良反应监测中心的记录显示，我国每年约有 20 万人死于药品不良反应，其中 40% 死于抗菌药滥用，这一数字使中国成为世界上滥用抗菌药问题最严重的国家之一。

不良反应可在用药后数秒至数小时或停药后一段时间内发生。抗菌药的不良反应中最常见的是过敏反应，最严重的是过敏性休克和肾脏损害，受累最多的是皮肤及软组织。研究表明，虽然大多数抗菌药的安全性良好，但仍有许多抗菌药可能会造成多种不良反应，甚至是严重的致命性不良反应。部分抗菌药物本身具有毒性作用，可能损伤重要脏器，如：第一代头孢菌素可诱发肾损伤；经过肝脏代谢的抗菌药物可能会造成肝脏损伤，表现为胆红素升高、皮肤黄染、转氨酶升高等；β- 内酰胺类药物则可以诱发药物性癫痫，损伤中枢神经系统；氨基糖苷类药物可以损伤听力，造成药物性耳聋；氯霉素则可以造成血液系统的伤害，导致再生障碍性贫血；红霉素类药物服用后常有消化道不适症状，容易造成胃肠道损伤（表 5.3-1）（编者注：想要更多了解抗菌药物引起的不良反应，请阅读第四章内容）。

表 5.3-1　抗菌药物常见不良反应

种类	诱发的 ADR 病症
青霉素	低血钾，影响人体的心脏血管、中枢神经、消化、泌尿及肌肉系统
头孢菌素	低血钾、胃黏膜损伤
氯霉素	维生素 K 缺乏症，鼻出血，缺铁性贫血，再生障碍性贫血，巨幼细胞贫血，降低叶酸、维生素 B_{12} 水平
四环素类	影响钙、镁、铁、铜、锌的吸收，加速维生素 C 的尿中排泄
头孢替安、阿奇霉素	维生素 B、维生素 K 缺乏症
氨基糖苷类（链霉素、庆大霉素）	导致钙、镁吸收下降，维生素 K 合成减少，低钾血症，蛋白尿，管型尿，镜下血尿；引起神经系统病变、听力视力障碍以及神经肌肉传导阻滞等严重副作用
多黏菌素	大剂量可出现蛋白尿、管型尿，并且尿中可能出现红细胞、白细胞
磺胺	血尿

除了上述不良反应，长时间或大剂量应用抗菌药致使敏感菌群被杀死或被抑制、不敏感菌和耐药菌大量繁殖成为优势菌，就会使得菌群失调而造成继发感染，即二重感染。这是因为正常人体内有许多共生菌群，菌群之间以及菌群与机体之间处于平衡状态，这种平衡状态下，人体不会发生感染，而这种平衡对于保持内环境的稳定有重要作用。有些抗菌药，特别是广谱抗菌药，极易打破上述平衡。当肠道中正常的细菌等微生物的平衡被抗菌药破坏后，肠道微生物生态系统开始出现紊乱。随着药物的使用，敏感菌类急剧减少，耐药菌种大量繁殖，二重感染之类的不良反应更易发生。耐药菌种引起的二重感染十分危险，甚至可能致命。例如梭状芽孢杆菌繁殖引起假膜性肠炎，该病病情重，治疗不及时病死率高，且近年发生率因不合理用药呈上升趋势。此外，科学家们还发现，二重感染不仅会带来消化道问题，从远期看还可能导致更易罹患糖尿病。英国的一项纳入 20 多万名糖尿病患者的研究发现，抗生素使用越多，患糖尿病风险越大，使用 5 个疗程以上的青霉素的患者患糖尿病风险增加了 23%，使用 5 个疗程以上的喹诺酮类抗菌药物的患者患糖尿病风险增加了 37%。这可能是与肠道细菌能够影响胰岛素抵抗、肥胖症和糖尿病有关。这项研究结果警告人们，滥用抗菌药给我们带来的危害可能远超想象，要遏制滥用，不可掉以轻心。

除此之外，大多数大分子抗菌药物进入人体后极易引起变态反应（也称超敏反应），轻则出现皮疹、瘙痒而影响患者形象，重则出现溶血性贫血、过敏性休克，危及生命！

三、病从口入——食品安全堪忧

本章第二节内容就曾提到过畜牧业的抗菌药滥用，虽然抗菌药使用在畜牧业中部分是出于预防疫病的目的，但更多还是为了提高出栏率而把抗菌药作为促生长剂使用。

中国社会科学院农村发展所对山东、辽宁的部分农村畜禽养殖户进行了调查，在被调查养殖户中，有 50% 养殖户在饲料里不同程度地添加了抗菌药及其他药物（图 5.3-2）。动物长期使用抗菌药，养殖废水排入环境会使环境中的细菌加速产生耐药性，而动物体内的残留抗菌药则会随着食物链进入人体。国家卫生计生委合理用药专家委员会肖永红教授说："牛奶、鸡蛋、肉类等畜牧业的抗菌药滥用，使我们的环境中细菌已产生耐药性。人体被动地接受了抗菌药，一旦受到耐药菌的感染，治疗难度就会大大增加。"

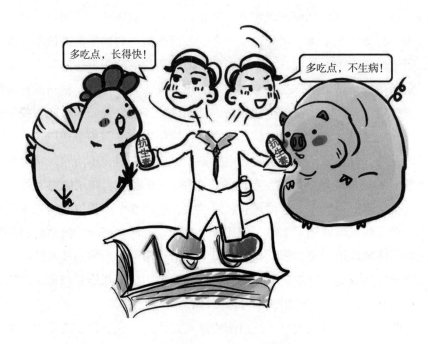

图 5.3-2　畜禽类饲料里有抗菌药

不仅国内自用肉类残留有抗菌药，我国出口的多种肉类食品也常常因被检测出有超出国际标准的抗菌药残留而在出口时遭遇极大阻碍，这也使我国在国际上的信誉和形象大打折扣。2002 年，我国出口欧盟的虾仁在出口检测时显示抗菌药超标，各大媒体争相报道，认为中国在食品安全方面极不重视，对出口食品的质量把关更是毫不在意。2003 年 3 月，我国出口日本的鳗鱼抗菌药残留检测超标，日本当即禁止从我国进口鳗鱼。有毒食品屡屡曝光，甚至有媒体恶意揣测认为我国居心不良，对别国的民生安全不屑一顾。实际上，那些屡次被禁止出口的肉类中的抗菌药残留，大多仍在国内肉类食品的抗菌药残留标准限值之内，只是其他国家对于抗菌药残留的标准更加严格。由于各国标准之间的差异，我国标准低于他国，日积月累，国人也许正在快速成为时代产物的"垃圾桶"。

四、恶化环境——生态平衡破坏

微生物是地球上生物界的一个巨大系统，是食物链的重要一环，它在无生命世界和有生命世界之间进行着物质和能量的转换，对水源自净和土壤自净起关键作用，对整个生物界的发展进化有重要影响。滥用抗菌药则会影响微生物的这些功能，破坏地球的生态平衡，其影响广泛而深远。

有统计考察分析，21世纪初在美国的30个州139条河流检测出包括农药、医用兽药、激素等95种有机污染物；在德国多个城市的城市废水、农田土壤甚至饮用水中检测到一定浓度的抗菌药。医用药物和农用兽药已成为环境中抗菌药的主要来源，进入环境中的抗菌药将通过吸附、水解、光解和微生物降解等生物转化过程产生生态毒性，如：抑制环境中微生物群落的生长，从而降低土壤肥力；影响水生生物和昆虫的正常发育及生长；通过食物链污染食品、干扰人类的各项生理功能；最重要的是低剂量的抗菌药环境极容易滋生多种抗菌药耐药菌，威胁人类健康。

美国伊利诺伊大学的科学家发现，土壤和农田地下水中的细菌从猪的肠道菌群中获得了耐受四环素的耐药基因。耐药基因长期存在于土壤和水生细菌中，而且可能传播到那些毒力很强的细菌身上。如果人饮用这样的水，毒性很强的耐药细菌也可能传播给人，细菌耐药性扩散的链条由此形成。我们吃的粮食、蔬菜、肉类、乳品乃至医院的空气中，都因为抗菌药的滥用而充满了耐药菌。*Microbiome* 杂志发表了"人类、动物和环境耐药基因组的结构域多样性"一文，文中提到在北京一次雾霾天的14份空气样本中，检测出60余种耐药性基因，这从侧面说明空气中存在着耐药菌。这些耐药菌亦会随着饮食、呼吸进入了我们的身体。最终人类将会惊恐地发现：抗菌药滥用已使我们自身成了一个耐药菌库。一旦发生细菌感染，即使从来没有使用过抗菌药的人，同样可能面临抗菌药治疗束手无策的危险局面。

抗菌药滥用造成了这么多危害，却仍然没有让现在的人们充分清醒地意识到抗菌药滥用的严重性。军队中常说，"平时多流汗，战时少流血"。那么，在这场菌药的博弈战中，我们百姓可以"平时慎用药，病时有疗效"。

细菌耐药的问题不是一朝一夕可以解决的；但是不积跬步无以至千里，想要解决这一问题，需要我们每一个人，依靠日常的点点滴滴，积土成山，最终战胜"超级细菌"这一劲敌！

第四节　防微杜渐——滥用的防控

面对抗菌药滥用的种种乱象以及所造成的严重危害，我们应该怎样应对呢？既然滥用不止是某个单一方造成的，因此要从根本上解决问题，就需要包括政府、医院、患者以及农畜牧业从业者在内的多方共同努力。那么采取怎样的行动才能够真正有效改变沉疴已久的抗菌药滥用现状？怎么做才能够为我们带来遏制超级细菌的曙光？

我们将从政府、医院、患者、农畜牧业四个方面来介绍针对抗菌药滥用的防控措施。

一、追本溯源——政府

1. 医药分家　防控抗菌药滥用，政府要从根源入手，斩断利益的链条。医药分家就是我国实行的特色制度，目的就在于消除以药养医的弊端（图 5.4-1）。

实施医药分家，可有效根除滋生抗菌药滥用的利益驱动力。医疗单位因医药分家而失去了以药养医的利益驱动，其关注点就会全部转到如何搞好医疗服务方面。医疗单位为了取得良好的信誉，提高医疗收入，会主动、自发地制定各项规章制度去约束和规范医生的行为，从根本上使抗菌药滥用现象得到有效治理。

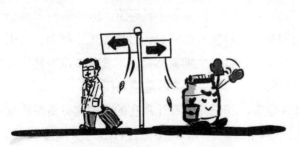

图 5.4-1　医药分家让医疗回归本质

2. 医保约束 运用医疗保险给付制度可以约束抗菌药的滥用，并且通过医保的约束，减少医生不必要的抗菌药物处方量，限制患者使用抗菌药物。

考虑到我国人口老龄化的发展趋势以及现阶段居民日益增长的医疗服务需求不能得到满足的现实情况，有关部门应该进一步扩大医疗保险的覆盖范围，使居民能够享受基本卫生服务，降低用药的不合理成分。国内也有运用医疗保险给付机制，通过医疗保险方、医疗机构和医疗服务者三方的协作，约束抗菌药滥用的案例。结合医疗保险给付制度，由保险公司、医疗机构以及政府相关部门共同制定抗菌药使用保险条款，促使医院对投保患者严格按照规范进行药物治疗，若在保险期限内有滥用抗菌药的情况发生，则降低或取消保险赔付。通过这种以利治利的医约约束机制，来控制抗菌药滥用。

3. 健全法规 我国正逐步建立健全法规体系，以约束各级用药单位，进一步加强对抗菌药的监督管理。

从法律角度界定药师的资格、权利、职责、法律禁止的行为，以及对其违反法律有关规定的相应处罚，以制约和规范医生与执业药师的行为。我国逐步完善了以《中华人民共和国药品管理法》为核心，以《药品分类管理办法》《抗菌药物临床应用指导原则》《抗菌药物临床应用管理办法》为辅的法制管理体系，加快立法进程，构建法律网络，用法律利器力挽狂澜，将有效遏制抗菌药滥用的势头。

二、令行禁止——医院

1. 抗菌药物分级管理 医院应进一步加强抗菌药在使用上的管理力度，尤其是制定具体的规定，约束和管理每位医师的用药行为。医院应设抗菌药物管理机构，把好采购关、处方权"分配"关。

抗菌药物分级管理具体为：根据抗菌药物临床应用的基本原则和医院所引进的抗菌药物品种的实际情况，由抗菌药物合理应用指导委员会将抗菌药物分为非限制性使用、限制性使用和特殊使用3类。

（1）非限制性使用药物：是经长期临床应用证明安全、有效，对细菌耐药性影响较小，价格相对较低的抗菌药物，所有医师均可以根据病情需要选用。

（2）限制性使用药物：与非限制性使用抗菌药物相比较，在疗效、安全性、对细菌耐药性影响、药品价格等方面存在局限性，不宜作为非限制性药物使用，使用时应根据病情需要，由主治及以上医师签名方可使用。

（3）特殊使用药物：包括具有明显或者严重不良反应的抗菌药物、需要严格控制使用以避免细菌过快产生耐药的抗菌药物、新上市不足 5 年其疗效或安全性方面的临床资料较少或并不优于现用药物的抗菌药物、价格昂贵的抗菌药物，使用这些抗菌药时必须严格掌握指征，需经过相关专家讨论，由副主任、主任医师签名方可使用，紧急情况下未经会诊同意或需越级使用的，处方量不得超过 1 日用量，并做好相关病历记录。

2. 加强宣传　通过多重的宣传手段，向医生强调合理使用抗菌药物的重要性，以及对于非感染专科的医生进行专业培训，让医生们了解到滥用抗菌药物的危害和自己的职责。

医院业务主管部门、医院内感染管理部门应会同药剂科、药事管理委员会，加强对本院临床抗菌药使用情况进行调研，公布本单位病原菌的变迁、细菌敏感的抗菌药品种的变化，指导医生有计划地交替使用敏感性强的抗菌药，停用耐药性高的抗菌药。医院科教科与医务科和院内感染管理部门应结合本单位的实际情况，定期组织医务人员参加合理使用抗菌药的讲座或发放相关资料。鼓励医生参加当地学术带头人组织的感染专业技术研讨会、教学性的参观等。总之，要用多种手段宣传合理使用抗菌药物。

3. 信息技术　目前我国大多数医院普及了计算机信息系统，使用电子处方系统进行处方管理。这样的系统极大地方便了医生、药师、护士之间的协作，同时也可以在此基础上更好地进行对抗菌药物使用的监管。

建立在抗菌药物分级制度上的处方管理信息系统，可以直接提示医生有无权力处方该抗菌药物；将越级使用的抗菌药处方直接驳回或递送至相关专家处进行审议；对于特殊使用级别的抗菌药物，可以直接生成电子申请到抗菌药物管理小组进行审批；对全院的抗菌药物使用情况进行监管，对使用量有异动的抗菌药物种类进行有效分析；临床药师可通过电子处方集成系统对抗菌药物处方进行审核，纠正不当之处，并进行处方点评。

4. 医生　医生是抗菌药物应用的生力军，鉴于医学、药学的知识更新发展很快，各种新药不断上市，因此提高医者的专业水平和业务素质至关重要。

可以通过加强医生的在职培训与继续教育，不断地更新合理使用抗菌药的相关知识，更可以通过引进循证药学、药物流行病学及药物经济学等专业人才，提高临床合理用药水平。

5. 药师　要改变药师的观念和地位，参与临床治疗，提高治疗质量。临床药师应参与临床治疗的全过程，担负起临床治疗中指导用药的职责。医师的诊断可为药师对症下药提供依据，而药师的用药建议又为医师诊治病症创造条件。在医和药紧密配合的过程中，发挥各自所长，两者相互渗透，医药结合，有效提高诊治水平和医疗质量。

要提高医院药师的临床参与性，必须做好以下几方面的工作：培养一大批既有扎实理论基础，又有丰富临床经验的药学工作人员；鼓励他们参与合作坐诊制度和共同查房制度，参与临床实践，发挥药学人员的特长；强化药师的配药审核权利，对不合理使用抗菌药物的处方大声说不；加强临床药理研究，摸索优化抗菌药物的治疗方案。

三、宣教自律——患者

从患者角度防控抗菌药滥用，普及并加强对广大民众抗菌药知识的宣传教育是针对患者因素的主要措施。要使公众认识到，抗菌药是一类特殊的商品，疗效和安全隐患并存，不能随意、盲目使用。要努力提高全民合理用药意识，减少患者对抗菌药的依赖，配合医生的合理医治。这也是我们编写本书以及创建相关MOOC在线课程的最大初衷。

对患者的宣教很大程度上依赖于医院。医院可以考虑为患者提供各种资料，对患者进行合理使用抗菌药的教育，改变患者对这类药物过分依赖的观念。如：刊登海报、出版疾病防治手册；制作关于病毒引起的感冒、流感、咳嗽、病毒性咽喉炎、腹泻等常见疾病的宣传页，在患者就医后赠予患者，以宣传合理使用抗菌药物；定期组织药师、医生进社区，为百姓宣传合理用药的知识；积极与电视台、电台合作，开设合理用药节目，宣传合理使用抗菌药物；鼓励医生、药师利用新兴自媒体，如微博、微信公众号等手段，与大众多沟通、多交流；同时，提倡患者通过可靠的渠道，如书籍、知名医生的微博、微信等，自主学习合理使用抗菌药物的知识，学会保护自己（图5.4-2）。

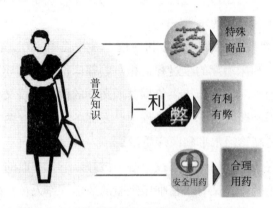

图 5.4-2　重视抗菌药知识的科普与公众宣教

通过前述抗菌药滥用的大量触目惊心的事实，我们知道后抗生素时代不是危言耸听，我们每个人都应存有危机意识，深知抗菌药滥用的危害巨大，自觉限制抗菌药使用，深刻认识到只有在科学的指导下，正确、安全、合理地使用抗菌药，才能战胜病菌，使我们的健康得到保障。合理用药、抵御耐药菌，人人有责。在使用抗菌药之前，希望大家能够记住这些朗朗上口的抗菌药使用常识：

抗生素，勿乱用；

若需用，要对症；

能口服，不点滴；

遵疗程，勿随意；

按说明，疗效好。

四、全程监控——农畜牧业

对于农畜牧业的抗菌药滥用进行防控，可以从兽药管理到生产、加工再到流通环节实行全程监管；利用电子标识技术，建立电子档案，对动物原料来源、加工、运输及消费进行追踪。动物源性食品安全问题既是个人问题，又是社会问题；既是法律问题，又是道德问题；既是管理问题，又是诚信问题。保证动物源性食品安全，是每一个食品相关责任人的职责所在。

加强源头管理，提高动物原料食品的安全度。要从源头抓起、从根本治理，才能更好地解决动物源性食品安全问题。这需要从以下几方面实施：①严抓、狠抓动物防疫及治疗工作，切实增强兽医从业人员的医疗水平及医德意识，建立兽医负责制；②严格控制及监管农药、兽药和饲料的生产及使用情况，建立农药、兽药和饲料的"生产 - 销售 - 使用"档案；③切实保护和改善生态环境，建设生态养殖基地，建立养殖户养殖档案；④加强对每一位牲畜禽类运输相关人员的技术培训，以增强动物运输过程中科学合理的问题应对措施，减少动物应激反应的发生。

加大力度控制动物源性食品生产加工环节。严格控制从动物原料选购到加工成品的各个环节：①加强原料市场的管理，以防止受污染原料、变质原料、掺假原料等劣质原料流入食品生产企业，加强对食品生产企业的监管，以防止企业自身造假，一旦发现，严格处理；②加强添加剂原料市场的管理以防止非食用添加剂流入食品、加大添加剂检测力度以防止食品添加剂滥用；③建立企业个人负责制，以保证企业生产每一步都正常进行；④食品企业建立完善的危害分析及关键控制点（hazard analysis and critical control point, HACCP）体系，推行 HACCP 管理制度。

严格监管流通环节，提高消费者意识。动物源性食品在流通及消费环节的安全问题是目前食品安全保障中最薄弱的环节：①控制贮藏及储运条件，严格流通过程中的监管，防止食品产生二次污染；②严格落实动物原料原产地准出、指定通道进入、销售地准入等管理措施；③建立电子档案，对动物原料来源、加工、运输及消费进行追踪；④通过媒体等渠道加强正确的食品安全知识宣传；⑤消费者自身积极学习相关知识，提高食品安全意识，树立正确和健康的消费观。

建立和完善动物源性食品安全法规，提高检测技术，加强监管力度。改善动物源性食品安全问题，除了要从源头、生产加工及消费流通过程着手，政府及各级监管部门也是一个重要因素：①建立贯穿于动物养殖过程"医""食""住""行"过程的动物原料监控、监测及检疫体系；②建立从动物原料到动物源性食品生产、加工、流通、销售、消费过程中的全程监管，实施电子标识技术；③完善动物源性食品安全法规，建立我国动物源性食品中兽药残留控制体系；④提高食品检测技术，建立食品安全控制体系；⑤加大各级监管部门监管及执法力度，平行各部门积极通力协作，上、下级部门积极协调。

总之，为了合理使用抗菌药，将抗菌药滥用带来的危害降至最低，需要医疗卫生系统各部门及患者的通力合作：医生应改变不合理的抗菌药处方；药师应对抗菌药治疗感染性疾病的使用提出合理建议；患者应改变他们对抗菌药的认识，从而携手避免抗菌药的滥用，减少产生抗菌药耐药的机会，最终提高抗菌药使用的有效性。而农畜牧业的滥用状况也应引起重视，相关监管手段的引入将有效减少动物养殖中抗菌药滥用的情况。

正如我们在第四章所言，抗菌药物的使用是有利有弊的，而抗菌药合理应用就是要平衡用药的获益与风险，降低风险、提高获益。合理使用抗菌药是门大学问，通常要在专业医生的帮助和指导下才可以实现。不过，也有一些简单的原则可以帮助普通百姓合理使用抗菌药物。那么这些合理用药原则是什么呢？下一章节将为你揭晓。

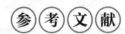

[1] 叶小青，周广耀. 抗生素及合成抗菌药物耐药现状及应对策略 [J]. 中国医学研究与临床，2006, 4(7): 41-43.

[2] 刘玉平，张晓峰. 抗生素滥用的危害及防范 [J]. 中外医疗，2012, 31(1): 188-189.

[3] 刘静. 浅谈抗生素的滥用引起的问题 [N]. 中国中医药咨讯，2010, 2(33): 308.

[4] 郑英丽，周子君. 抗生素滥用的根源、危害及合理使用的策略 [J]. 医院管理论坛，2007, 1(123): 23-27.

[5] 陈学锋，胡廷熹. 抗生素的滥用与原因分析 [J]. 药学进展，2000, 24(5): 296-298.

[6] 张骁，张韬. 抗击细菌耐药须全社会共同努力 (二)[J]. 中国制药信息，2011, 27(6): 10-17.

[7] 王磊. 国家治理 "抗生素滥用" 究竟触动了谁的利益 [N]? 中国青年，2004.

[8] 岳华，王育伟. 抗生素对社会发展的负面影响研究 [J]. 亚太传统医药，2011, 7(5): 193-194.

[9] 于占玉.抗生素滥用的现状分析及对策建议 [J]. 经济研究导刊, 2011 (35): 314-315.

[10] 胡燕, 白继庚, 胡先明, 等. 我国抗生素滥用现状、原因及对策探讨 [J]. 中国社会医学杂志, 2013, 30(2): 128-130.

[11] 蒋捷, 蒋敏. 从门诊处方看社区抗生素的应用 [J]. 中国社区医师 (医学专业), 2012, 14(2): 15.

[12] 肖永红. 我国临床抗菌药物合理应用现状与思考 [J]. 中国执业药师, 2011, 8(4): 4-9.

[13] 孙素馨. 2005-2007 年我院抗菌药物应用分析 [J]. 中国医院用药评价与分析, 2008, 8(8): 587-589.

[14] 艾热提·艾山. 抗生素的不合理使用及相关原因分析 [J]. 中国医药指南, 2012, 10(1): 284-285.

[15] 张文梅, 聂仁洪, 武淑毕, 等. 基层医院抗生素应用情况调查 [J]. 临床误诊误治, 2007, 20(1): 87-88.

[16] 黄金敏, 周本宏. 抗生素滥用现象及预防对策浅析 [J]. 中国中医药资讯, 2010, 8(16): 74.

[17] 病去了. 致命抗生素 [M]. 北京：作家出版社, 2009.

[18] 宋丹妮, 谢慧媛. 对当前抗生素滥用现状的一些看法 [J]. 广东微量元素科学, 2005, 12(11): 64-67.

[19] 季红霞. 门诊抗生素滥用与健康教育 [J]. 中国医学创新, 2012, 9(1): 95.

[20] 郑二红. 常见抗生素的不合理应用 [J]. 中国医药导报, 2007, 4(30): 124-125.

[21] 李卫, 钟洪兰, 温秀珍. 抗生素的不合理应用分析 [J]. 现代医院, 2009, 9(1): 87-88.

[22] 刘慧. 抗生素后效应与合理用药浅析 [J]. 中国医药指南, 2012, 6(16): 386-387.

[23] 杜小莉, 徐小薇, 李美英. 我院围手术期抗菌药物使用调查分析 [J]. 中国医院药学杂志, 2006, 26(10): 1265-1267.

[24] 罗晓波, 成红俊, 袁湘敏. 株洲市二级以上医院外科手术抗菌药物预防性应用分析 [J]. 中国药房, 2007, 18(8): 568-569.

[25] 路雪林, 刘宏理, 谢林爱. 关于抗菌药物在临床中的正确应用 [J]. 当代医学, 2012, 8(24): 152-153.

[26] 沈叙庄. 关注对动物使用抗生素与细菌耐药的问题 [J]. 中华儿科杂志, 2002, 40(8): 452-453.

[27] 姜成刚. 猪链球菌对大环内酯类药物耐药机制研究 [D]. 哈尔滨：东北农业大学硕士

学位论文, 2006.

[28] 王云鹏, 马越. 养殖业抗生素的使用及其潜在危害 [J]. 中国抗生素杂志, 2008, 33(9): 519-523.

[29] GROSSO G, MARVENTANO S, FERRANTI R, et al. Pattern of antibiotic use in the community: non-adherence and self-prescription rates in an Italian urban population[J]. Molecular Medicine Reports, 2012, 5(5): 1305-1310.

[30] 李晓平, 邵宏. 抗生素滥用现象剖析与建议 [J]. 医学与哲学, 2005, 26(20): 20-24.

[31] 梁奕宏, 柳红. 滥用抗生素——导致疾病和死亡的社会问题 [J]. 中国检验检疫, 2004, 10 (1): 59-60.

[32] 张雁旭. 抗生素滥用法律规制研究 [D]. 乌鲁木齐: 新疆财经大学硕士学位论文, 2011.

[33] 张波, 徐小薇. 抗生素滥用的根源及其合理使用的策略 [J]. 药物不良反应杂志, 2002, 4(1): 1-4.

[34] 刘皓, 杨悦, 方丽玲. 抗生素滥用的成因与对策研究 [J]. 中国卫生质量管理, 2003, 10(5): 27-29.

[35] 石坚. 国民需警醒抗生素的滥用 [J]. 临床和实验医学杂志, 2011, 10(2): 145.

[36] 杨虹, 张爽, 张晓辉, 等. 抗生素滥用的原因及合理化使用建议 [J]. 解放军医药杂志, 2013, 25(5): 68-71.

[37] 刘爱萍. 耐药时代抗生素的合理使用 [J]. 中国综合临床, 2009, 25(10): 1119.

[38] 姚雄, 范晶晶, 姚晚侠, 等. 抗生素滥用原因及危害的质性研究 [J]. 中国健康教育, 2010, 26(12): 897-899.

[39] 李德勇. 就医需懂法 [J]. 开卷有益: 求医问药, 2013 (2): 57

[40] 黎东生. 从医方角度谈非医源性医疗纠纷产生的根源——兼谈医学专业课程设计的改革 [J]. 国际医药卫生导报, 2004 (23): 24-26.

[41] 徐仲钧. 隐匿的冰山: 动物抗生素滥用 [J]. 生命世界, 2006 (6): 32-35.

[42] 戴自英. 实用抗菌药物学 [M]. 上海: 上海科学技术出版社, 1992.

[43] 冯志山, 赵建宏. 计算机细菌管理系统在抗生素治疗中的应用 [J]. 中国药房, 1997, 8(3): 114-115.

[44] 王婷, 季荣. 抗生素对于畜禽粪便中雌激素矿化的影响 [C]. 持久性有机污染物论坛, 暨第五届持久性有机污染物全国学术研讨会论文集, 2010.

[45] 孙淑娟，袭燕．抗菌药物治疗学 [M]．北京：人民卫生出版社，2008．

[46] 李学菊．抗生素滥用后果分析 [J]．临床合理用药杂志，2012, 5(11): 130．

[47] 何新华，李春盛．抗生素滥用及其不良反应 [J]．中国临床医生，2005, 33(2): 11-12．

[48] 郭文正．滥用抗生素，危险 [M]! 天津：天津科技翻译出版公司，2004．

[49] 陈治．抗生素滥用造成的危害及其合理应用 [J]．中山大学研究生学刊 (自然科学·医学版)，2013, 34(1): 21-26．

[50] 张鹭鹭，田伟．运用医疗保险给付制度约束抗生素滥用的探讨 [J]．中国医院，2004, 8(8): 26-29．

[51] 王芸，顾觉奋．我国儿童抗生素滥用现状概述 [J]．药学与临床研究，2010, 18(3): 307-309．

[52] 宗青，陈正册，钟淑玲．儿科患儿家长抗生素应用相关知识及健康教育需求调查 [J]．护理学报，2008, 15(7): 15-17．

[53] 刑玉柱，毕娟，贺鑫．抗生素药物的不良反应报告调查与分析 [J]．中国药业，2005, 14(1): 59-60．

[54] 戚双双，王增寿，蒋剑梅．儿科门诊抗生素不合理用药分析 [J]．儿科药学杂志，2006, 12 (2): 21-22．

[55] 张莉．从管理角度分析儿科应用抗生素的误区和对策 [J]．中国卫生质量管理杂志，2007, 14 (4): 35-37．

[56] 王冉，刘铁铮，王恬．抗生素在环境中的转归及其生态毒性 [J]．生态学报，2006, 26(1): 265-270．

[57] 搜狐网．抗生素滥用潜在危害巨大，必须进一步加强管理 [N]．http://health.sohu.com/20110223/n303523065.shtml．

[58] 樊亭亭．我国抗生素滥用规制研究 [D]．南京：南京中医药大学硕士学位论文，2012．

[59] NÄSLUND J, HEDMAN J E, AGESTRAND C. Effects of the antibiotic ciprofloxacin on the bacterial community structure and degradation of pyrene in marine sediment[J]. Aquatic Toxicology, 2008, 90(3): 223-227.

[60] WU N, QIAO M, ZHANG B, et al. Abundance and diversity of tetracycline resistance genes in soils adjacent to representative swine feedlots in China[J]. Environmental Science and Technology, 2010, 44(18): 6933-6939.

[61] THIELE-BRUHN S, BECK I C. Effects of sulfonamide and tetracycline antibiotics on soil

microbial activity and microbial biomass[J]. Chemosphere, 2005, 59(4): 457-465.

[62] 王冰, 孙成, 胡冠九. 环境中抗生素残留潜在风险及其研究进展 [J]. 环境科学与技术, 2007, 30(3): 108-111.

[63] 潘寻, 韩哲, 李浩. 抗生素在畜禽养殖业中的应用、潜在危害及去除 [J]. 农业环境与发展, 2012, 29(5): 1-6.

[64] MALINTAN N T, MOHD M A. Determination of sulfonamides in selected Malaysian swine wastewater by high-performance liquid chromatography[J]. Journal of Chromatography A, 2006, 1127(1-2): 154-160.

[65] 高云. 浅谈抗生素的滥用及使用误区 [J]. 中国现代药物应用, 2011, 5(18): 113.

[66] 朱仲生, 姜春玲, 张卫星, 等. 52 例重症社区获得性肺炎病原体及药物敏感性分析 [J]. 中国社会医学杂志, 2006, 23(3): 169-170.

[67] 杨常青, 王龙星, 侯晓虹, 等. 大辽河水系河水中 16 种抗生素的污染水平分析 [J]. 色谱, 2012, 30(8): 756-762.

[68] FRICK E A, HENDERSON A K, MOLL D M, et al. Presence of pharmaceuticals in wastewater effluent and drinking water, metropolitan Atlanta, Georgia, July-September 1999[C]. Georgia Institute of Technology, 2001.

[69] WOLLENBERGER L, HALLING-SØRENSEN B, KUSK K O. Acute and chronic toxicity of veterinary antibiotics to Daphnia magna[J]. Chemosphere, 2000, 40(7): 723-730.

[70] 于秋丽, 栾永丽. 基层医院抗生素滥用与院内感染 [J]. 中国社区医师（医学专业）, 2012, 14(16): 30.

[71] LAHR K N, BROOK R H, KAUFMAN M A. Quality of care in the new Mexico Experimental Medical Care Review Organization on the use of antibiotics for common infection diseases[J]. Medical Care, 1979, 18: 1.

[72] 郝岚, 李帅. 不得不迈出的一步 [J]. 中国药店, 2004 (1): 36-37.

[73] 王芸, 孙雪宁, 李天宇, 等. 我国儿童抗生素滥用现状及改革对策研究 [J]. 齐鲁药事, 2009, 28(6): 370-373.

[74] 邹若飞, 徐梅. 减少抗生素滥用问题之我见 [J]. 安徽医药, 2002, 6(2): 32.

[75] LESAR T S, BRICELAND L L. Survey of antibiotic control policies in university-affiliated teaching institutions[J]. Annals of Pharmacotherapy, 1996, 30(1): 31-34.

[76] RAHAL J J, URBAN C, HORN D, et al. Class restriction of cephalosporin use to control

total cephalosporin resistance in nosocomial Klebsiella[J]. JAMA, 1998, 280(14): 1233-1237.

[77] 陈民, 王辉. 要重视耐药检测 [J]. 中华检验医学杂志, 2002, 25(6): 325-326.

[78] 高素华. 抗生素滥用的危害 [J]. 内蒙古医学杂志, 2005, 37(11): 1056-1057.

[79] 王其新 抗生素的合理应用及管理 [J]. 泰山卫生, 1998, 22(4): 5-7.

[80] EVANS R S, PESTOTNIK S L, CLASSEN D C, et al. A computer-assisted management program for antibiotics and other antiinfective agents[J]. New England Journal of Medicine, 1998, 338(4): 232-238.

[81] CDC. Progress toward eliminating haemophilus influenzae type b disease among infants and children - United States, 1987-1997 [J]. Morbidity and Mortality Weekly Report, 1998, 47(46): 993-998.

[82] ABRAMOWICZ M. A pneumococcal conjugate vaccine for infants and children[J]. Medical Letter on Drugs and Therapeutics, 2000, 42(1074): 25-27.

[83] 邹若飞, 徐学君. 浅谈抗生素的滥用问题及预防对策 [J]. 实用全科医学, 2004, 2(1): 78-79.

[84] 杨霞. 我国动物源性食品安全存在的问题浅析 [J]. 轻工科技, 2012 (9): 26-28.

[85] 汪复, 朱德妹, 胡付品, 等. 2012 年中国 CHINET 细菌耐药性监测 [J]. 中国感染与化疗杂志, 2013, 13(5): 321-330.

[86] ZHANG Q Q, YING G G, PAN C G, et al. Comprehensive evaluation of antibiotics emission and fate in the river basins of China: source analysis, multimedia modeling, and linkage to bacterial resistance[J]. Environment Science & Technology, 2015, 49(11): 6772-6782.

[87] 傅蔚冈. 谁来为抗生素污染水土买单 [N]? 环境经济, 2015 (18): 31.

第六章
抗菌药的使用误区

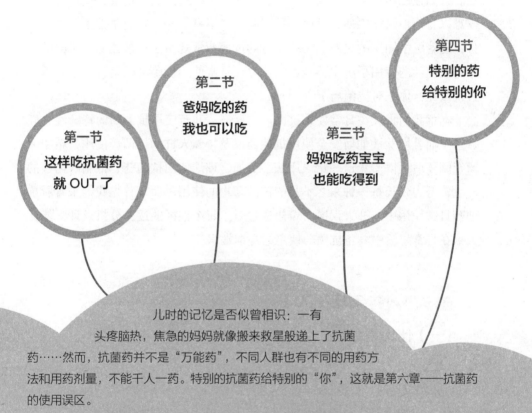

第四节
特别的药
给特别的你

第二节
爸妈吃的药
我也可以吃

第一节
这样吃抗菌药
就 OUT 了

第三节
妈妈吃药宝宝
也能吃得到

　　儿时的记忆是否似曾相识：一有
头疼脑热，焦急的妈妈就像搬来救星般递上了抗菌
药……然而，抗菌药并不是"万能药"，不同人群也有不同的用药方
法和用药剂量，不能千人一药。特别的抗菌药给特别的"你"，这就是第六章——抗菌药
的使用误区。

　　本章分为四小节，第一节切勿盲目跟风，直击日常生活中抗菌药的八大使用误区；
第二节不可爸妈吃啥我吃啥，剖析儿童抗菌药的使用误区；第三节谨记母子相连，提醒
妊娠期和哺乳期的妈妈抗菌药的合理使用；第四节须知特殊人群特殊对待，警示老年人
和肝、肾病者抗菌药的合理使用。

　　人类因蒙昧无知而误用、错用抗菌药，致使天使折翼，魔鬼逞凶。让我们迷途知
返，用知识武装自己、合理使用抗菌药，细心呵护人类健康的守护天使，不给魔鬼可乘
之机。

第一节 这样吃抗菌药就 OUT 了

自从青霉素问世以来，抗菌药物的品种不断更新、数量不断增加，在治疗各种细菌感染性疾病时发挥了非常重要的作用，应用也愈来愈广泛。人们为抗菌药物欢呼万岁，认为它们能够包治百病。然而真的是这样吗？其实不然。人们在使用抗菌药时踏入了不少误区，这些错误的使用方式使得药物不仅难以有效地治疗疾病，反而容易引起许多不良事件，给健康带来损害。并且，随着医学知识的更新，一些原有的抗菌药常规用法也被证明是错误的。你对抗菌药的使用了解得够全面吗？你在日常使用抗菌药时是否不小心踏入过误区呢？你吃对抗菌药了吗？

本章我们将关注日常使用抗菌药的误区、儿童使用抗菌药的特殊性、妊娠期及哺乳期女性如何安全使用抗菌药以及特殊人群的抗菌药使用，希望大家在阅读后可以避免这些错误用法，更加合理地使用抗菌药、抵制耐药菌的产生，努力延长每一种来之不易的抗菌药物的使用寿命。首先我们来看看抗菌药日常使用中的 8 大误区，希望通过对于每个误区的逐一分析点评，能让大家在日常生活中具备抗菌药使用的基本常识。

一、抗菌药 = 消炎药

（一）什么是炎症

"消炎药是干什么用的？"

"杀菌的！"

相信这是很多人被问到后的第一反应。当发生细菌感染的时候，一些人也会习惯地认为有了"炎症"，需要用点"消炎药"。有些百姓甚至认为"消炎药"就是抗菌药物的俗称。但其实"消炎药"并不等同于抗菌药（图6.1-1），这两种药物分属于两个不同的概念，治疗的疾病也完全不同。真正意义上的"消炎药"，在学术上

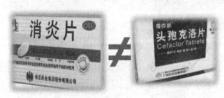

图 6.1-1 抗菌药不等于消炎药

应该被严谨地称为"抗炎药"。想要理解"抗炎药"和"抗菌药"这两个概念，首先我们要讲讲炎症是什么。

炎症，就是平时人们所说的"发炎"，类似于老百姓常说的"上火"，医学上专业的解释是，机体对于外界某些刺激产生的一种防御反应。具体来说就是：当机体受到刺激后，释放出各种炎症介质，引起某组织或器官的炎症，通常炎症典型的表现是局部组织或器官出现红、肿、热、痛和功能障碍。

（二）炎症的原因

造成机体炎症反应的因素有很多，例如：微生物感染、物理因素（晒伤、扭伤等）、化学因素（酸碱刺激及机体产生的一些化学物质刺激等）、坏死组织、免疫反应（皮炎及一些自身免疫性疾病等）。这些原因总体可归纳成两类，一类是微生物感染所致的炎症，另一类则是非感染性原因导致的炎症。

两大类不同因素所致的炎症，用药是不同的：微生物感染所致的炎症需用抗微生物药（编者注：抗菌药用于治疗微生物中的一大类——细菌的感染），而非感染性炎症用药则是我们常说的"消炎药"。两类药物不能混淆。

（三）抗菌药 ≠ 消炎药

消炎药是指能够抑制致炎物质（非细菌性）产生或释放的药物，主要包括两大类——甾体抗炎药和非甾体抗炎药。①甾体抗炎药：就是老百姓耳闻的激素，主要是指糖皮质激素类药物，如氢化可的松等，一般并不常规用于消炎。②非甾体抗炎药：这类非激素，也称解热镇痛抗炎药，包括阿司匹林、对乙酰氨基酚、吲哚美辛、布洛芬、保泰松等，它们可抑制人体内致炎物质的产生或释放，从而减轻炎症反应；这些药物对风湿性关节炎、强直性脊柱炎、纤维组织炎等无菌性炎症有良好的消炎止痛效果；对头痛、牙痛、神经痛、肌肉痛等钝痛也有很好的镇痛作用；其退热作用可使发热患者体温降至正常，常作为退热药或感冒药使用。"消炎药"只治疗非感染性炎症，能够缓解炎症反应所造成的红、肿、热、痛，减轻患者的痛楚和不适，属于对症治疗，但治标不治本，对于感染性炎症的罪魁祸首——细菌无可奈何。

炎症反应典型症状——红、肿、热、痛

抗菌药是杀灭或抑制细菌的药物，用于细菌感染所引起的炎症。当机体发生微生物感染后，体内也会产生免疫反应，除感染部位出现红、肿、热、痛等表现外，通常也会有发热等情况，血液化验检查也可表现为白细胞增多（超过 $10.0 \times 10^9/L$）等。抗菌药物对细菌性炎症造成的症状没有改善缓解的作用，但是通过"治本"把细菌消除了，炎症因子随之减少，炎症也就会自然消退。但只有在细菌感染时才需要使用抗菌药来杀灭病原微生物，抗菌药物对病毒感染、无菌性炎症则无能为力。所以，不问炎症缘由而将抗菌药等同于消炎药、感冒药或退热药使用不仅是浪费，还会引发耐药菌的产生等诸多不良后果。

二、抗菌药防感染

古人讲未雨绸缪，自然也有人想当然地认为平常吃点抗菌药物就可以"百毒不侵"预防感染，避免细菌的侵犯。殊不知，这样的想法不仅南辕北辙，甚至将自己置于危险的境地！

（一）抗菌药防感染？只会适得其反

抗菌药物只能用于抑制或杀灭已经存在的细菌，不能抵御细菌的入侵。长期预防性使用抗菌药物，不仅会因为"是药三分毒"而给自身增加发生药物不良反应的机会；更可怕的是，机体会处于一种"依赖"抗菌药的状态，从而不能主动调动免疫系统与病原微生物作斗争，久而久之，免疫系统就会因得不到"刺激"和"锻炼"而丧失免疫功能，就像太平无事时"狼来了"喊多了一样，等"狼"真的来了，机体的免疫系统却无动于衷了；而且长期使用抗菌药的选择性压力会促成耐药菌株的形成，甚至催生超级细菌。耐药菌一旦形成，利用人体免疫力低下的机会就会大肆繁殖，正如当狼真的来了，已猝不及防，到这时候会发现能够使用的有效抗菌药已屈指可数，甚至是无药可救了。

（二）预防性使用抗菌药的情况

在日常生活中我们千万不能经常玩"狼来了"的游戏，有时皮肤的一点小损伤，只要局部清创，保持伤口洁净即可，并不需要大动干戈去服用抗菌药，机体就可以自愈；有些人食用了不清洁的食物不放心，就想用抗菌药预防感染，也是没有必要的。

但是临床上确实存在需要"防狼"的时候，在某些特殊情况下需要预防性使用抗菌药物，以避免机会性的细菌入侵导致严重的后果，这些情形包括：围生期获得性B族链球菌感染（编者注：即分娩过程中母亲感染了B族链球菌，那么就需要给新生儿预防性使用抗菌药物避免链球菌感染）、镰状细胞贫血（编者注：一种遗传性血液病，发生感染时病情会加重）、有与心内膜炎有关的心脏病高危因素患者在接受拔牙等口腔操作时、外科手术中沾染切口和感染切口。预防用药时大多使用青霉素或第一、二代头孢菌素类药物。更多预防性用药情况可参见表6.1-1。

表6.1-1　非手术患者预防性使用抗菌药物的情况

预防感染种类	预防用药对象	抗菌药物选择
风湿热复发	①风湿性心脏病儿童患者；②经常发生链球菌咽峡炎或风湿热的儿童及成人	苄星青霉素、青霉素V
感染性心内膜炎	心内膜炎高危患者，在接受牙科或口腔操作前	阿莫西林或氨苄西林；青霉素过敏者可用克林霉素
流行性脑脊髓膜炎	流行时：①托儿所、部队、学校中的密切接触者；②患者家庭中的儿童	利福平（孕妇禁用）环丙沙星（限成人）头孢曲松
流感嗜血杆菌脑膜炎	①患者家庭中未经免疫接种的≤4岁的儿童；②有发病者的幼托机构中≤2岁未经免疫的儿童；③幼托机构在60天内发生2例以上患者，且入托对象未接种疫苗时，应对入托对象和全部工作人员预防用药	利福平（孕妇禁用）
脾切除术后/功能无脾者菌血症	①脾切除后儿童	定期接种肺炎链球菌、B型流感嗜血杆菌疫苗和四价脑膜炎奈瑟菌疫苗；5岁以下儿童：每日阿莫西林或青霉素V口服，直到满5岁；5岁以上儿童：每日青霉素口服，至少1年

续表

预防感染种类	预防用药对象	抗菌药物选择
脾切除术后/功能无脾者菌血症	②患镰状细胞贫血和地中海贫血的儿童(属于功能无脾)	根据年龄定期接种上述疫苗； 5岁以下儿童：每日青霉素V口服，直到满5岁； 5岁以上儿童：每日青霉素口服，有人建议至少用药到18岁； 出现发热时给予阿莫西林/克拉维酸或头孢呋辛； 青霉素过敏者给予磺胺甲噁唑/甲氧苄啶(SMZ/TMP)或克拉霉素
新生儿淋病奈瑟菌或衣原体眼炎	每例新生儿	四环素或红霉素眼药水滴眼
肺胞菌病	①艾滋病患者CD4细胞计数 < 200/mm^{3}者； ②造血干细胞移植及实体器官移植受者	SMZ/TMP
百日咳	主要为与百日咳患者密切接触的幼儿和年老体弱者	红霉素
新生儿B组溶血性链球菌(GBS)感染	①孕妇有GBS菌尿症； ②妊娠35~37周阴道和肛拭培养有GBS寄殖； ③孕妇有以下情况之一者：< 37周早产；羊膜早破≥18小时；围生期发热，体温38℃以上者；以往出生的新生儿有该菌感染史者	青霉素 氨苄西林 青霉素过敏但发生过敏性休克危险性小者：头孢唑林 青霉素过敏，有发生过敏性休克危险性者：克林霉素或红霉素
实验室相关感染	不慎暴露于布鲁氏菌 高危者(接触量多)	多西环素+利福平
	不慎暴露于布鲁氏菌 低危者(接触量少)	每周2次血清试验，转阳时开始用药，方案同上
	不慎暴露于布鲁氏菌 妊娠妇女	SMZ/TMP ± 利福平
	暴露于鼠疫耶尔森菌	多西环素或SMZ/TMP

三、感冒就用抗菌药

很多人用药都有一些常见的错误，其中最突出的表现就是对抗菌药的滥用。比如，有些人一旦感冒就会立即使用抗菌药物（图6.1-2）。据估计，我国门诊感冒患者约有75%会使用抗菌药物。其实，病毒或者细菌都可以引起感冒，分别属于病毒性感冒和细菌性感冒。抗菌药物只对细菌性感冒有效。

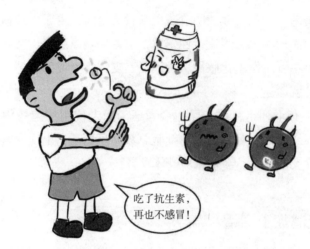

图6.1-2　感冒就吃抗菌药——抗菌药日常使用误区之一

（一）病毒性感冒不用抗菌药

绝大多数感冒，尤其是流感，都是病毒感染引起的。病毒性感冒是自限性疾病（编者注：自限性疾病指在发生发展到一定程度后能自动停止，并逐渐恢复痊愈，并不需特殊治疗，只需对症治疗或不治疗，靠自身免疫就可痊愈的疾病），人体自身产生抗体可以中和病毒而痊愈。抗菌药无法杀灭病毒，对病毒性感冒无治疗作用。

因此，对免疫功能正常者，得了病毒性感冒根本不需要抗菌药物。人们往往忽视这一点，乱用抗菌药物，这只会增大副作用，并使机体产生耐药性。在门诊和临床上经常看到一个普通的感冒就用几种抗菌药物的现象，不仅增加了患者的经济负担，更会使细菌的耐药性增加，并可能造成二重感染，诱导其他疾病。

（二）感冒考虑使用抗菌药的情况

当然，并非所有感冒都不应使用抗菌药治疗。有了感冒的症状，一般医生会首先建议你做血常规检查，来区分是细菌性感冒还是病毒性感冒。如果白细胞超过正常值或感冒迁延不愈，意味着可能是细菌性感冒，应该尽快进行病原学检查或根据经验给予抗菌药治疗；如果血常规检查结果正常，主要给予一般治疗和对症治疗（编者注：常规的感冒药一般对症不对因）。感冒后要注意多休息，多饮水，适当饮食，进食后以温盐水或温开水漱口，保持鼻腔及口腔清洁；咽喉炎症较明显或干咳较严重时，给予生理盐水雾化吸入或使用止咳药品；如果患了流行性感冒，应首先隔离患者，及早应用抗流感病毒药；如果感冒继发了化脓性扁桃体炎、支气管炎或肺炎等细菌性感染，应及时到医院就诊。

在感冒伴有下列指征时，医生会考虑为患者使用抗菌药物：①高热不退，细菌培养发现病原菌者；②白细胞总数明显增高，出现气管炎（咳嗽、有脓痰）或肺炎征兆者，经常患扁桃体炎者。

四、广谱优于窄谱

患者希望能够药到病除，对抗菌药的疗效有着过高的期望。不少患者治病心切，往往更青睐使用杀敌范围更大的广谱抗菌药。事实上，这种想法是不对的。

（一）长期大量使用广谱抗菌药易致二重感染

研究证实，在人体的皮肤、口腔、咽部、阴道和结肠等部位存在大量以细菌为主的微生物。这些细菌在宿主细胞上定居、生长、繁殖，同时具有多种功能：参与物质代谢、激素转化和合成、胆汁代谢、胆固醇代谢等；作为一种抗原，刺激宿主产生抗体，增强其免疫能力；产生脂肪酸等代谢物和细菌素，可对抗外来细菌的侵入，构成防止外来细菌侵入的生物屏障；使某些致癌物转化为非致癌物。可见，这些细菌的存在对于保持人体生态平衡和内环境的稳定有重要作用，是保持人体健康的重要因素。我们把这些细菌称为人体正常菌群，并予以积极保护。然而，当我们用抗菌药物治疗感染时，体内正常菌群同样会被杀灭或抑制。

抗菌谱窄的抗菌药只对一种或少数细菌有活性，如青霉素，主要作用于革兰氏阳性球菌；广谱的抗菌药可对两种或更多的细菌有活性，如头孢曲松，可对多种肠杆菌科细菌有效；超广谱抗菌药对多种或大多数细菌有活性，如美罗培南，不但对革兰氏阳性菌、革兰氏阴性菌有效，也对厌氧菌有作用。可见，抗菌药的抗菌谱越广，受影响的细菌谱也越广，被杀灭或抑制的正常菌群也越多，越容易造成肠道菌群失衡，致病菌优势繁殖导致二重感染，引发抗生素相关性腹泻。

（二）抗菌药选用原则

治疗感染性疾病最理想的用药方法应该是：根据引起感染的病原菌来选用有针对性的窄谱抗菌药；能用"轻型武器"——低级别的抗菌药对付细菌时，则不轻易动用"重型武器"——高级别的抗菌药；可以应用一种抗菌药控制的感染，则不联合应用抗菌药；倚重并充分调动自身免疫力来应对轻症感染。只有遇到严重的、由多种细菌造成的复杂感染时，才应考虑选用广谱、高级抗菌药，或者联合用药。

此外，不同疾病有不同的病理生理基础，因而选用抗菌药时应着重考虑机体是否有感染，感染部位在哪里，是否有多脏器感染，是否有药敏试验提示。还要根据抗菌药的抗菌谱及药动学、药效学特征来合理选择应用抗菌药的品种。可见，对抗菌药的选择绝不是简简单单、随意而为的，它需要医生、药师根据各种症状、检验结果等，经过复杂的判断，才能最终决定。因此，对于缺少专业知识的普通患者，不应像买普通商品一样自行挑选抗菌药。

五、新药比老药好，贵药比便宜的好

很多人认为，一分钱一分货，新药价格贵，而且推陈出新，新药、贵药才是好药，所以一生病，总让医生给自己多开新药、贵药；甚至有些患者一见到广告宣传某种新药或特效药，就要求医生开这种药，正所谓"不要最好，只要最贵"（图6.1-3）。随着社会的发展，各层次医疗保险的覆盖面越来越广，人们的经济承受能力也越来越强，大家都愿意享受较好的医疗服务，使用更好的药品，这也无可厚非。可大部分患者缺乏用药知识，无法准

确分辨药品效能的优劣，因而把"一分钱一分货"的观念套用到药物上，觉得新药、贵药就是好药，这种想法是要不得的。

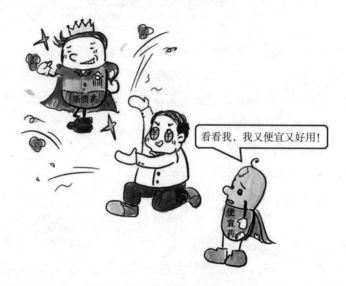

图 6.1-3 "一分钱一分货"的思想在抗菌药物使用中万万要不得

（一）抗菌药使用无关好坏，因病因人而异

那么，新药比老药好？还是不如老药？从理论上讲，新药应该比老药有优势才会推陈出新，才能够具有上市优势，但事实并不如人所愿。其实，评价一种药品最重要的指标是疗效和安全性。许多老药安全性高，疗效确定，而新药、贵药常常因为疗效过强带来一些问题（如不少新型的抗菌药物由于抗菌谱过广、抗菌效果过强，容易引起肠道菌群失调）；或是由于上市时间过短，人们对它的安全性了解还不全面（上市的新药中不乏由于不良反应过大而迅速召回的案例）。凡是能在临床长期立足的抗菌药，都是被反复证实其疗效可靠、不良反应少、使用方便、价格也相对便宜。比如青霉素被应用于临床已有 60 余年历史，是抗菌药家族的鼻祖，至今仍是治疗脑膜炎的首选抗菌药。另外，俗话说"一把钥匙开一把锁"，治疗疾病也是一样。比如军团菌感染，应用昂贵的头孢类抗菌药或喹诺酮类药物并不能将其"征服"，徒然造成浪费，反而使用阿奇霉素就能将其"制服"。

这说明不同药针对不同的疾病，甚至是疾病的不同阶段，抗菌药无好坏之分，老药不一定比新药差。因此，一味地认为新药比老药好的观点确实是一种偏见，在用药时，不要盲目认为新药、贵药就是好药，应听从医师的建议，并结合自己的情况选择最适合的药品。

（二）抗菌药使用无关价格，合适才最好

对于任何药品来说，价格的高低只能在一定程度上反映药品生产成本的多少，与前期的研发投入、专利成本、生产流通成本等因素有关，而与治疗效果之间并无直接联系。那种"药物越贵越好"的看法是没有科学依据的，甚至是有害的。譬如，乙酰螺旋霉素是前些年生产出的一种抗菌药，与红霉素相比，它的价格要贵出 2～3 倍；但就治疗作用而言，两者的抗菌范围相似，而乙酰螺旋霉素对金黄色葡萄球菌的抗菌作用只有红霉素的 1/32～1/16；可见，遇到金黄色葡萄球菌感染时，用乙酰螺旋霉素显然是不合适的。在临床上还经常遇到这种情况：某种药物对患者甲有效，但对患有同样疾病的患者乙却疗效不佳，原因在于，患者的机体在与药物相互作用时表现出了个体差异，这一点往往被人们所忽视，尤其是在对新药、贵药的认知上更为明显。

治疗感染性疾病最重要的是及早确定疾病的病原菌，在病原菌未确定前应根据临床经验给予常规治疗方法；在查清病原菌之后，要及时调整抗菌药。医生则必须熟悉所用药物的适应证、抗菌活性、药动学和不良反应。用药不在于新、贵，关键在于对症下药。

六、频繁换药

据调查发现，对明确诊断的感染病例，依据细菌培养和药敏试验选择药品的仅占 12%，无指征使用抗菌药物却占 57%，说明临床上普遍存在习惯用药和经验用药；而且频繁更换占到 19%，这说明不少医生、患者治病心切，使用一两天抗菌药后症状没有明显好转，就认为无效而换药，这种恶性循环的后果是延误了疾病的有效治疗，使耐药菌增加，医药费用也急剧上升，造成经济上的极大浪费。

（一）频繁换药致细菌易耐药

有些医师由于未能掌握抗菌药的药动学特性，短时间内看到疗效不理想

就频繁更换药物，而不考虑给药途径不当以及全身的免疫功能状态等因素。其实频繁更换抗菌药物，这种"打一枪就跑"的策略，既没有杀死敌人，又暴露了自己，使得没有被杀死的细菌会"记住"这种药，从而进化成耐药菌，延误病情，增加治疗难度。

（二）换药的正确做法

频繁换药在临床非常常见。例如，一位泌尿外科患者使用氯唑西林2天后换用头孢噻肟钠，1天后又改成头孢他啶和左氧氟沙星，感染仍不能控制，后做分泌物培养为白念珠菌感染，改用氟康唑才控制住感染。如此频繁地更换抗菌药，主要是因为临床医生一味地凭经验用药。正确的做法是结合临床经验，以医院和病房感染的流行病学资料为依据，科学使用抗菌药物。

大多数抗菌药在使用48～72小时后才会发挥疗效，因此，患者在使用抗菌药2～3天后是否应该换药，应由医生经临床综合考量后决定。

七、有效就停药

有人想，既然长时间使用抗菌药物不好，会增加不良反应的发生机会，还会促进细菌耐药，那么一旦病症稍有好转，就该见好便收，这样减量减疗程服药，既安全又不会耐药了。但事实上这种看法也是错误的。

（一）有效就停药致残余菌反扑

如果抗菌药的使用时间不足，即使见效，也可能只是临时见效，所以应该在医生的指导下服用足够的周期以巩固战果。减量减疗程服药，会使药物在体内达不到有效的浓度，使杀菌效果大打折扣；而且残余病菌蓄势反扑，还可能使急性感染转变成慢性感染，迁延难愈，并且残余菌更容易产生耐药性。

（二）必须足量、足疗程服药

抗菌药治疗针对不同的细菌及疾病，有一定的疗程，一旦需要使用抗菌药治疗，就要按时按量服药，以维持药物在身体里的足够浓度，以免因浓度不够导致耐药性细菌伺机而起。

一般情况下，待症状控制，细菌培养报告呈阴性后，还应继续使用抗菌药物3～5天，乘胜追击巩固战果，以防复发或产生耐药性，接下来如果症状消失即可停药；如果症状没有继续好转或者反倒恶化了，就需要考虑换药或联合用药。特殊情况下，如 MRSA 感染的呼吸机相关性肺炎等，需要更长的疗程，如 14 天。切记：抗菌药必须足量、足疗程服用。

八、能口服偏要静滴

很多人认为，静脉滴注比口服给药见效快，为了尽快康复，常主动要求医生打点滴。这种做法也是得不偿失的（图 6.1-4）。

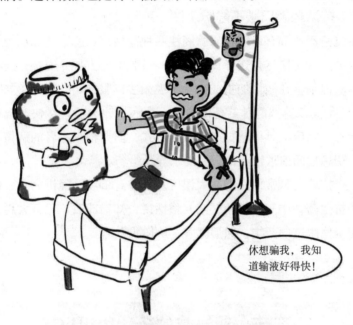

休想骗我，我知道输液好得快！

图 6.1-4　能口服偏要静滴，无异于作茧自缚

（一）静脉给药的风险

应纠正抗菌药物静脉滴注起效快、好得快的错误观点。静脉给药虽然起效快，但是输液的风险和发生不良反应的后果比口服、皮下注射都要高很多。《国家药品不良反应监测年度报告（2017 年）》显示，2017 年药品不良反应报告中的给药途径以静脉注射为主，占 61.0%。

静脉使用药物时，药物不经过吸收即可直接入血，发挥药效更快，但一旦发生不良反应往往猝不及防，输液带来的不良反应后果比口服和皮下注射更严重，抢救也更困难（编者注：口服药如果有不良反应可以洗胃；皮下注射的吸收需要一定的时间，这样能给急救赢得时机；输液药物直接入血，给急救带来难度）。同时注射本身也常常引起一些不良反应：如静脉注射时，注射局部可能会出现硬结或静脉炎的情况；静脉滴注时，有些药物对血管的刺激性比较大，会引起滴注部位疼痛；药液流出血管外时，局部还会出现红、肿等表现。经常输液还会降低免疫力：输液的药物直接进入血液循环，没有经过胃肠道，越过了非特异性免疫（如皮肤、黏膜等屏障）的环节，如果不管大病小病首选输液，长此以往，人体免疫力必然会降低。

（二）抗菌药能口服不静脉滴注

很多抗菌药物都有口服和静脉滴注两种剂型，对感染情况比较轻、病情不太危急的患者，应尽量选择口服给药；口服给药方便、安全，药物不良反应也较少。但是，在病情加重或患者出现无法口服给药的情况（如呕吐、昏迷等），还是应该首选静脉给药的方式；待病情改善后应尽快改成口服，这叫转换治疗。临床上具体选择何种给药方式，需要根据患者的病情和身体情况决定，切忌片面追求快捷，盲目要求静脉给药。

好了，抗菌药日常使用的八大误区及其注意事项已经讲完了，你还记得平常使用抗菌药物中犯过的错误吗？俗话说，知错能改，善莫大焉。愿大家都能够正确使用抗菌药物，保护健康，从你我做起。

第二节　爸妈吃的药我也可以吃

孩子是家长手心里的宝贝，衣食住行无一不精心呵护，生怕一个差错让孩子受了委屈。但是在吃药这件事情上，家长给孩子们吃对了吗？爸妈一口我一口，抗菌药也是爸妈吃啥我吃啥，这样真的好吗？孩子真的可以照搬大人的用药吗？

抗菌药物是儿科的常用药，儿童免疫系统发育还不完善，免疫功能低下，感染性疾病发病率较高，因此儿童接触抗菌药的机会远多于成人。孩子安全、合理地使用抗菌药，事关千家万户，不仅受到医务工作者的重视，也受到普通大众的广泛关注。接下来，我们就来聊聊家长们所关心的儿童使用抗菌药物的问题。

一、儿童用药时应注意的特点

儿童的成长阶段分为新生儿、婴儿、幼儿等阶段，不同阶段儿童的生理状态不同。儿童，尤其是新生儿，体内的代谢酶和肾功能都还不成熟，对药物的清除相

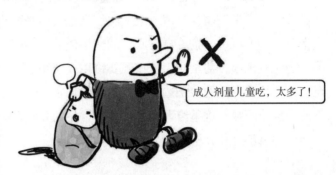

成人剂量儿童吃，太多了！

图 6.2-1　儿童不可服用成人剂量

对缓慢，药物容易出现累积毒性，造成身体损害。因此，儿童用药比成人更复杂，风险也更大，儿童不可照搬成人用药（图 6.2-1）。

（一）新生儿用药特点

新生儿（编者注：出生至 28 天为新生儿期）身体的各种器官生理功能尚未发育成熟，十分娇嫩。①肾脏：功能还不完善，会影响药物的清除，可能导致血药浓度过高，半衰期延长；②肝脏：代谢酶分泌不足，在药物解毒、结合等代谢方面非常薄弱；③肠管：新生儿较成人的长，吸收面积相对增大，肠壁薄，黏膜血管丰富，导致药物容易吸收，药物起效时间缩短。这些原因导致新生儿对药物的敏感性较高，耐受性差，极易产生药物不良反应，甚至中毒。

新生儿成长迅速，体重和组织器官随日龄增长日趋成熟，抗菌药物在新生儿体内的药动学参数亦随日龄增长而变化，一般 2 周以下的新生儿给药剂量在推荐剂量范围下限，而 2 周以上的新生儿则可适当增加。要注意，新生儿口服抗菌药物吸收差异较大，需要个体化监测；肌内注射给药吸收不规则，吸收量较难预料，且易发生注射部位红肿、结节、瘢痕、坏死等不良反应，应避免肌内注射给药。

（二）婴幼儿用药特点

到了婴幼儿时期，儿童处于快速生长发育期，新陈代谢旺盛，循环时间

短，对药物排泄较快，但从解剖生理学角度上来说，仍未发育完善，用药与成人有所差异。同时口服给药时孩子吞咽能力差，加之其因恐惧哭闹，易造成呛咳和异物窒息，宜选择糖浆、颗粒等剂型，增加依从性。

在儿童期，3种病症最易出现：感冒、腹泻、咳嗽。可怜天下父母心，家长看到孩子生病痛苦，情急之下往往就把抗菌药当作灵丹妙药，不管三七二十一先吃上再说，按着自己服药的经历依葫芦画瓢，也顾不上看药品说明书上的注意事项，甚至会用了孩子要慎用或禁用的抗菌药物。错误的用药甚至会给生长发育中的孩子造成难以弥补的伤害。那么给孩子究竟应该如何合理使用抗菌药呢？这里给大家列出4种常见的儿童抗菌药使用误区，并对每个误区给出正解和分析。

二、儿童单纯感冒服用抗菌药

首先要让大家了解，儿童单纯感冒服用抗菌药是禁忌的。

普通感冒常发生在季节交替之际，尤其是冬春季，起病急，以鼻咽部的卡他症状（编者注：卡他症状包括咳嗽、流涕、打喷嚏、鼻塞等上呼吸道症状）为主，症状常在两三天后最为严重，之后逐渐减轻，常持续7～10天。引起感冒的病原体主要是病毒，病毒的种类很多，而且十分容易发生变异。所以，孩子对感冒一般没有免疫力，如果原本孩子的体质和抵抗力就弱，反复发生感冒的可能性则更大。

当前在儿童普通感冒的治疗中，抗菌药的应用相当普遍，有的是医生主张使用，而更多的是患儿家长极力要求使用。事实上，孩子患了病毒性感冒之后一般不需要服用抗菌药，只要加强护理，适当休息，多喝开水，给予易消化的饮食，很快就能恢复健康。平常多让孩子锻炼身体，平衡饮食，拒绝挑食，规律作息，孩子的免疫力自然就会提高，从而减少感冒的机会。但是如果合并了细菌感染，出现高热不退、呼吸急促、咳脓痰等症状，乃至出现更严重的并发症，如化脓性扁桃体炎、支气管炎和肺炎，这时候就应当给孩子用上抗菌药治疗。

目前尚无专门针对普通感冒的特异性抗病毒药物，因此并不推荐使用抗病毒药物，如金刚烷胺。孩子症状严重时可服用减充血剂（伪麻黄碱、赛洛唑啉等）、抗组胺药（氯苯那敏、苯海拉明等）、解热镇痛药（对乙酰氨基酚、布洛芬）、镇咳药（右美沙芬）、祛痰药（愈创甘油醚、氨溴索等）等来缓解症状。上述药物也是小儿常见复方感冒药的成分，主要是对症治疗。现如今随着海淘的兴起，家长们热衷于从海外购买一些"神药"，用于孩子退热、感冒。实际上，这些药品的有效成分与国内药品差异不大，看看说明书就知道是同一种药品，家长们无须"崇洋媚外"，认为国外的药品优于国内的。例如在年轻妈妈群中很火的 Advil，其主要成分就是布洛芬，与国内药店出售的感冒药成分并无二致。除此之外，从海外购买药品更面临着诸多问题，诸如在运输过程中药品储存条件不过关、购买途径不当导致买到假药劣药，临期药品运输到手后过期等。我们建议，不要盲目轻信代购推销，孩子不适要及时就医，到医院或正规药店购买合格药品。儿童普通感冒的临床诊疗路径，如图 6.2-2 所示。

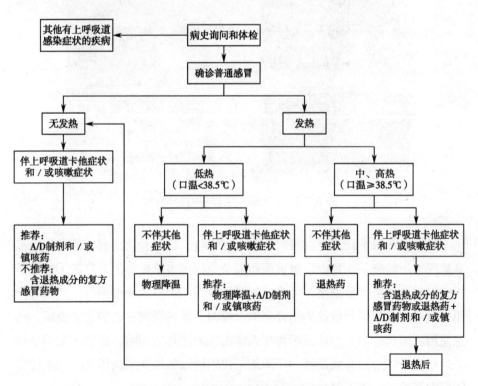

图 6.2-2　儿童普通感冒的临床诊疗路径

三、儿童腹泻乱用抗菌药

另一个正确的做法是，儿童腹泻切勿乱用抗菌药。

腹泻俗称"拉肚子"，是儿童常见多发病。儿童腹泻在我国每年有两个发病高峰，即夏季和秋季。许多原因都可以引起腹泻，如饮食不当造成的消化不良；吃了污染变质的食物，或餐具及患儿双手受污染；腹部着凉或过敏反应。但儿童腹泻的最主要原因是病毒感染，从图 6.2-3 中我们可以看到，病毒感染占腹泻原因的大半壁江山，远超过细菌感染。家长们却往往会认为腹泻都是食物不干净造成的，随意就用上抗菌药来杀菌"消毒"，以致造成超过 70% 不需要用抗菌药的小儿腹泻也给予抗菌药治疗。

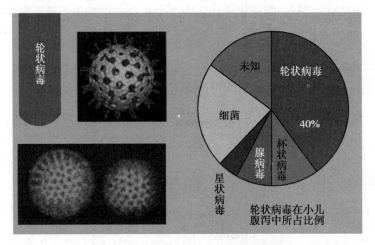

图 6.2-3　小儿腹泻常见病原体分布图

肠道内寄居了许多有益菌，帮助我们吸收、代谢食物。有益菌与致病菌常呈现平衡状态。一旦因口服抗菌药或全身抵抗力过低等因素打破了这种平衡，引起致病菌大量繁殖，可造成急慢性腹泻。若早期调整菌群，如及时停用抗菌药物或使用肠道益生菌补充剂，腹泻会迅速缓解；若病急乱投医，随意使用抗菌药，则各种抗菌药物在人体内狂轰滥炸的同时，也会敌我不分地杀死一些人体内的有益菌群，而那正是我们赖以抵御疾病的盟友，结果使腹泻更为严重，久治不愈。

我国专家一致认为，儿童有 70% 左右的水样便腹泻为病毒或产毒素细菌引起，可以不用抗菌药，只要采用液体疗法，患者就完全可以自愈；对病情未好转或出现严重症状的患儿，要及时送往医院。抗菌药仅适用于黏液、脓血便的患儿，这类症状一般属侵袭性细菌感染导致的腹泻，只占小儿腹泻的三成。

在我国婴幼儿腹泻指南中，专家们对家长处理儿童腹泻提出了中肯的建议：①及时补充液体，即口服补液盐溶液；②补充锌制剂，加锌的口服补液盐可以减轻儿童腹泻症状，缩短病程；③要持续喂养，不要因为孩子哭闹不适或者想着反正吃了也会拉掉而停止喂食，导致孩子脱水或虚脱；④如果病情没有及时好转要及时就医，不要相信网上的偏方、秘方（诸如食用香灰等）。

四、儿童咳嗽气喘急用抗菌药

儿童咳嗽气喘时，正确的做法是慎用、缓用抗菌药（图6.2-4）。

咳嗽气喘是儿童的常见病症，咳嗽喘不上气儿时，家长常常焦急心痛，冲动地认为孩子的症状是因为"上火"，嗓子感染了细菌导致的，毫不犹豫就直接使用了抗菌药

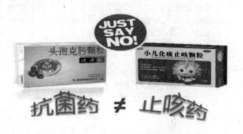

图6.2-4　抗菌药不等于止咳药

物。其实，孩子的咳嗽气喘仅仅是一种症状，可能由哮喘、过敏、感染等多种原因引起，如果不查明病因就盲目用药的话，不仅徒劳无益，还会耽误对真实病情的判断，贻误正确的治疗。因此，孩子咳嗽要找原因，切不可把抗菌药当做止咳药，盲目对症治疗。

值得强调的是，一些孩子服用抗菌药后能够止咳消喘，是因为得了细菌感染性疾病，抗菌药物杀灭或抑制细菌生长后，炎症刺激减少，咳嗽也就逐渐好转。但是对于非细菌感染性咳嗽来说，抗菌药物绝对没有止咳作用，它并不是止咳药物。在儿童咳嗽气喘时，应该及时就医，找到咳嗽的真正原因，不要盲目使用抗菌药物和止咳药，以免耽误孩子的病情。儿童慢性咳嗽的诊疗途径，如图6.2-5所示。

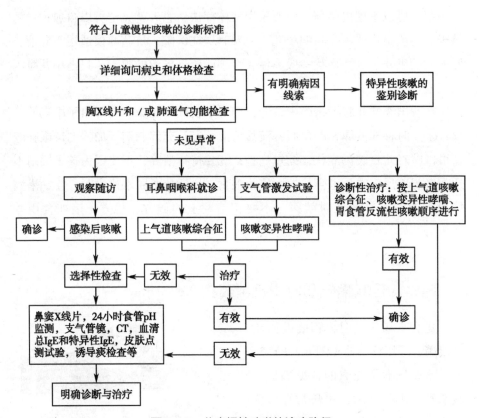

图 6.2-5　儿童慢性咳嗽的诊疗路径

五、忽视儿童该慎用的抗菌药

儿童处于生长发育阶段，许多器官功能尚未成熟，对部分抗菌药物更加敏感，有些抗菌药物甚至能影响生长发育。但现实生活中，儿童使用抗菌药的特殊性容易被忽视，有的家长错误地把儿童用药看成是成人用药的缩小版，造成儿童用药成人化，以致滥用抗菌药，给孩子带来严重的不良反应，酿成惨痛后果。以下列出了一些儿童应该慎用的抗菌药。

（一）氯霉素滴眼液

价格便宜、使用方便的氯霉素滴眼液，经常是家庭药箱中的常备药品。不管大人还是孩子，只要眼睛有些不适，就会点上两三滴。但新生儿与早产儿由于肝脏发育不全，肾脏排泄能力差，药物代谢、解毒过程受限，可导致氯霉素在体内蓄积，引起"灰婴综合征"、各类血细胞减少或不可逆的再生障碍性贫血。因此，早产儿及出生2周以下新生儿应禁用氯霉素。

有些人认为，滴眼液不同于其他制剂，氯霉素用量少，不会有这么大的危险，因此放松了警惕。殊不知儿童的黏膜非常薄，药物容易穿透，即使是局部应用，也可通过局部黏膜迅速吸收并在血液中储积，抑制骨髓造血系统，引起贫血。所以，12岁以下的儿童应少用或尽量不用氯霉素滴眼液。

（二）喹诺酮类抗菌药物

女童在12岁前、男童在14岁以前，成骨细胞十分活跃，儿童得以不断长高。处于这个年龄段的儿童，使用喹诺酮类药物剂量偏大时，会造成儿童的成骨细胞生长受到抑制，长骨不能继续向两端伸长，其后果就是停止长高，并可引发关节畸形。等孩子长大时，后悔也来不及了。因此，18岁以下未成年人慎用喹诺酮类药物。

但近些年来，喹诺酮类药物的治疗地位逐渐上升，能够医治多种细菌造成的感染。有研究显示，在以下情况中可以考虑在儿童中使用喹诺酮类药物：①感染是由多重耐药病原体引起的，除了喹诺酮外没有安全和有效抗菌药可以替代；②注射疗法不可行，没有其他有效的口服药可用。总之，只有对重症细菌感染患儿且无其他敏感的抗菌药物使用时，为了抢救垂危的患儿生命才可短期应用此类药品。

（三）氨基糖苷类药物

舞蹈《千手观音》之所以带给人们震撼，不仅是因为舞蹈本身的华美，更在于参加这个舞蹈表演的全部都是聋哑演员。然而，令人震惊的是，总共21名演员中有18人因药物致聋，他们中绝大部分又都是在两岁前后，因为发热时使用抗菌药导致的耳聋。领舞的聋哑女孩邰丽华正是两岁时因高热注射链霉素而失去了听力。更让人震惊的一个残酷的事实是，我国每年约有3万名儿童因用药不当致聋，占每年新增聋儿的50%，而氨基糖苷类抗菌药又占药物致聋的97%。这种耳聋多不可逆，因而会影响孩子的一生。

鉴于以氨基糖苷类药物为代表的耳毒性药物在临床使用中具有其特殊的地位与疗效，国内医学专家遵照循证医学的观点达成共识：对儿童一律采取禁用的方式欠妥，正确的方式是慎用。以链霉素为例，其耐药菌种少，抗感染性疾病（如结核、肺炎等）疗效确切，在某些情况下若完全禁用可能延误病情；但其耳毒性明显，故应慎用。

"慎用"首先要详细了解患儿家族史。据研究，药物中毒性耳聋者存在线粒体 DNA 12S 和 16S rRNA 基因突变。这类人即使仅使用少量（甚至 1 次）耳毒性药物也可能发生耳聋。因此，在有条件的地方可先行筛选出高危患儿，尽量避免给他们使用耳毒性药物，非用不可时则要向家长讲明原因，以取得他们的理解。氨基糖苷类药物有较长的抗生素后效应（PAE），目前临床上提出了一日一次的给药方案，这一给药方案与一日多次给药的疗效相同，但可降低药物谷浓度，从而减少耳毒性不良反应的发生。在使用耳毒性药物之前及过程中，对药物的峰谷浓度及听力进行监测也是必要的，一旦出现异常应立即停药。

（四）四环素类药物

儿童过多地应用四环素，会对骨骼和牙齿造成永久性损害，白牙会"镶上"金黄色"外衣"，还会缺牙半齿。这是由于四环素进入孩子体内后，可与血液中的磷酸钙结合，沉积到正在生长的骨骼和牙齿中，引起乳牙的色素沉着和牙釉质发育不全。黄斑牙不仅影响美观，而且影响恒牙发育。四环素沉积在骨骼里，还可使骨骼生长缓慢。因此，8 岁以下的儿童应避免用四环素类抗菌药。

牙齿变色与用药剂量有关，用药剂量越大则色素沉着越明显，牙釉质发育不良也越严重。新生儿或婴幼儿使用四环素类药后对乳牙影响最大，2 个月至 2 岁的小儿使用四环素，以后长出的恒齿也会发生变色，孕妇使用四环素类药也能使小儿乳牙变色。妊娠中期的妇女或 4~6 个月大的婴儿使用四环素后，小儿乳牙变色发生率最高，6 个月至 5 岁的小儿使用四环素类药后主要表现在恒齿变色。要预防四环素的这些不良反应，应尽量避免在孕妇、婴幼儿、小儿中使用四环素类药物。

大家现在知道了儿童不可以随便使用抗菌药物，更不能想当然地将成人使用的抗菌药物照搬到儿童身上。除了儿童外，其他一些特殊人群在使用抗菌药时同样需要多加注意、小心谨慎，妊娠期和哺乳期的母亲就是其中一类。每一位母亲，每一个家庭，都希望拥有健全健康的宝宝，而妊娠期和哺乳期的用药则直接关乎宝宝的安危，下一节我们就来讲讲妊娠期和哺乳期的抗菌药物使用注意事项。

第三节 妈妈吃药宝宝也能吃得到

每位女性在知道自己将要成为妈妈时，心情必然激动不已。随着母体妊娠，妈妈的身体也在逐渐发生变化，以便为胎儿提供更好的孕育环境。胎儿在羊水中，营养物质来自母体供应，这也导致了当母亲服用药物时，药物可能会透过胎盘进入到胎儿体内，对胎儿造成不可估量的影响。有的妈妈在分娩之后，认为自己服药不会影响孩子，殊不知药物也可以通过乳汁分泌进入到宝宝体内，造成影响。因此，妊娠期和哺乳期的妈妈们要格外注意自己的用药。

一、妊娠期抗菌药的合理应用

怀孕中的女性不同于一般时期的女性，怀孕引起体内各系统发生变化，机体免疫力降低，孕期发生感染的可能性更大，接受抗菌药治疗的机会也相应增多。怀孕妈妈服用药物时，药物可以通过胎盘直接影响胎儿，也可以通过母体的变化而间接影响胎儿。因此，在孕期合理使用抗菌药，不仅关系到母婴的生命安全，还对胎儿的正常发育有着十分重要的意义。

（一）妊娠会影响药物在体内的处置

妊娠会影响人体对药物的吸收、分布、代谢、排泄等药动学过程。在妊娠早期，因为"早孕反应"，孕妇出现食欲缺乏、偏食、恶心、呕吐等消化道症状，药物吸收可明显减少。但随着妊娠进入中后期，口服药物吸收恢复到与未妊娠时相似的水平，但此时孕妇体内激素水平增高，一方面激素需要通过肝脏灭活，孕期高激素水平增加了肝脏代谢负担，另一方面孕期高激素水平导致胆汁在肝脏淤积，从肝胆系统排泄的抗菌药物经胆汁排泄减缓，因此使用不必要的药物容易造成孕妇肝脏损伤。一般而言，妊娠期避免使用主要依赖肝代谢的药物或具有肝毒性的药物。正常孕妇在妊娠期间血流增速，肾小球滤过率增加，药物消除加快，一般而言，由于分布和消除过程的特点，妊娠期间用药的剂量应略高于常用量。

值得注意的是，孕妇正常妊娠期血容积明显增多，血浆蛋白量减少，药物蛋白结合能力下降，导致药物游离浓度较高，易通过胎盘进入胎儿体内。进入胎儿体内的药物可能对胎儿造成不同的影响：产生致畸作用或明显毒性作用、对母体和胎儿具有一定毒性、较低毒性或明显影响。

（二）美国FDA孕期药物安全分级

美国食品药品管理局（FDA）根据动物实验和临床用药经验对胎儿致畸的影响，将妊娠用药安全分为5个等级：

A级：在有对照组的研究中，妊娠3个月的妇女中未见到对胎儿危害的迹象（并且也没有其后6个月的危害性证据），可能对胎儿的影响甚微。

B级：在动物繁殖性研究中（并未进行孕妇的对照研究），未见到对胎畜的影响。在动物繁殖性研究中表现有副作用，这些副作用并未在妊娠3个月的妇女中得到证实（也没有其后6个月内的危害性证据）。

C级：在动物中的研究证明它有对胎畜的副作用（致畸或杀死胚胎），但未在对照组的妇女中进行研究，或没有在妇女和动物中并行地进行研究。本类药物只有在权衡了对孕妇的好处大于对胎儿的危害之后才可应用。

D级：有对胎儿危害性的明确证据。尽管有危害性，但孕妇用药后有绝对的好处，如孕妇有严重疾病或受到死亡威胁急需用药时，可考虑应用。

X级：在动物或人的研究表明它可使胎儿异常，或根据经验认为对人或人及动物是有危害性的。本类药物禁用于妊娠或即将妊娠的女性。

总体来说，A、B级药物属于对胎儿和孕妇没有或几乎没有危害的药物，孕期一般可安全使用，如多种维生素类和钙制剂，以及一些抗菌药，如青霉素类、头孢类等；但因为孕妇间存在个体差异，A、B级药品也不能保证绝对安全。C、D级药物对胎儿有危害（致畸或流产），但对孕妇有益，须权衡利弊后慎用，如一些抗菌药、激素类药物。X级这类药物对胎儿有严重危害，是孕期禁用药，如抗癌药物、性激素（如雌激素、合成孕激素）等。

常规情况下，临床主要参考早期FDA妊娠药物ABCDX分级，这目前也是我国《抗菌药物临床应用指导原则（2015年）》中采用的分级推荐形式。对于妊娠期抗菌药物选择采用此种分级及使用意见，可参见表6.3-1。

表 6.3-1　妊娠期抗菌药的危险分级

分级	药物
A 级	无
B 级	青霉素类、头孢菌素类、青霉素类 /β- 内酰胺酶抑制剂、氨曲南、美罗培南、厄他培南、红霉素、阿奇霉素、克林霉素、磷霉素、甲硝唑（目前中国仍规定孕妇和哺乳期妇女禁用）、呋喃妥因
C 级	亚胺培南、氯霉素、克拉霉素、万古霉素、多黏菌素、利奈唑胺、磺胺类、氟喹诺酮类、利福平
D 级	氨基糖苷类、四环素类、替加环素
X 级	无

　　表 6.3-1 中列出了抗菌药物在妊娠期应用时的危险性分级，至今尚无 A 级或 X 级的抗菌药物。药物在不同妊娠阶段，所造成的影响也不同：①1 个月内，存在"全"或"无"现象，抗菌药使用不当要么不对胚胎产生任何影响，要么直接导致流产；②1～3 个月内，主要影响器官和系统发育，造成畸形；③3 个月后，可影响牙齿、神经系统、女性生殖系统功能；妊娠中晚期时，药物的不良影响主要表现为胎儿发育迟缓和功能紊乱。

　　举例说明：属于 C 级的氯霉素未发现有致畸作用，但对骨髓造血有抑制作用，还能导致灰婴综合征。母体服用氯霉素后，氯霉素可以迅速透过胎盘，在胎儿体内很快达到药物峰浓度，所以孕期尤其是孕晚期慎用，必要时需进行血药浓度监测。怀孕的妈妈若使用属于 D 级药物的四环素，也极易透过胎盘屏障进入胎儿体内各种组织；妊娠 3 个月以上孕妇应用四环素后，经荧光检查显示药物沉积于胎儿全身骨骼并持续存在，这会引起骨骼发育延迟、正在形成的乳齿黄染、牙釉质发育不全和乳齿形成异常；静脉滴注四环素也可损害肝脏，导致脂肪变性，从而殃及胎儿；因此，四环素类抗菌药孕期禁用。

　　2015 年 6 月 30 日，美国 FDA 正式采用分级更为清晰、更为完善的 PLLR（Pregnancy and Lactation Labeling Rule）分级系统。FDA 认为现有的 ABCDX 分级是基于已知的人和动物的实验数据，这个分级过于简单，临床医生容易将其直接作为临床决策的依据，而忽视对分级背后数据信息的理解。此外，这一分级系统无法有效且完整涵括备孕、妊娠、分娩、哺乳各时期的药物风险变化，并无法给出药物对于女性与男性生殖系统潜在的风险。因此 FDA 决定扬弃旧式的"怀孕分级"系统，制定新式的"怀孕与哺乳期标示规则"。新的 PLLR 分级系统以格式化的文字说明取代简化的字母分级系统。PLLR 标示法包括 3 个小节（subsections）的具体内容（图 6.3-1）：妊娠期、哺乳期、对女性和男性生殖系统影响。每个小节都会有风险概要、支持性数据的讨论、协助医护人员开具处方与咨询决策的相关信息，如果缺乏可指引决策的数据，则须加以说明。

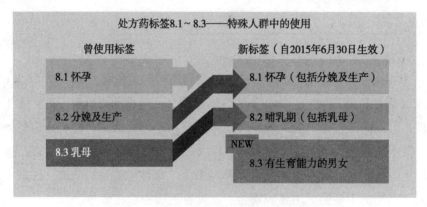

图 6.3-1　特殊人群处方药新旧标签的差异

新采用的 PLLR 系统包含了更多的数据信息，包括妊娠阶段不同时间内使用药物的风险，为医生使用药物提供了更详尽的证据。因此建议妊娠期妇女用药除了参考 ABCDX 分级外，还应该仔细参考 PLLR 系统下的说明，与医生进行充分的讨论沟通后，才能作出用药决定。

二、哺乳期抗菌药的合理应用

产后女性虽然放下了妊娠的重担，但随之而来还要面临哺乳问题。母乳是婴儿的理想食品，可以为婴儿最初的成长发育提供所需的能量和营养，并且母乳中含有大量的免疫因子可以提高婴儿的抵抗力。母乳喂养对母婴短期和长期健康有着积极的作用，同时母乳喂养亦有利于母婴之间的感情交流。WHO 建议纯母乳喂养直到 6 个月，继续母乳喂养至 2 岁或更长的时间。根据研究调查，我国纯母乳喂养率约为 62.56%，城市纯母乳喂养率为 53.90%，而农村则为 70.68%。当哺乳期女性存在感染、乳腺炎等情况，就需要使用抗菌药物，这可能对乳儿造成影响。

（一）乳汁中的抗菌药可对婴儿产生影响

哺乳期的妈妈服用药物后，药物可以从血液中进入乳腺细胞，分泌进入乳汁内，进而影响到乳儿（表 6.3-2）。低分子量、脂溶性强以及弱碱性的药物可以通过被动扩散的方式源源不断地进入乳汁。另外，药物与血浆蛋白结合率越低，越容易进入到乳汁中。文献报道，哺乳期妇女用药后，仅有 < 1% 的药量最终进入母乳，进而被婴儿摄入体内。但由于婴儿的胃肠道、肝、肾功能发育不全，无法像成人一样合理处置吸收的药物，同时婴儿使用药物的剂量远小于成年人，因此仅仅是这 1% 的乳汁药物也可能极大影响婴儿的身体健康！

表 6.3-2　抗菌药在乳汁中的浓度

乳汁药物浓度	抗菌药物
≥母体血药浓度 25%	磺胺甲噁唑、甲氧苄啶、异烟肼、乙胺丁醇、甲硝唑、氟喹诺酮类、红霉素、克拉霉素、阿奇霉素、克林霉素、林可霉素、氯霉素、四环素类、氨苄西林、头孢噻吩
<母体血药浓度 25%	阿洛西林、氨曲南、头孢唑林、头孢拉定、头孢呋辛、头孢丙烯、头孢哌酮、头孢噻肟、头孢西丁、头孢曲松、头孢地嗪、头孢地尼、美洛西林、苯唑西林、青霉素、氨基糖苷类、万古霉素、磷霉素、呋喃妥因

无论乳汁中药物浓度如何，都可能对乳儿存在潜在的影响，导致不良反应发生。如氨基糖苷类抗菌药可导致乳儿听力减退；喹诺酮类药物抑制骨骼生长；四环素类可致乳齿黄染；氯霉素可致乳儿骨髓抑制；磺胺类药物可致核黄疸（编者注：核黄疸是指新生儿胆红素升高，并损害到中枢神经）以及溶血性贫血等。因此哺乳期的妈妈发生感染时，应尽量避免选用安全性差的药物，如果必须使用时应暂停哺乳。

相对婴儿剂量（relative infant dose, RID）常用于评价药物对婴儿的影响，其值为婴儿药物剂量 [mg/（kg·d）] 与母体剂量 [mg/（kg·d）] 的比值。RID < 10% 意味着药物对婴儿是安全的。但实际上，RID 数值很难准

确计算，仅能够靠估算获得。因此使用 RID 来评估药物在哺乳期使用的安全性是远远不够的。

（二）哺乳期抗菌药物 Hale 分级

著名临床药理学家 Thomas W. Hale 总结了当时的研究结果，提出了哺乳危险性五类分级，也是目前国际常用的 Hale 哺乳危险分级评估：L1（最安全，safest）；L2（较安全，safer）；L3（中等安全，moderately safe）；L4（可能危险，possibly hazardous）；L5（禁忌，contraindicated）。随着循证医学的开展，药物的 Hale 哺乳危险分级系统也基于临床证据不断更新。常用抗菌药物的 Hale 哺乳危险性分级详见表 6.3-3。

表 6.3-3　Hale 哺乳危险性分级

等级	分级内容	常见抗菌药物
L1 （最安全,safest）	许多哺乳母亲服药后未观察到对婴儿的副作用会增加。在哺乳母亲的对照研究中没有证实对婴儿有危险，可能对喂哺婴儿的危害甚微，或者该药物不能被婴儿口服吸收利用	青霉素、氨苄西林、阿莫西林、羧苄西林、双氯西林、头孢氨苄、头孢羟氨苄、头孢唑林、头孢拉定、头孢西丁、头孢丙烯、头孢他啶、头孢唑肟、阿莫西林/克拉维酸钾、氨苄西林舒巴坦、万古霉素
L2 （较安全,safer）	在有限数量的对哺乳母亲的用药研究中没有证据显示副作用增加，和/或哺乳母亲使用该种药物有危险性的证据很少	氯唑西林、头孢噻吩、头孢克洛、头孢呋辛、头孢噻肟、头孢曲松、头孢地尼、头孢克肟、头孢哌酮、头孢吡肟、氨曲南、亚胺培南、阿奇霉素、克拉霉素、林可霉素、克林霉素、庆大霉素、阿米卡星、卡那霉素、四环素、左氧氟沙星、氧氟沙星
L3 （中等安全，moderately safe）	没有在哺乳母亲中进行对照研究，但喂哺婴儿出现不良反应的危害性可能存在，或对照研究仅显示有很轻微的非致命性副作用。本类药物只有在权衡对胎儿的利大于弊后方可应用。没有发表相关数据的新药自动划分至该等级，无论其安全与否	美罗培南、红霉素、链霉素、妥布霉素、诺氟沙星、环丙沙星

续表

等级	分级内容	常见抗菌药物
L4 (可能危险, possibly hazardous)	有对喂哺婴儿或母乳制品危害性的明确证据。但哺乳母亲用药后益处大于对婴儿的危害,例如母亲处于危及生命的疾病情况下,而其他较安全的药物不能使用或无效	多西环素、呋喃妥因
L5 (禁忌, contraindicated)	对哺乳母亲的研究已证实对婴儿有明显的危害或该类药物对婴儿产生明显损害的风险性高。哺乳妇女应用这类药物显然是无益的。该类药物禁用于哺乳期妇女	无

一般来说,L1~L3级的药物都是比较安全的,使用时不需要停止哺乳,所以在使用抗菌药时也应尽量选择L1和L2的药物,并应尽量选择半衰期短的药物。使用L4、L5等级的药物需要停止哺乳,何时恢复哺乳需要咨询医生或药师。

(三)哺乳期抗菌药使用原则

哺乳期妇女发生感染时,要权衡利弊后选用抗菌药物。若无证据表明用药获益大于风险,应尽量避免用药。目前主张,乳母在用药期间,尤其是长期用药期间应暂停哺乳。如若短期用药,则尽可能考虑合理缩短用药疗程。必须使用药物治疗的乳母,可以在婴儿较长睡眠前的最后一次哺乳后服药,可以保证在下一次哺乳时母体血液里的药物浓度最低,药物进入乳汁的量最小,对婴儿的影响也较小。另外,如果乳母乳房皮肤破损感染,需使用外用制剂时应暂停哺乳。如果乳母用药期间停止哺乳,之后需要恢复母乳喂养,可在最后一次服药后至少经过5个药物半衰期(编者注:药物半衰期数据可在药品说明书中药动学部分找到)恢复正常的母乳喂养。

总之,妊娠期和哺乳期的妈妈们一定要意识到:自己吃药有可能是两人服药,千万不要擅自用药,要谨遵医嘱,在就医时要主动告知医生自己的妊娠/哺乳情况,便于医生选择合适、安全的药物。

除了妈妈和宝宝服药时要格外上心,可不能忘记家里辛苦了一辈子的老人哟，还有家里患有疾病的亲人们，他们也是抗菌药使用的特殊人群呀！下一节我们就来关注一下这些特殊人群的抗菌药物使用注意事项。

第四节　特别的药给特别的你

特别的抗菌药，给特别的"你"。针对不同的人群选用不同的药，用药也需要量身定制。那么还有什么特殊的用药人群呢？

除了儿童、孕妇、乳母以外，还有一些特殊人群在选用抗菌药物时需特别注意，如老年人、肾功能不全者、肝功能不全者。老年人因为机体功能的衰老退化，与正常的成年人用药有所不同。另外患有疾病的患者，在选择用药上也要慎之又慎，三思而行。所谓的肝、肾功能不全者，是指肝、肾损伤严重，出现了明显功能异常的患者。这一节，我们来介绍一下这些特殊人群如何合理使用抗菌药物。

一、老年人抗菌药的合理应用

随着世界人口的老龄化，对老年患者治疗和康复的必要性已得到社会充分的认识和理解，从而促进了人们对老年人用药问题的高度重视。

（一）老年人选药特殊性

老年人为何是用药的特殊人群呢？常言道人老体弱，老年人组织器官呈生理性退化，又常常患有多种慢性病，就会影响到药物在体内的过程，其药动学与青壮年相比有许多不同，直接或间接影响药物疗效：

（1）消化功能减退：老年人胃肠蠕动减弱且多伴有胃下垂，口服的抗菌药物进入肠道的时间延迟，使得达到血药峰浓度的时间推迟。有报道，口服肠道易吸收的头孢菌素时，老年人的最高血药浓度较健康人高2倍，但达峰时间延迟。总体而言，老年人药物吸收延迟，但吸收量较年轻人改变不大。

（2）肝、肾功能减退：随着年龄的增长，老年人的肝、肾功能正在逐渐减退，肝脏和肾脏血流减少，肝脏的代谢能力与肾脏的排泄能力均逐步下降，导致药物血药浓度增加。此外，肝脏合成蛋白的功能也随年龄增长而减弱，导致抗菌药物的血浆蛋白结合率降低，这同样也会使得药物的游离血药浓度升高。这些因素都可能导致药物在体内蓄积，引起不良反应。不过，肝脏功能的减弱并非一定会引起药效变强、不良反应增加，部分需要经过肝脏代谢活化后才能产生作用的药物其效果会减弱，而需要经过肝脏代谢才能解毒的药物毒性会增强。

（3）患有各种疾病：老年人常常患有多种慢性病，导致多脏器功能受损，也会影响到药物在体内的过程，对药效和不良反应产生影响。

（二）老年人感染特点

老年人罹患感染性疾病后，所表现出的症状、特点往往与普通的成年人不同，有其特殊性：

（1）发生感染的机会多：老年人免疫功能减退，易患各种感染；老年人感染的常见病原菌为革兰氏阴性杆菌，如大肠埃希氏菌、肺炎克雷伯菌、流感嗜血杆菌、铜绿假单胞菌等。此外，金黄色葡萄球菌、肠球菌、肺炎链球菌等革兰氏阳性球菌也颇为常见。

（2）临床表现不典型：老年人罹患感染后，由于机体反应性差，常常不会出现明显的发热，而是表现为一些不典型的症状，如乏力、精神状态改变等。

（3）易被基础症状掩盖：有不少老年患者本身有基础疾病，如慢性阻塞性肺炎、慢性支气管炎、前列腺肥大、糖尿病等，本身就是感染的易感因素，而感染后所表现出的症状也与这些基础疾病的症状很相似，这些基础疾病往往掩盖了感染的真相，容易被误诊而耽误治疗。

（三）老年人抗菌药使用原则

针对以上老年人的特点，在老年人使用抗菌药物时要注意以下几条原则：

（1）避免使用毒性大的药物：老年人要避免使用毒性大的抗菌药物，如氨基糖苷类、万古霉素和去甲万古霉素等，如确有指征要用这些药物时，也需调整给药方案。

（2）减量应用毒性低的药物：老年患者可减量应用毒性低的 β- 内酰胺类抗菌药，如青霉素类、头孢菌素类及其他不典型 β- 内酰胺类，要注意的是这类药虽然毒性低微，但大多经肾脏排泄，而老年患者肾功能减退、药物清除慢，药物在体内停留时间延长，用药时要注意到老年人的这一特性。

此外，有专家认为，老年患者的使用剂量与普通人不同，较成人剂量应适当减少。

（四）老年人抗菌药联用指征

由于老年人往往患有基础疾病、经常出入医院或是在医疗相关机构（如疗养院）生活，因此感染可能较为复杂，在必要情况下要考虑联合使用抗菌药进行治疗：

（1）对于病原菌不明的严重感染，要先进行联合用药治疗，来扩大抗菌范围，在细菌诊断明确后再调整用药。

（2）单一抗菌药不能有效控制的严重混合感染，例如胃穿孔后腹膜炎的致病菌常有多种需氧菌和厌氧菌等，考虑联合用药。

（3）单一抗菌药不能有效控制的败血症或心内膜炎，需要联合使用抗菌药物。

（4）长期用药后，细菌有可能产生耐药时要联合用药，如慢性骨髓炎、慢性尿路感染等。

（5）感染部位抗菌药不易渗入时，如流行性脑膜炎，也要联合用药，产生协同效应。

二、肾功能不全者抗菌药的合理应用

肾功能不全可由多种原因引起，一般后果严重，是威胁生命的主要病症之一。肾功能减退的感染患者在接受抗菌治疗时，主要经过肾脏排泄的抗菌药物就会在体内蓄积，以致发生毒性反应，尤其本身就具有肾脏毒性的抗菌药就更容易发生。

（一）肾功能不全者用药剂量调整依据

抗菌药物用于肾功能减退的患者时，要根据以下因素调整剂量：

（1）患者肾功能损害程度，常用肌酐清除率或肾小球滤过率评估。

（2）抗菌药物本身毒性大小。

（3）抗菌药物体内的药动学特点。

（4）抗菌药物经血液或腹膜透析后可清除的程度。

以万古霉素的使用为例，在肾功能不全患者中，药师会根据患者的血肌酐、白蛋白、体重、年龄、性别等因素计算出估算肾小球滤过率（estimated glomerular filtration rate, eGFR），根据 eGFR 调整患者使用万古霉素的初始剂量和维持剂量。在第五次或第六次给药之前的半小时，护士抽取患者血液进行 TDM 检测。药师根据报告的药物浓度、患者目前使用的剂量、想要达到的药物浓度等，根据一定的公式调整剂量。目前，美国一些专业网站支持医生或药师将数据输入到页面中，后台程序根据基于大数据的精密公式计算出调整剂量，方便医生和药师用药，将医生或药师从烦琐的计算中解脱出来，同时所输入的数据汇总又可以为大数据服务，调整公式误差，使得计算结果更加精准。

（二）肾功能不全者抗菌药选用

肾功能不全患者在选择药物时，总体来说，应该优先选择经肝胆排泄或肝肾双重途径排泄，且对肾脏没有毒性的品种，但要求患者肝功能必须正常。在具体选药上主要有 5 种情况：

（1）按原治疗剂量应用：这种情况主要包括由肝脏代谢或主要由肝胆系统排泄的抗菌药，如阿奇霉素、多西环素、米诺环素、克林霉素、氯霉素、萘夫西林、头孢哌酮、头孢曲松、莫西沙星、利奈唑胺、替加环素、利福喷丁、利福布汀、利福昔明、替硝唑。

（2）轻、中度肾功能减退时按原治疗剂量，重度肾功能减退时减量应用：此种情况的抗菌药有红霉素、克拉霉素、苯唑西林、氨苄西林、阿莫西林、美洛西林、哌拉西林、氨苄西林/舒巴坦、阿莫西林/克拉维酸、哌拉西林/他唑巴坦、头孢哌酮/舒巴坦、环丙沙星、甲硝唑、达托霉素、利福平。

（3）轻、中、重度肾功能减退时需减量使用：此种情况的药物无明显肾毒性或仅有轻度肾毒性，但由于排泄途径主要为肾脏，肾功能减退时药物可在体内明显蓄积，因此需根据肾功能减退的轻重情况适当调整药物剂量，如青霉素、羧苄西林、替卡西林、阿洛西林、头孢噻吩、头孢唑林、头孢氨苄、头孢拉定、头孢呋辛、头孢孟多、头孢西丁、头孢他啶、头孢唑肟、头孢噻肟、头孢吡肟、拉氧头孢、替卡西林/克拉维酸、氨曲南、亚胺培南、美罗培南、厄他培南、氧氟沙星、左氧氟沙星、加替沙星、磺胺甲噁唑、甲氧苄啶。

（4）避免应用，确有指征应用时需在治疗药物浓度监测下或按内生肌酐清除率调整给药剂量：此类药物均有明显肾毒性，且主要经肾排泄，如庆大霉素、妥布霉素、奈替米星、阿米卡星、卡那霉素、链霉素、万古霉素、去甲万古霉素、替考拉宁、多黏菌素 B、多黏菌素 E。

（5）不宜应用：最后一种情况是在肾功能损害时不能使用的抗菌药，如四环素类（除多西环素、替加环素外）、呋喃类、萘啶酸、头孢噻啶。肾功能不全的患者应用四环素类的药物可能发生氮质血症，使肾功能进一步减退；呋喃类及萘啶酸等在体内会大量蓄积，导致神经系统毒性反应。

三、肝功能不全患者抗菌药的合理应用

还有一类用药的特殊人群是肝功能不全者。大多数抗菌药物在体内经肝脏活化、代谢、降解后，以原型或代谢产物形式全部或部分经肾脏和肠道排出。所以肝功能受损时，可导致抗菌药物在肝脏的代谢异常，部分需要经过肝脏代谢活化后才能产生作用的药物其效果会减弱，而需要经过肝脏代谢灭活的药物其毒性会增强。因此，肝功能不全的患者在选择抗菌药物时，要考虑到所选药物是否会加重肝损害。

（一）肝功能不全者用药剂量调整依据

肾功能的损伤评级有量化的指标，但是肝功能分级却没有定量的指标。国内外公认使用 Child-Pugh 评分量表（表 6.4-1）来评价肝功能，但是这个评分量表依然不足，不能反映急性肝损伤的严重程度，只适用于肝硬化或慢性肝病患者。目前部分药品说明书建议根据 Child-Pugh 评分来调整剂量。我们希望医学能够进一步发展，使得药师也能够针对肝病患者精准地调控药物剂量。

表 6.4-1 Child-Pugh 评分量表

临床生化指标	1 分	2 分	3 分
肝性脑病（级）	无	1 ~ 2	3 ~ 4
腹水	无	轻度	中重度
总胆红素 /（mmol/L）	< 34	34 ~ 51	> 51
白蛋白 /（g/L）	> 35	28 ~ 35	< 28
凝血酶原时间延长 /s	< 4	4 ~ 6	> 6

注：总分 5 ~ 6 分为轻度肝损伤，7 ~ 9 分为中度肝损伤，10 分及以上为重度肝损伤。

（二）肝功能不全者抗菌药选用

临床上针对肝功能损害的患者，在选药时一般对于抗菌药的品种和剂量会非常重视，虽然目前还不能根据肝功能状态对抗菌药物的给药剂量作出非常准确的调整，但是可以根据以下 4 种情况进行调整：

（1）按原治疗量应用：此种情况的药物可以经肾脏排泄或肝肾两个途径排泄，对肝脏无毒性，如青霉素、头孢唑林、头孢他啶、庆大霉素、妥布霉素、阿米卡星、其他氨基糖苷类药物、万古霉素、去甲万古霉素、多黏菌素类、达托霉素、氧氟沙星、左氧氟沙星、诺氟沙星、利奈唑胺。

（2）严重肝病时减量慎用：某些药物虽然主要由肝脏清除，但肝功能减退时并无明显毒性反应发生，这些药物也仍可使用，只在严重肝病时需要减量谨慎使用，如哌拉西林、阿洛西林、美洛西林、羧苄西林、头孢噻吩、头孢噻肟、头孢曲松、头孢哌酮、替加环素、甲硝唑、环丙沙星、氟罗沙星。

（3）肝病时减量慎用：还有一些药物主要由肝脏清除，肝功能减退时有一定的肝毒性，这些药物在肝病时就需要减量慎用，如红霉素、克林霉素、林可霉素。

（4）肝病时避免应用：最后一种情况是药物主要经肝脏清除，肝功能减退时有明显肝毒性，所以肝病时应避免使用这些药物，如红霉素酯化物、磺胺类药物、四环素、氯霉素、利福平。

本章我们介绍了日常生活中合理使用抗菌药物的要点以及特殊人群使用抗菌药物时应该注意的事项。我们强调，合理使用抗菌药物并不意味着拒绝使用抗菌药物，而是不能擅自想当然地服用药物，要谨遵医嘱使用。我们并不提倡普通感染就立刻使用新药、贵药，但是新药、贵药也有其一定的优势。在重症感染或复杂感染时往往应考虑使用较为高级的抗菌药物，重拳出击控制感染，然后逐渐降阶梯治疗。抗菌药物治疗不仅是一门科学，更是一门艺术，要平衡风险与收益。使用抗菌药物要依靠专业的医生指导，但百姓也要了解抗菌药物使用的基础知识，杜绝擅自滥用的现象，这样才能更好地控制耐药菌肆虐。

在这几章中我们提到，目前由于患者对抗菌药的认识不足、各方利益驱动等因素，抗菌药的滥用情况相当严重，促生了细菌的耐药性。那么从宏观的角度上，我们又能做些什么来控制耐药菌肆虐呢？抗菌药管理做了这么多工作，收效又到底如何呢？下一章，我们将为大家介绍抗菌药物的监管以及近些年来监管工作的成效。

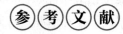

[1] 王旭.别把"消炎药"错当成"抗菌药" [J].人生与伴侣（月末版）,2012 (6): 23.

[2] 李大庆.消炎药≠抗菌药 [J].人人健康,2011 (6): 60.

[3] 杜文民.家庭安全用药必备 [M].上海：上海远东出版社,2010.

[4] 郭曼茜.用药咨询 [M].杭州：杭州出版社,2002.

[5] 张德明,刘英杰.抗菌药常见不合理应用原因分析 [J].中国医药导报,2009 (22): 245-246.

[6] 王海生.家庭用药误区 [M].赤峰：内蒙古科学技术出版社,2005.

[7] 徐贵丽.药师在您身边——面向患者的用药咨询、答疑、解惑 [M].北京：军事医学科学出版社,2009.

[8] 刘传玲.健康教育指南 [M].北京：中国科学技术出版社,2007.

[9] 麻春玲,程晟.百姓用药6误区 [J].生活与健康,2009 (9): 10-13.

[10] 顾俊明,侯菊生,李荫田.家庭科学用药 [M].沈阳：辽宁科学技术出版社,1998.

[11] 康岩,迟辉,林琏琏.抗菌药物合理使用管理之难点与对策 [J].中国中医药现代远程教育,2010 (6): 149-150.

[12] 邝洁容.浅谈抗生素的合理应用 [J].中国中医药现代远程教育,2010 (21): 63-65.

[13] 韩一波.外科抗菌药物不合理应用分析 [J].医药导报,2006,723(8): 843-844.

[14] 黄庭钧，徐寿松 . 别疏忽了用药安全 [J]. 记者观察 , 2004 (6): 16-18.

[15] 解斌，吴素芳，王建忠 . 合理停药 [J]. 中国医刊 , 2002, 37(11): 59-60.

[16] 石成长 . 抗生素滥用危机 [J]. 人人健康 , 2011 (7): 10-13.

[17] 张继东 . 不可不知的抗菌药使用误区 [J]. 药物与人 , 2011 (11): 24-25.

[18] 张永信 . 抗菌药物相关的药理基础知识 [J]. 上海医药 , 2012 (11): 11-14.

[19] 鸿扬 . 千万不要乱吃药 [M]. 北京：中国对外翻译出版公司 , 2010.

[20] 张雪，潘家华 . 儿童抗菌药物的分类与合理选择 [J]. 安徽医学 , 2013, 34(10): 1448-1451.

[21] 袁进，谢碧陶，石磊 . 儿科抗菌药使用现状与合理性评价 [J]. 中国临床药理学杂志 , 2011, 27(9): 707-710.

[22] 杨瑞珍 . 儿童安全用药宜与忌 [M]. 南昌：江西科学技术出版社 , 2005.

[23] 姜立克，任晓庆 . 家庭用药百忌 [M]. 北京：九州出版社 , 2002.

[24] 周好田 . 家庭用药指南 [M]. 长春：吉林科学技术出版社 , 2006.

[25] 李海 . 家庭合理用药 [M]. 郑州：中原农民出版社 , 1999.

[26] 杨继章 . 少年儿童合理用药指南 [M]. 北京：人民卫生出版社 , 2001.

[27] 章必成 . 特殊人群如何选用抗菌药 [J]. 家庭护士 , 2007 (10): 42.

[28] 都荔 . 妊娠期抗菌药物的合理应用 [J]. 中国医疗前沿 , 2010 (2): 74.

[29] 许恒忠 . 妊娠期和哺乳期抗菌药物的应用 [J]. 中国社区医师 , 2009 (14): 16.

[30] 黄荳 . 哺乳期抗菌药物的合理应用 [C]. 2013 年中国临床药学学术年会暨第九届临床药师论坛论文集 , 2013.

[31] 章必成 . 老弱妇孺更要谨慎使用抗菌药 [J]. 健康之路 , 2006 (12): 28-29.

[32] 朱一萍 . 浅析老年人抗生素的合理应用 [J]. 社区医学杂志 , 2007, 5(20): 25-26.

[33] 聂元华 . 老年人抗生素的合理应用 [J]. 解放军健康 , 2011 (5): 27.

[34] 中华人民共和国卫生部医政司，卫生部合理用药专家委员会 .《抗菌药物临床应用管理办法》释义和抗菌药物临床应用培训教材 [M]. 北京：人民卫生出版社 , 2012: 257-297.

[35] 汪复，张婴元 . 实用抗感染治疗学 [M]. 2 版 . 北京：人民卫生出版社 , 2012: 151-172.

[36] 桑福德 . 热病：桑福德抗微生物治疗指南 (新译第 44 版)[M]. 北京：中国协和医科大学出版社 , 2015:176-177.

第七章
抗菌药的监管

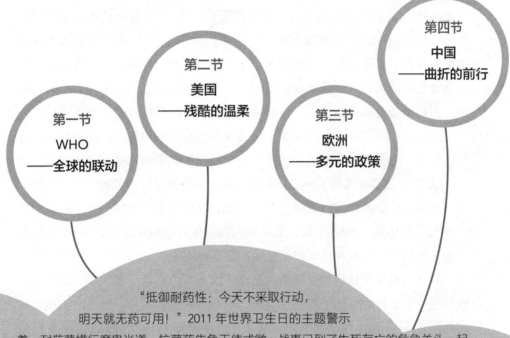

第四节
中国
——曲折的前行

第二节
美国
——残酷的温柔

第一节
WHO
——全球的联动

第三节
欧洲
——多元的政策

"抵御耐药性：今天不采取行动，
明天就无药可用！"2011年世界卫生日的主题警示
着：耐药菌横行魔鬼当道、抗菌药告急天使式微，战事已到了生死存亡的危急关头。起来，不愿被魔鬼蹂躏的人们，让我们站在全球的战略高度，既严防死守更主动出击，誓要打赢这场菌药之战！这就是最后的第七章——抗菌药的监管。

本章分为四个小节，第一节聚焦 WHO 如何协调各国联动亮剑，遏制耐药菌的嚣张气焰；第二节且看"买抗生素比买枪还难"的美国如何斩妖除魔；第三节一睹"连动物使用抗菌药也受管制"的欧盟如何围追堵截；第四节见证"监管之路曲折但毅然前行"的中国如何知难而进。

天使与魔鬼的激战已呈白热化，如何应对菌药博弈已是全人类的命题。要完胜这场战争，你、我、他，我们每个人都要积极应战！虽任重道远，但我们众志成城。

抗菌药物帮助我们打赢了一场场对抗细菌的战役，其滥用、误用也确使我们在一个个耐药菌面前败下阵来。抗菌药的耐药问题不只是世界上某一国家或地区的问题，而是对全球都具有深远影响的问题，要想完胜这场菌药之战，必须智用、善用抗菌药，这需要全人类积极行动起来，加强抗菌药的监管。最后一章就来给大家介绍 WHO 及主要国家和地区为合理使用抗菌药采取的监管措施。

第一节　WHO——全球的联动

　　赢得这场菌药之战——天使与魔鬼的博弈是个全球的命题吗？我们需要更清醒地认识全球细菌感染和耐药性的形势。从 20 世纪开始，抗菌药的发展与广泛使用逐渐成为最重要的公共卫生干预措施之一，抗菌药及疫苗的使用大幅降低了感染的死亡率，挽救了无数人的生命。然而，就在我们为打胜一场场与细菌的对抗战而欢欣鼓舞时，一个严酷的事实也逐渐摆在了我们眼前：在抗菌药的选择压力下，致病菌逐渐出现了耐药性，越来越多的抗菌药失去了作用。或许在不久的未来，会出现我们彻底被致病菌压制的局面。有数据显示，随着抗菌药的进化和发展，全球死于感染的人数却逆势增加，从 20 世纪中叶的 700 万增长到 2 000 万。在医疗条件较好的美国，1982—1992 年因感染性疾病死亡的人数就上升了 40%，其中败血症导致的死亡人数增长了 83%！据估算，2050 年后，细菌耐药性每年将导致全球 1 万 ~ 3.4 万亿美元的经济损失。这种种惨状的罪魁祸首便是耐药菌。

　　好在人们逐渐认识到了细菌耐药性将给人类带来的巨大威胁。在这一严峻的局势下，世界各国纷纷行动起来，采取各种监管措施，努力对抗细菌耐药性的问题。而作为全球性的健康及卫生机构，WHO 也采取了一系列举措，对细菌耐药性施以重拳。2007 年，WHO 的报告中便把细菌耐药列为威胁人类安全的公共卫生问题之一；2011 年，世界卫生日也将主题定为"抵御耐药性——今天不采取行动，明天就无药可用"；自 2015 年起，每年 11 月的第 3 周，WHO 都会组织"世界提高抗生素认识周"活动，2018 年认识周的主题为"急需作出改变。我们很快就没有可用的抗生素了"。

　　必须对耐药菌采取行动了！那么，WHO 具体采取了什么手段来应对耐药菌呢？总的来说，WHO 完成了两方面的工作：其一，借助自身和全球各国的资源，部署全球级、国家级和局部地区水平的细菌耐药性监测工作；其二，联合其他组织共同起草了抗菌药目录，将抗菌药按其对人类健康的重要性进行划分，为临床合理使用提供参考。

一、建立耐药性监测协作中心

虽然许多国家都已建立了各自的耐药性监测体系，但各地区实验室条件、监测方法等不同，所获得的结果很难加以统一化汇总以用于评判全国性或地区性耐药性趋势，同时也没有一个中心来协调各国家统一实验室方法、上报各地区数据、监测大范围内的耐药性趋势。临床医生难以获知最新细菌耐药性的情况，在临床应用抗菌药时仍不能较好地协调细菌耐药性和药物疗效，以制订较好的治疗方案。因此，建立一个全球性的细菌耐药性监测协作中心，充分利用各地区的监测力量和成果便显得迫在眉睫。在此背景下，WHO 在美国波士顿建立了 WHO 耐药性监测协作中心。此协作中心和美国疾病控制与预防中心（CDC）的医院感染病原菌实验室分部的主要任务是收集、分析和分发具有公共卫生重要意义的细菌耐药性资料和结果，借此得以加强全球各国家地区间耐药性监测的相互交流和促进。

从 20 世纪 90 年代开始，就有数个实验室在质量及技术等方面得到了帮助，这对收集标准化、可比性的结果以鉴定耐药趋势的变化和多重耐药菌的出现来说是必要的条件。在此基础上，WHO 敦促更多的国家建立国家级别的细菌耐药性监测系统，鼓励医生报告细菌耐药的流行病学数据；在地区性实验室和协作中心帮助下，通过 WHO 抗菌药物耐药性监测的模型系统，将收集到的流行病学数据整理成全球性数据库；发布全球监测报告，提出全局性战略措施，推动各国采取相应控制措施，共同遏制耐药菌的泛滥。

二、《抗菌药耐药：全球监测报告》

2014 年，WHO 搜集了 114 个国家的数据，首次发布了《抗菌药耐药：全球监测报告》（图 7.1-1），第一次审视了全球的抗菌药耐药情况，表明这一严重的公共卫生威胁不再是一种对未来的预测，而是正在世界上所有地区发生，并影响着每一个人。

报告共分为六大部分，分别从不同地区耐药性监测系统、常见耐药菌的耐药情况、耐药菌所带来的公共卫生及经济负担、特殊传染性疾病（如结核、疟疾、HIV 等）病原体的耐药现状、农畜牧业及其他行业内的抗菌药物

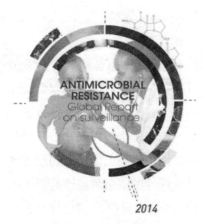

图 7.1-1　WHO《抗菌药耐药：全球监测报告》封面

使用等方面，详细介绍了全球范围内抗菌药物使用和细菌耐药情况，报告在结尾还提出了相应的控制措施，涵盖了从患者到卫生工作者再到制药业的方方面面。

（一）细菌耐药性的严峻形势

报告的主要调查结果表明，目前全球范围内细菌耐药流行局势严峻，耐药菌对公共卫生造成了严重危害，细菌耐药性监测的现状亦不容乐观。报告指出：

（1）在全世界范围内，细菌耐药性都呈现出较为严峻的态势。例如肺炎克雷伯菌是医院获得性感染常见病原体之一，第三代头孢菌素是治疗肺炎克雷伯菌的有效手段，而碳青霉烯类则是治疗肺炎克雷伯菌的最后手段。在 WHO 监测的六大地区（非洲、美洲、地中海东部区域、欧洲、东南亚、西太平洋区域）中，肺炎克雷伯杆菌对第三代头孢菌素的平均耐药率为 45%，对碳青霉烯类抗菌药物平均耐药率在 37% 以上。而臭名昭著的超级细菌 MRSA 的检出率也是高达 44% 以上。

（2）抗菌药物耐药性导致患者患病时间更长，死亡风险增加，且显著增加经济负担。耐药菌感染会造成不同程度的 ICU 治疗时间延长、住院时间延长、并发症（如血流感染、脓毒血症）发生率增加以及死亡率升高。这不仅给患者带来了痛苦，也给家属以及医疗系统带来了额外的经济负担。一项来自美国的研究表明，耐药的革兰氏阴性菌较之不耐药菌额外增加了 38 121 美元的治疗费用（$144 414 vs $106 293）。

（3）在细菌耐药性监测方面，各国之间存在一定的差距，同时缺乏统一的方法学标准、数据共享手段以及合作协调。虽然因各国监测水平的差距，不能使用现有数据确切地评估全球耐药性问题的严重程度，但现有的数据已着实令人担忧。

（4）抗菌药物在农畜牧业、食品加工等行业中的滥用也令人堪忧，是不容忽视的问题。

通过上述报告的要点，我们初步了解了目前世界上细菌耐药性的严峻形势。

（二）宏观战略措施

除了报告抗菌药耐药现状外，该报告还给出了宏观性的战略措施，这些措施要求患者、医师／药师、法律法规的决策者和制药企业通力合作，共同抗击细菌耐药性：

（1）患者：对于患者，报告要求在使用抗菌药时应具有一定的主动权与清晰的认识，做到①只有当医生开出处方时才使用抗菌药；②即使感觉有所好转，也要服完处方的所有药物；③决不与其他人分享抗菌药或使用以前剩下的处方药。

（2）医生／药师：对于卫生工作者和药剂师，他们作为把握抗菌药使用的重要一环，则应切实做到①加强预防和控制感染；②只有当确实需要时才开出处方和发放抗菌药；③处方和分发的抗菌药必须适用于治疗的疾病。

（3）决策者：作为法律法规的决策者，政府应时刻掌握抗菌药的使用情况，做到以下两点①加强对耐药性的监测，提升监测耐药性的实验室工作水平；②管制和促进药物的适当使用。

（4）制药企业：作为抗菌药的源头，其责任重大，应当做到①推动创新及新药的研究和开发；②促进所有相关利益者之间的合作和信息共享。

三、提供 WHONET 软件

WHO 还曾与国际药品制造商协会联合会共同在日内瓦组织研讨会，以常见传染病病原体对抗菌药不断增强的耐药性的威胁问题为主题，集中讨论了细菌因频繁使用抗菌药而不断产生的耐药性，以及耐药菌的迅速扩展令许多常见传染病的治疗变得更加困难和昂贵。会议在 WHO 与制药工业之间达成了一项合作的框架协议，协议旨在促使双方共同为遏制抗菌药耐药菌的扩张而努力。协议希望合作伙伴们为成功而经济、有效地治疗感染和鼓励对新型抗菌药的研究开发提供更多机会。

为了方便收集各地区、各国家的耐药性数据，WHO 为合作伙伴提供了WHONET 软件，用于输入细菌耐药资料，软件将被用于：①就地提供报告，以正确地指导患者选择抗菌药治疗；②通过尽早提供多重交叉耐药菌出现的最新通告，帮助控制当地的感染；③协助各国家监控规划及实施抗菌药政策；④助力全球抗菌药耐药性的监测工作。

四、参与起草抗菌药目录

在 20 世纪末，WHO 建议世界各国有关当局限制对牲畜使用抗菌药，这是因为畜牧业中的抗菌药滥用同临床滥用抗菌药一样，都可能会加快细菌耐药性的产生，导致牲畜和人类的感染性疾病更难治愈。WHO 特别要求在治疗肉用牲畜疾病时使用各种抗菌药必须要有处方，并且建议立即停止或排除使用抗菌药作为助长剂。专家们认为，牲畜产生的各种耐药的病菌可以通过食品传给人，导致很难治愈的疾病，如欧洲、亚洲、北美洲的沙门菌、肠球菌感染等。

WHO 于 2005 年 2 月 15—18 日在澳大利亚堪培拉召开了对人类健康至关重要的抗菌药国际专家起草会。这是由国际粮农组织、世界卫生组织、国际动物健康组织三大国际组织召集相关专家，就医学领域外抗菌药物的使用以及细菌耐药性问题举行的第三次重要会议。中国药品生物制品检定所也派遣专家代表中国参加了本次会议。会议旨在确定对人类健康重要的抗菌药种类及其亚类，并按重要性级别起草抗菌药目录。

（一）抗菌药的等级及其标准

确定抗菌药重要性级别的标准有 2 个：①在治疗严重感染时，仅有一种药物可供使用或该药是仅有的少数可供选择药物中的一种；②病原菌或共栖菌可能由于医学领域外某些抗菌药的使用而获得耐药性基因，并从动物、食品或环境传播到人，进而引起人类感染，而临床上依赖于这些抗菌药进行该病原菌或共栖菌感染的治疗。

根据上述定级标准，在该目录中抗菌药被划分为 3 个等级，分别是：①对人类健康极为重要的抗菌药，同时符合上述两项标准；②对人类健康高度重要的抗菌药，符合上述一项标准；③对人类健康重要的抗菌药，两项标准都不符合。表 7.1-1 给大家详细罗列了这三类抗菌药。

表 7.1-1　WHO 抗菌药物目录

对人类健康极为重要的抗菌药	对人类健康高度重要的抗菌药	对人类健康重要的抗菌药
氨基糖苷类:阿米卡星、庆大霉素、卡那霉素、奈替米星、新霉素、妥布霉素、巴龙霉素; 利福霉素类:利福昔明、利福平、利福布汀; 碳青霉烯和青霉烯类:比阿培南、多尼培南、厄他培南、亚胺培南、美罗培南、帕尼培南、法罗培南; 第三代头孢菌素:头孢克肟、头孢噻肟、头孢泊肟、头孢他啶、头孢唑肟、头孢哌酮、头孢哌酮 / 舒巴坦、头孢曲松; 第四代头孢菌素:头孢吡肟、头孢匹罗、头孢噻林; 单环 β- 内酰胺类:氨曲南; 磷霉素类:磷霉素; 脂肽类:达托霉素; 甘氨环素类(四环素衍生物):替加环素; 糖肽类:替考拉宁、万古霉素; 大环内酯类和酮内酯:阿奇霉素、克拉霉素、红霉素、罗红霉素、螺旋霉素; 噁唑烷酮类:利奈唑胺; 青霉素类:氨苄西林、氨苄西林 / 舒巴坦、阿莫西林、阿莫西林 / 克拉维酸;青霉素、青霉素 V; 多黏菌素类:多黏菌素 E、多黏菌素 B; 喹诺酮类:萘啶酸、吡哌酸、加替沙星、吉米沙星、左氧氟沙星、莫西沙星、诺氟沙星、氧氟沙星; 治疗肺结核或其他分枝杆菌病抗菌药:乙胺丁醇、乙硫异烟胺、异烟肼、对氨基水杨酸、吡嗪酰胺	酰胺醇类:氯霉素、甲砜霉素; 第一代头孢菌素:头孢唑林、头孢氨苄、头孢噻吩、头孢拉定; 第二代头孢菌素:头孢克洛、头孢孟多、头孢呋辛; 头霉素类:头孢西丁; 林可胺类:克林霉素、林可霉素; 假单胞菌酸:莫匹罗星; 麻风感染治疗用药:氯法齐明; 半合成青霉素:美西林; 抗单胞菌青霉素:阿洛西林、羧苄西林、美洛西林、哌拉西林、哌拉西林 / 他唑巴坦; 抗葡萄球菌青霉素:氯唑西林、双氯西林、氟氯西林、甲氧西林、萘夫西林、苯唑西林; 磺胺和二氢叶酸脱氢酶抑制剂及其合剂:乙胺嘧啶、磺胺嘧啶、磺胺甲噁唑、磺胺吡啶、磺胺异噁唑、甲氧苄啶; 磺砜类:氨苯砜; 四环素类:米诺环素、四环素、多西环素; 链阳霉素类:达福普汀 / 奎奴普丁	硝基呋喃和硝基咪唑类:呋喃唑酮、呋喃妥因、甲硝唑、替硝唑

(二) WHO 最新基本药物目录

2017 年 6 月 6 日, WHO 发布了第 20 版基本药物目录(essential medicines

list, EML），对抗菌药物目录进行了近 40 年来最大的一次修订，对用于常见感染和严重感染的抗菌药作出了新的建议。WHO 的医学专家将抗菌药物分为了 3 类：可用类抗菌药（key access antibiotics）、慎用类抗菌药（watch group antibiotics）以及备用类抗菌药（reserve group antibiotics）；并给出相应的使用建议。①可用类抗菌药：是常见症状或感染的首选药物，可随时用于治疗范围广泛的常见感染；②慎用类抗菌药：是对少数感染进行一级或二级治疗的抗菌药，该类药物应谨慎使用、控制用量以避免耐药性，如用于上呼吸道感染的环丙沙星就属于此类；③备用类抗菌药：是被视为最后手段的抗菌药物，仅在所有其他替代药物失灵的严重情况下使用，如用于治疗因多重耐药细菌导致的脓毒症。

修订后，该指导目录能够确保需要时有可用的抗菌药物，并能够依据适应证经验性地正确使用抗菌药物，以增强治疗效果，减少耐药细菌的发展。2017年 WHO 基本药物目录关于抗菌药物部分的修订（表 7.1-2），呼应了之前公布的抗菌药物目录以及 WHO 抗微生物药物耐药性全球行动计划，旨在全球范围内——无论是药品储备充足的发达国家，还是缺医少药的发展中国家——推广合理使用抗菌药物的观念，尽最大努力减少耐药细菌的传播和发展。

表 7.1-2　2017 年 WHO 基本药物目录中抗菌药物分类

可用类抗菌药	慎用类抗菌药	备用类抗菌药
阿莫西林、阿莫西林 / 克拉维酸钾、氨苄西林、苄星青霉素、苄青霉素、青霉素 V、哌拉西林他唑巴坦*、头孢克肟*、头孢曲松*、美罗培南*、阿米卡星、庆大霉素、阿奇霉素*、甲硝唑、氯霉素、克拉霉素*、环丙沙星*、多西环素、呋喃妥因、大观霉素、磺胺甲噁唑 / 甲氧苄啶、万古霉素*	喹诺酮类和氟喹诺酮类：如环丙沙星、左氧氟沙星、莫西沙星、诺氟沙星；第三代头孢菌素类药物(或其与 β- 内酰胺酶抑制剂的复方制剂)：如头孢克肟、头孢曲松、头孢噻肟、头孢他啶；大环内酯类：如阿奇霉素、克拉霉素、红霉素；糖肽类药物：如替考拉宁、万古霉素；抗铜绿假单胞菌的青霉素 +β- 内酰胺酶抑制剂：如哌拉西林他唑巴坦；碳青霉烯类：如美罗培南、亚胺培南西司他丁；青霉烯类：如法罗培南	氨曲南；第四代头孢菌素类药物：如头孢吡肟；第五代头孢菌素类药物：如头孢洛林；多黏菌素类：如多黏菌素 B、多黏菌素 E；磷霉素；噁唑烷酮类：如利奈唑胺；替加环素；达托霉素

注：*该药物为慎用类抗菌药，仅在针对某类特定的适应证时为可用类抗菌药。

通过与全球有关机构的通力合作，WHO 建立起了全球性的细菌耐药性监测系统，为世界各国的细菌耐药性监测工作提供了基础和方向；它所制定的抗菌药目录，也成为了医疗工作者在临床实践中减少细菌耐药性产生的指南之一。WHO 与全球各个国家的卫生部门联动亮剑，直指耐药菌，誓要力挽狂澜，遏制耐药菌嚣张的气焰！

"如果没有众多利益相关者的紧急协调行动，世界就会迈向后抗生素时代，多年来可治疗的常见感染和轻微伤痛可再一次置人于死地。"WHO 卫生安全事务助理总干事 Keiji Fukuda 博士说："有效的抗菌药一直是使我们能够延长寿命、更健康地生活、并受益于现代医学的支柱之一。除非我们采取显著行动加强努力预防感染并改变我们生产、发放和使用抗菌药的方法，否则世界将失去越来越多的全球公共卫生产品，其影响将是灾难性的。"从全球性组织 WHO 开始，全世界逐渐认识到了抗菌药滥用和细菌耐药性的巨大危害，因此，全球各国也纷纷开始行动，努力阻止后抗生素时代的到来。

第二节　美国——残酷的温柔

在全球性组织 WHO 对抗菌药滥用重拳出击的引领下，世界各国针对抗菌药的监管又有哪些独具特色的举措呢？我们先从医疗大国美国开始了解。

在美国，有一种说法是"买抗菌药比买枪支还难"，这充分反映出美国对抗菌药物的管理非常严格。由此我们不禁好奇，究竟是什么使得美国在抗菌药的管控上采取了如此"不近人情"的手段？而这些举措又给美国带来了哪些影响呢？

一、美国抗菌药物滥用史

其实美国对抗菌药的管控并不是起初就相当严格的，美国人也曾有过触目惊心的滥用抗菌药的历史。

（一）医患助推消耗量飞涨

抗菌药在美国被滥用的历史，可以追溯至 20 世纪 50 年代以前，曾经很多美国人患病后会主动要求医生开具抗菌药处方，比如不少美国妈妈在孩子发热时会急着找儿科医生要抗菌药，而由感冒引起鼻窦炎的成年患者有 70%～80% 会请医生开抗菌药。患者的积极要求、医生的过度处方，成为了消耗量飞涨的推手。1954 年美国抗菌药消耗达到了 200 万美元，1999 年更是迅速增长至 5 000 万美元。与美国并不快的人口增长速度相比，这一抗菌药消耗增长的速度足以证明美国人的抗菌药滥用曾经多么严重。

（二）畜牧业疯狂入伙

抗菌药在畜牧业中的应用，最初只用于医治感染而不用于促进禽畜生长。但在 1948 年，托马斯·朱克斯博士（Thomas H. Jukes）及其同事的发现为抗菌药的双重功用"打开了大门"。他们在研究复合维生素 B 时偶然发现抗菌药可以促进动物生长，这开启了美国畜牧养殖业将抗菌药用作饲料添加剂的时代。

二战结束后初期，美国化学企业和肉类生产企业需要把战时积累起来的巨大产能从军用转移到民用。抗菌药双重功效的发现符合这两个行业的需求。自此，抗菌药不仅作为治疗药物，也作为饲料添加剂被美国的畜牧养殖业接受并利用。将抗菌药引入养殖业一方面提高了牲畜的产量，但另一方面也增加了牲畜罹患传染病的危险。因为拥挤造就了疾病快速传播的有利环境，而养殖者为了遏制疾病和减轻病畜损失的压力，则需要给牲畜喂食更大量的抗菌药、镇静剂和其他预防性药物。由此，现代养殖体系逐渐陷入依赖并滥用抗菌药的恶性循环。

1970 年 4 月，美国 FDA 成立特别小组，调查在动物中使用抗菌药的问题。特别小组在 1972 年发布调查报告，结论指出：已有证据表明某些抗菌药饲料添加剂会引起牲畜肠道耐药菌的增多，并有可能传染人类。由此开始，农畜业的问题在美国得到了高度重视，并不断有相关研究出现，以论证、解决该行业抗菌药滥用的问题。自此，美国开始探索合理、高效的抗菌药监管措施，以期缓解之前抗菌药滥用所酿成的种种恶果。

二、政策强势出击，对滥用说 NO

在畜牧业滥用抗菌药的危害浮出水面后，抗菌药在药房随意出售以及在医院广泛使用等问题也逐渐引起相关部门的重视，切身体会到滥用抗菌药所带来的严重后果的美国人逐渐开始在实践中寻求解决该问题的方法。

（一）确立监管目标

1993 年 9 月，美国弗吉尼亚医学院一个三级医疗中心内，医护人员发现难治性梭状芽孢杆菌属腹泻发病人数达到院内感染监控以来的高峰。但在实行了清洁、隔离、消毒等一系列卫生措施后，新病例却依然层出不穷，难治性梭状芽孢杆菌属腹泻的复发率也居高不下，令人费解。对此，研究发现这些腹泻是由对克林霉素耐药的难治性梭状芽孢杆菌感染引发的，其复发率高与克林霉素的广泛使用关系密切。得知此消息后，该医院立即限制了克林霉素的使用，院内克林霉素处方费用自 1993 年的 35 000 美元骤降至 1994 年的 3 000 美元。除了费用降低外，更重要的是，在限制使用克林霉素后，难治性梭状芽孢杆菌属腹泻的病例数也显著下降，与此同时难治性梭状芽孢杆菌对抗菌药的敏感性也在持续增加。限制克林霉素的举措有效控制了难治性梭状芽孢杆菌属腹泻的发病，并大大降低了医疗成本，是美国在探索抗菌药合理应用历史上迈出的重要一步。

美国在抗菌药监管上的目的非常明确——抵御超级细菌的入侵！具体来说，美国将抗击病原菌耐药的目标定位于两点：①维持抗菌药的有效性，即保持现有抗菌药和新开发抗菌药的疗效不减弱、不消失；②鼓励新抗菌药的开发，即简化、加速新的抗菌药物的审批过程，为抗菌药的生力军注入新的力量。

（二）明文管制

为了减少抗菌药滥用，美国颁布实施了一系列规范性文件、举措和法案，严格管制抗菌药。

1997 年，美国 CDC 出台了抗菌药使用指南及一系列的规范性文件，对医生的临床抗菌药应用给出了详细的指导建议，这是美国在法律法规上正式纳入抗菌药监管相关内容的起点。

1999 年，FDA 和 CDC 联合发起了一场声势浩大的"遏制抗菌药滥用"

的运动，该运动以卫生工作者和公众为对象：公布了药品说明书管理规定，要求在抗菌药物说明书上以明确语言提示医生，在真正需要时才能开具抗菌药物处方；同时向全国各地的就诊患者发放手册，宣传普及抗菌药物知识。

2000 年 9 月 19 日，FDA 发布了人全身用抗菌药标签说明书的修订版草案。2002 年 10 月 4 日，FDA 对联邦法 21 卷（《食品与药品法》）的第 201 条关于药品标签说明书的法条进行了修订，增加了有关细菌耐药性的内容。这项法案适用于所有人全身用治疗细菌感染的药物（除抗分枝杆菌药物外），修订后的法条规定说明书需增加以下内容：

在说明书的开头部分，药物名称下必须注明：为减少细菌耐药性的产生和保持××××（编者注：这里指代抗菌药物处方名称，下同）和其他抗菌药物的有效性，×××× 仅用于治疗或预防经证明或者被高度怀疑的敏感细菌引起的感染。

在"适应证和用法用量"项下需注明：为减少细菌耐药性的发展和保持×××× 和其他抗菌药物的有效性，×××× 仅用于治疗或预防经证明或者被高度怀疑的敏感细菌引起的感染。在获得细菌培养和药敏试验结果后，应当考虑更正治疗用的抗菌药。当缺少这些资料时，当地的流行病学资料和药物敏感谱型可用于经验治疗的抗菌药选择。

在"注意事项"部分的"概要"项下应注明：×××× 在用于未经证明和未知病原菌感染的治疗和预防时，对患者未必有益，仅仅会增加耐药菌株出现的危险性。

在"注意事项"部分的"患者信息"项下必须告知患者：抗菌药包括×××× 应当仅用于治疗细菌性感染，不能治疗病毒感染（如普通感冒）。当给患者开具抗菌药 ×××× 以治疗细菌感染时，应该让患者知道即使在疗程的早期感到有所好转，药物治疗还应当严格按照医嘱进行。漏服药物或者中断疗程可能会导致降低疗效，增加细菌产生耐药性的可能性并且导致将来 ×××× 或其他抗菌药物可能治疗失效。

针对抗菌药滥用的种种乱象，美国卫生机构制定了一系列严格的监管政策，现在美国对抗菌药的管控可谓相当严格。

（三）买药过三关

美国对于抗菌药的管制，严格设置了三道关卡，这三板斧分别砍在了医师、药店和监管机构上：

（1）一是医师关：抗菌药是严格管制的处方药，医师如果不遵守规定乱开抗菌药处方，会给自己招致严厉的处罚，违规开具抗菌药的医生会被立即给予警告乃至吊销行医执照；美国医生为门诊患者开具口服抗菌药处方时，药量最多 1 周，如果症状仍不见好转，需要进一步诊断，而不能随意增加处方。

（2）二是药店关：对药店来说，没有医生的签字，美国任何药店都不可能把抗菌药私自卖给患者。

（3）三就是监管关：美国对抗菌药管制很苛刻，定期考核医师的抗菌药知识，不及格者将停止其处方权。

一连串重拳终于扭转了局势，美国成为了当今全球合理使用抗菌药物的国家典范之一。

三、管理体系——三驾马车

在抗菌药物管理的进程中，美国形成了以政府、行业协会和医院三者为主体的抗菌药管理体系，三者联动，相互补充，分别在法律、临床证据和临床实践上各司其职，为临床合理使用抗菌药保驾护航。

（一）政府——监督者

作为这一体系中的监督者，美国的政府机构为抗菌药监管提供了法律上的依据和保障，FDA 和 CDC 充当了重要的监管角色。FDA 是美国食品与药品管理的最高执法机关；CDC 是美国卫生及公共服务部所属的一个机构，通过与国家卫生部门及其他组织有力的伙伴关系，以增进健康决策，促进公民健康，为保护公众健康和安全提供可靠的资料。FDA 和 CDC 联手监督抗菌药物的使用，一个提供政策法律支持，一个提供流行病学数据，确保了抗菌药物的规范使用，务使监督落到实处。

除制定法律法规之外，美国国家层面的卫生保健部门还积极建立国家的微生物耐药监测系统。1996 年，美国成立了国家抗微生物药耐药监测系统（National Antimicrobial Resistance Monitoring System for Enteric Bacteria, NARMS）。它是在 FDA 的兽药中心（Center for Veterinary Medicine, FDA/

CVM）、美国农业部（U.S Department of Agriculture, USDA）和 CDC 合作下成立的。这一系统最初用于监测 17 种抗微生物药物对人、畜肠道细菌敏感性的影响。后来，系统监测的抗菌药品种、细菌分离株的数量和样品提供部门都有所扩大。

NARMS 的职责包括：尽早发现人和动物的耐药菌；及时向医生和兽医提供耐药性资料；通过强调慎重用药，以延长上市药品的生命周期；为其他抗菌药耐药性研究提供平台。其项目分两部分：畜类组和人类组，其中人类细菌分离株样品由美国 17 个州及地方卫生部门提供，由 CDC 下属的国家传染病中心（National Center for Infectious Diseases, CDC/NCID）进行检验；畜类肠道分离株的敏感性由 USDA 下属的农业科学研究院（Agricultural Research Service, USDA/ARS）的 Russell 研究中心进行检验。CDC/NCID 和 USDA/ARS 每年发布 NARMS 总结报告。另外，NARMS 定期召开公众会议，报告 NARMS 监测结果。

1999 年，在美国卫生与公众服务部的牵头下，10 个政府部门组成了一个处理抗微生物药耐药工作组（Task Force on Antimicrobial Resistance, TFAR），该工作组由 CDC、FDA 和国立卫生研究院共同主持。该工作组对 FDA 在改进公共卫生工作、监控抗菌药使用方面提出了有效建议，并制订了一份"防止抗微生物药物耐药公共卫生行动计划"，将国家各层面的相关部门联合起来，如州和地方的卫生局、大学、专业学会、制药公司、卫生保健人员、农业生产厂商等，并寻求公众的合作，以整合各级力量，完成抗击微生物耐药性的工作。

（二）行业协会——指南制定者

除了政府方面的高度重视，美国各与感染性疾病有关的行业协会也积极参与到抗菌药监管的行动当中，它们制定了抗菌药物的使用指南，为医师的临床实践提供了证据基础。

美国感染病学会（Infectious Disease Society of America, IDSA）和美国微生物学会（American Society for Microbiology, ASM）发布了包括《MRSA 感染治疗指南》《医院内获得性肺炎诊治指南》等在内的一系列临床指南，囊括了细菌、真菌及近年来肆虐的超级细菌等引发的感染性疾病的诊断、治疗的具体实施方案。

为改善临床实践，预防抗菌药物耐药，这些指南基于循证医学事实，针对住院的成人患者提出了几点策略：

1. 预防感染　有危险因素的住院患者在出院之前，接种流感疫苗及肺炎链球菌疫苗。同时，医护人员也要接种流感疫苗，以此预防感冒、感染及可能的抗菌药使用。导管及其他侵袭性装置为医院外源性感染的首位原因，因此需严格掌握导管应用方法，正确选择导管，熟练的插管技术和妥善的护理、及时拔除导管，都可以有效预防感染。此外，还要着重注意手卫生以及手术预防感染措施，强调医院感染控制措施对预防感染以及阻止耐药菌进一步播散的重要性。

2. 有效地诊断和治疗感染　与中国相似，美国也存在着用抗菌药治疗病毒感染的问题，如感冒、流感、咽喉痛、咳嗽、支气管炎、上呼吸道感染多半是病毒感染，但临床使用抗菌药的处方不少。据美国 CDC 估计，如果这类疾病不用抗菌药，美国门诊抗菌药处方量能降低 30%，而对患者的健康没有影响。因此 FDA 和 CDC 开展了相关行动，教育医疗人员正确诊断和治疗感染患者。医院被要求结合当地药敏资料进行经验治疗，根据培养及药敏结果进行针对性病原治疗。同时，感染病专家（包括感染控制专业人员、临床药理学家、外科感染专家、临床微生物学家、临床药师、卫生流行病学家等）参与抗感染治疗可改善严重感染的预后。对重症感染患者需邀请感染病专家会诊。

3. 合理应用抗菌药物　具体措施包括：教育临床医生；限制抗菌药物应用；药品替换或更改；各科室药物应用评估；实行反馈制度以改善抗菌药物处方模式；计算机辅助医嘱录入系统。

行业协会汇集美国感染领域的临床专家，协同循证医学专家、统计学家，根据最新的细菌耐药性数据、临床证据，制定出的这些科学严谨的指南，为临床抗菌药物的合理使用提供依据，有效地改善了药物的滥用和误用情况，为抗菌药的监管提供了助力。

（三）医院——实践者

光有政策和临床证据的监督与指导，没有医院从临床实践上限制抗菌药使用，那么法律/指南就会成为一纸空文。因此，美国的抗菌药管理体系中也十分注重医院作为临床实践者的重要地位：一方面，法律上建立相关章程, 确保所有医院重视抗感染治疗, 每个医院都有负责抗感染的专门委员会; 另一方面, 医院自身也加强内部管理, 从多方面严防抗菌药滥用情况的发生。

1. 建章立制 医院是各种感染患者集中的场所, 自然也是交叉感染的重灾区, 因此建立专门的抗感染委员会, 对院内的感染情况实施监控, 并控制院内的抗菌药滥用状况就显得尤为重要。该委员会由临床药师、医师、护士、微生物专家以及医院领导等组成。

感染病医生担任抗感染委员会的主席, 并负责全院各病区感染患者的会诊, 此种模式能让抗感染委员会的成员对院内的细菌耐药和抗菌药使用概况有一个清楚的认识和把握。委员会通常定期举行例会, 讨论这一时期医院的感染控制工作情况, 并进行相关数据分析。除了委员会内部的会议外, 委员会成员也参与全院的医疗治疗会议, 因此委员会发现的、无法解决的感染控制工作问题便可呈递到上级进行讨论。

除了医生之外, 感染科的护士也有出色的业务能力, 他们中许多都拥有美国感染控制和流行病专业学会颁发的资质证书, 丰厚的知识储备和临床工作经验的积累让这些护士可以很好地协助感染科医师的工作。

感染专科的临床药师也是医院抗感染委员会中的重要成员, 他们不仅和感染科的医生一起查房, 巡视患者, 而且负责院内的抗感染药物使用咨询工作。如果一名医生对患者感染的诊断并不明确, 无法判断患者是否感染、由何种细菌感染或哪一部位感染, 可以请感染科医生会诊; 而一名医生在明确诊断患者感染后, 对使用药物的种类、剂量以及注意事项不清楚时, 也可以请感染专科的临床药师会诊。感染专科临床药师不仅在感染科病房工作, 也分布在其他与感染相关的科室, 如重症医学科。以美国匹兹堡大学医学中心 (University of Pittsburgh Medical Center, UPMC) 的 Presbyterian-Shadyside 医院为例 (图 7.2-1), 在长老会分院 Presbyterian 中, 感染专科药师也是抗感染委员会的成员, 若干药师轮流值班接听院内的电话会诊, 必要时需要到患者病床旁了解具体病史, 给出药物治疗意见, 同时随访患者的病情变化, 及时给出调整意见; 而在其 Shadyside 分院, 感染专科药师还负责全院万古霉素以及氨基糖苷类药物 PK/PD (药动学 / 药效学) 的咨询意见, 记录每个需要使用这两类药物的患者病史, 并给出合理的给药方案以供临床医生参考。在长老会分院, 部分感染专科药师也是重症医学科 (ICU) 的药师, 跟随

ICU 医生查房；每个入住 ICU 的患者每天都有一张检查表，以供医生、护士以及药师检查核对患者病情进展与药物治疗调整，其中很重要的一项就是需要药师对患者感染情况进行评估，给出抗菌药物剂量、预计停药时间等意见。

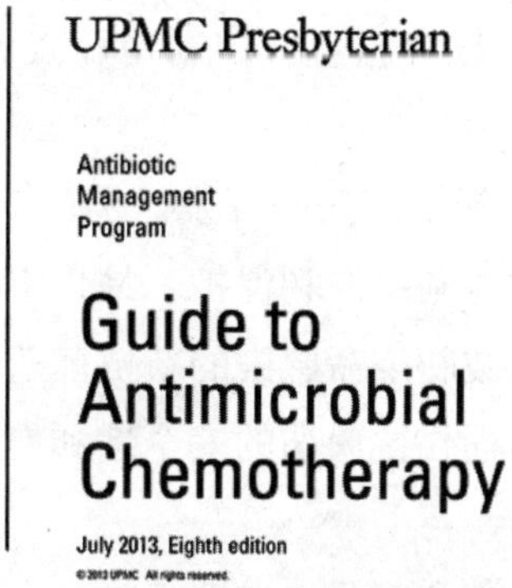

UPMC Presbyterian

Antibiotic
Management
Program

Guide to Antimicrobial Chemotherapy

July 2013, Eighth edition
© 2013 UPMC All rights reserved.

图 7.2-1　UPMC Presbyterian 的抗菌药物手册（2013 版）
（UPMC Presbyterian: 美国匹兹堡大学医学中心附属
Presbyterian-Shadyside 医院的长老会分院）

2. 强化管理　此外，医院自身往往也会基于自身实际，制定全面、科学的感染管理手册，各种国家和地方级的指南与医院层面的感染管理手册相结合，为医院按照自身情况制订适合院内患者的传染病治疗方案提供了坚实的基础。这本手册既能够让年轻医生快速掌握抗菌药物使用方法，处理基本的感染病情，又能够实时反映医院内耐药等情况，为医生选择用药提供了丰富的资料。

同时，医院也十分重视微生物耐药性监测的工作，医院采取目标性监测的方式，通过先进的计算机网络进行监测。监测时以病区为单位，对患者各方面的检查结果进行查阅，确认患者的感染情况，并判明患者是否需要进行隔离治疗。监测的结果则逐级上报，一方面为国家乃至全球性的耐药监测中心提供数据，另一方面也用于反映院内感染患者的控制情况。

在这种从院内各环节出发，调动全员力量对感染性疾病患者进行监测的模式下，美国医院作为抗菌药滥用监管体系中的实践者，在临床实践上有效地控制了感染的发生，规范了感染的治疗过程，在监管抗菌药使用上起到了巨大的作用。

四、管理策略——齐头并进

当然抗菌药物的有效监管并不是简单地依靠政府监督、指南制定就可以达成的，还需要多方面的协调，包括提高诊断能力、制定行业标准、鼓励新药研发、实施感染控制、教育患者、控制耐药发展等一系列举措，齐头并进，全面出击。

例如，美国积极鼓励新抗菌药的开发。美国 FDA 大力支持开发新抗菌药和其他抗微生物药物，并利用专利保护、易化审批程序等手段鼓励新抗菌药的开发：对治疗严重、威胁生命感染的新抗菌药优先批准、从速批准；研究如何加速审查程序而不损伤抗菌药的安全性和有效性，及如何在临床研究中用质量取代数量。

另外，在美国许多地方，医院或者医学院联合社区开展抵制抗菌药物滥用的宣传，并且通过多种形式宣传预防感染、防治耐药菌的措施。美国宾夕法尼亚大学医学院（Perelman School of Medicine, University of Pennsylvania）设立了一个名为 "Childcare and Antibiotics: Know When to Say NO"（儿童保育和抗菌药：了解何时不用抗菌药）的网站，上面可以查阅到如何合理使用抗菌药物（比如不要存留抗菌药物以备下次使用，不要随意停药等）、如何保持手卫生等内容；网站在线下则开展社区活动，引导孩子们发挥想象力画出自己对细菌、耐药菌、手卫生等内容的认知，从而宣传抗菌药物的合理使用（图 7.2-2）。

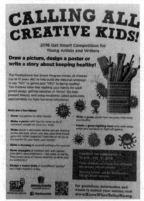

图 7.2-2 "Know When To Say No" 活动的海报
（美国宾夕法尼亚大学医学院联合社区开展抵制抗菌药物滥用的宣传）

了解了美国对于抗菌药监管的前情后果，我们知道美国在菌药大战中取得的战果绝不是一蹴而就的，正因为看似不近人情的严格管控，层层把关、上下一心，才让美国民众得以逃脱耐药菌的魔爪。同时，我们呼吁我国的卫生监管部门应借鉴美国的历史，更加强有力甚至不近人情地监督管理抗菌药在中国的使用情况。

第三节 欧洲——多元的政策

一阵来自欧洲的中国蜂蜜禁入的寒风，把正在辛勤忙碌的四川养蜂人的心都吹凉了。2014年2月，中国蜂蜜在德国被检测出含氯霉素残留物，被德国人拒之门外。在采花季节，蜜蜂容易感染腐臭病、烂仔病，必须施用一定的药物，例如氯霉素以保证蜂产品不受污染。施药的剂量本有着严格的要求，但个别养殖户只顾眼前利益，在高产蜜量的驱使下，用药量不断增大，造成蜂蜜中含有氯霉素。

在出口检测中，食品药物残留量检测通常会涉及"微量"和比之更小的"痕量"的含量标准。中国出口的蜂蜜一般采用"微量"标准，欧盟国家却是用"痕量"标准来检验进口蜂蜜产品。可见，与我国相比，欧洲对于抗菌药的监管标准达到了"吹毛求疵"的水平，这正是已被传为美谈的"欧盟连动物使用抗菌药也要严格管制"的做法。

那么，欧盟在抗菌药的监管上具体有哪些举措，又有着怎样的严格标准呢？这一节我们来看看多元化的欧洲如何应对抗菌药滥用带来的一系列问题。

一、欧盟多管齐下、事无巨细

在欧洲，每年抗菌药耐药感染造成2.5万患者死亡，花费约15亿欧元；目前革兰氏阴性菌耐药相当严峻，MRSA也成为医院内常见的病原体之一；由于超级细菌MRSA感染，每位患者因与耐药性相关问题产生的额外花费超过 10 000 欧元，超额死亡率（excess mortality）（编者注：超额死亡率指由于某种感染性疾病流行所造成的超过预期的死亡率，即超过疾病非流行年度的平均死亡率部分，常用于判断感染性疾病的流行情况）约为 30%。面对超级细菌横行，欧盟重拳出击，采取多种监管措施。欧盟的经济与文化处于世界领先水平，这一点也同样表现在遏制抗菌药物耐药方面，但与美国和其他国家不同，欧盟由于其众多成员国的文化背景和具体情况差异，难以出台统一法律来约束抗菌药的使用。因此，欧盟在抗菌药监管上采取的是多管齐下，各国各取所需的策略。

欧盟对于抗菌药物监管的历程起始于 1998 年。这一年，欧盟发布了"耐药性威胁公共健康"意见书，并在哥本哈根召开了"微生物威胁"会议。次年，欧盟理事会通过了"应对微生物威胁"决议，强调有必要针对耐药性制定全面战略，开展多学科、跨部门的协调行动；该决议很快就扩大，增加了在兽医、动物饲料和工厂生产中限制使用抗菌药的原则。2001 年，经欧盟委员会通报发起"欧共体应对耐药性战略"，提出四大关键行动措施，即监测、预防、科研与产品开发和国际合作。目前，欧盟在抗菌药监管上的努力正是主要集中在这几方面，其具体举措包括：颁布编写新抗菌药物说明书的指南；规范供医生和患者使用的说明书；建议对不同细菌感染细化用药剂量，以减少耐药情况发生；鼓励新型抗菌药物的研制。

2011 年 11 月，欧盟发布欧洲应对耐药性 5 年行动计划，该计划包括七大主要行动：①人和动物都应合理使用抗菌药；②预防微生物感染及传播；③开发新型有效抗菌药或替代治疗法；④加强人和动物用药的监测监控；⑤加强国际交流合作，控制耐药性风险；⑥促进研发和创新；⑦加强交流、教育和培训。该计划强调了目前耐药性所带来的问题日益严重，欧盟作为一个整体，必须采取更加强有力的措施减少和防止耐药性蔓延，并采取综合措施保持控制微生物感染的能力。该计划全面地涵盖了耐药性涉及消费者安全（公众卫生）、食品饲料安全（动物健康和福利）及非治疗用药对环境影响等跨部门问题，并提出相应的解决要点。

中国蜂蜜禁入欧洲恰恰反映了欧盟对抗菌药的严格监管，也正是人们所称道的"严格管控动物使用抗菌药"。欧盟对动物使用抗菌药的研究和监管体现在多方面：专业机构和科研人员对兽用抗菌药物的耐药发生率进行评估，同时研究动物体内的细菌耐药性转嫁到人身上的风险和严重程度。尤其令人欣慰和敬佩的是，欧盟的药品委员会不顾欧洲抗菌药生产厂商的强烈反对，不以经济利益为风向标，规定自 2006 年 1 月起，严禁在动物饲料中添加各种抗菌药物作为"动物生长促进剂"，违禁者一旦查实将受重罚。

二、协会齐上阵，制药大佬搭把手

除了不断召开会议、出台相关文件外，欧洲众多的药物监管中心与相关行业协会的蓬勃发展也促进了欧盟在抗菌药使用方面的领先。这些监管中心和行业协会一方面监测欧盟的细菌耐药性产生情况，另一方面则制定相关的感染性疾病治疗指南。接下来让我们看看这些各有侧重的行业协会在抗菌药监管上是如何发挥作用的。

欧洲疾病预防控制中心（European Centre for Disease Prevention and Control, ECDC）（图 7.3-1）成立于 2004 年，位于瑞典索尔纳，是欧盟的一个独立机构，其使命是加强欧洲预防感染性疾病的能力。该中心对于众多细菌的耐药性均有研究，并会定期报告其研究进展。ECDC 曾指出欧盟范围内存在的众多抗菌药的使用问题，包括耐碳青霉烯类细菌进一步蔓延的威胁，给出了各国耐碳青霉烯类肺炎克雷

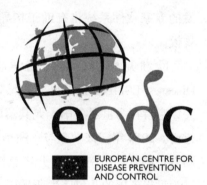

图 7.3-1　欧洲疾病预防控制中心的标识

伯菌的最新流行数据，以及有关多重耐药性肺炎克雷伯菌、耐氟喹诺酮类大肠埃希氏菌和 MRSA 的数据。

欧洲抗菌药耐药性战略委员会（Strategic Council on Resistance in Europe, SCORE）成立于荷兰，委员会的资金来源为欧盟给予荷兰 Utrecht 大学医学中心抗菌药耐药性问题研究的基金支持。委员会的主要目标是监测抗菌药耐药性事态并提供遏制抗菌药耐药性问题的行动规划。为了达到这些目标，SCORE 召开了多次抗菌药耐药性的研讨会，欧洲 40 多位专家参会，其中包括微生物学家、感染性疾病治疗学家、来自制药企业的专家和学者。会议确

定了一些必要的措施及研究项目，以期控制耐药菌的继续产生和传播。

欧洲临床微生物与感染性疾病学会（European Society of Clinical Microbiology and Infectious Disease, ESCMID）成立于 1983 年，在德国注册，现在世界各地的正式会员有 4 100 余人。其在微生物学和传染病学领域具有一定的影响力，撰写的指南，如《艰难梭菌感染（CDI）治疗指南（更新版）》《欧洲急性咽炎管理指南》《欧洲成人下呼吸道感染管理指南》《欧洲蜱传播的细菌性疾病诊断指南》等在欧洲基本通行。除编写指南外，ESCMID 还注重对医师的教育，以改善抗菌药处方行为。在耐药问题的教育领域中，医学微生物学家和感染疾病专家们扮演着十分重要的角色。尽管欧盟医学专家联盟为开展医学微生物学培训的培训者起草了一份培训资料和培训规划，但是欧盟专家们接受的培训并不一致，为了解决这一问题，ESCMID 为来自欧洲的培训者组织了几次课程培训。此外，ESCMID 正在开发的专家软件系统将有助于指导抗菌药物的谨慎使用，但尚需扩大其使用规模。

欧洲儿科感染性疾病学会（European Society for Paediatric Infectious Diseases, ESPID）是世界儿科感染性疾病学会的创始成员及 6 个核心分会之一，它旨在为世界各国，尤其落后的非洲国家的儿童感染性疾病的治疗提供指南。2014 年，该学会与欧洲小儿肠胃营养学会联合发布了《欧洲儿童急性肠胃炎的管理指南》，为儿童急性肠胃炎的诊治提供了临床证据，这一指南已为世界各国的儿科医生所采用。

此外，在包括英国传染病协会（British Infection Association, BIA）、英国抗菌化疗学会（British Society for Antimicrobial Chemotherapy, BSAC）等在内的众多行业协会的共同努力之下，欧盟发布了涉及疟疾、病毒性脑炎、心内膜炎、医院获得性肺炎等一系列感染性疾病的诊断和治疗指南，这些指南被欧盟各国乃至全世界各国广泛采用，为欧盟的抗菌药监管和合理使用提供了坚实的理论基础。

除了这些行业协会，欧盟的各大药企也为抗菌药的合理使用作出了贡献。面对超级细菌的肆虐，欧盟委员会和诸多医药企业已经联手组成了对抗力量，创新药物计划（innovative medicines initiative, IMI）就是欧盟委员会与诸多医药企业为应对目前亟待解决的抗菌药耐药问题联手启动的一项创新研究计划（图7.3-2）。欧盟和欧洲制药工业协会联合会（European Federation of Pharmaceutical Industries and Associations, EFPIA）分别为IMI出资10亿欧元，用于加速新抗菌药的研发，解决当前欧洲主要的健康危机。葛兰素史克、阿斯利康、强生、赛诺菲以及巴赛利亚等制药企业也对本项目给予了大力支持。项目的启动资金为2.24亿欧元，起始阶段的重点是网络设施的构建与研究人员的训练，数据的交换与共享将得到改进，更好的研究设计与实验室改善将提高临床试验的效率，临床调查员也将采用全新的诊断测试对药物效果进行评估。

　　除IMI项目外，欧洲还有一些国家间的合作项目，以加强对新型抗菌药物研发领域的投资。2017年3月启动的CARB-X（combating antibiotic-resistant bacteria biopharmaceutics accelerator）是一个新成立的英美联盟，它先向11家生物技术公司及研发团队投资2 400万美元，以促进抗菌药物和耐药菌诊断技术的研发。在未来的3年内，该联盟还会再向重点扶持项目投资2 400万美元。加上私募基金，CARB-X将会向研发公司或团队投资逾7 500万美元。截至目前，CARB-X所投资的项目中，有3个致力于研发潜在的新型抗菌药物，4个项目探索杀菌的新靶点及新途径。

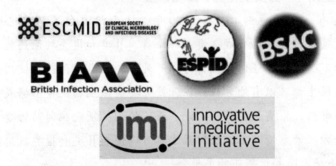

图7.3-2 欧洲众多的药物监管相关行业协会齐上阵

（ESCMID: 欧洲临床微生物与感染性疾病学会；ESPID: 欧洲儿科感染性疾病学会；BSAC: 英国抗菌化疗学会；BIA: 英国传染病协会；IMI: 创新药物计划）

三、成员国各显神通、精彩纷呈

欧盟是多个国家的联合体，这一方面造成了法规难以适用于每个国家的窘境，另一方面却促使各国群策群力，共同为抗菌药监管作出努力。欧洲各成员国在抗菌药管理上可谓各有方略，见仁见智，我们以瑞典和捷克两国举例说明。

例1：瑞典——四环素监测卓有成效

瑞典政府自主成立了抗菌药物监测机构，该机构由1个国家专家组和30个地区组构成。国家组的任务是督促地区监测机构的成立，对医生和公众进行正确使用抗菌药物的教育，最大限度地减少耐药的进展和传播。

瑞典的抗菌药物监测机构最卓著的成果莫过于其对四环素的监测。经过对临床上四环素的使用情况和耐药性的监测，1996年，瑞典政府将四环素从报销目录中撤销，将其他抗菌药物报销金额比例由75%减至50%，结果四环素用量减少了42%，同时贵重广谱抗菌药物的使用也得到了限制。从这个结果可以看出，药费报销政策对抗菌药物的使用和处方行为所产生的影响十分巨大，对药物能否报销的合理决策可以促进药物的合理使用。

例2：捷克——分类抗菌药，降低销量

捷克也有成功的案例。早在1999年，捷克就出台了新的抗菌药物政策，该项政策将抗菌药物分成3类：即Ⅰ类、Ⅱ类和Ⅲ类抗菌药物。Ⅰ类抗菌药物使用不受限制，任何医生都可以开处方；Ⅱ类抗菌药物使用受部分限制，即任何医生都可以有处方权，但开处方要有微生物检查依据或咨询当地微生物服务部门；Ⅲ类抗菌药物只能在医院使用，须向抗菌药物委员会咨询后才可开处方。紧急情况下，任何医生都可以使用Ⅱ类和Ⅲ类抗菌药物，但必须在48小时内通知抗菌药物委员会。

在捷克，每家医院或诊所都设有抗菌药物委员会，由5名专家组成，主席由感染疾病专家、药物学家或儿科专家担任，其他成员包括：临床微生物专家、临床药师、药理学家和资深外科医生。抗菌药物委员会的职能有：负责Ⅱ类抗菌药物的咨询、审核紧急情况下的处方、批准Ⅲ类抗菌药物的使用、选择外科预防用药、出版抗菌药物监测年度报告、对出现耐药问题的药品作出停止使用的决定、审查抗菌药物处方集、安排抗菌药物合理使用培训

等。同时，捷克卫生部对抗菌药物的公费医疗作出了相应的规定：如果处方中Ⅱ类抗菌药物没有附加必要的信息，药房就不会发药；对于Ⅲ类抗菌药物，如果没有抗菌药物委员会的签字，药房也不能发药；对于紧急情况，医院有专门的抗菌药物库房，设在特护病房。进入新千年后，捷克的抗菌药物消费显现出稳步下降的趋势，医疗质量却并未随之下降。由此可见，分类管理抗菌药物的使用颇见成效。

　　欧盟拥有众多成员国，国家的文化背景与具体情况都有所差异。因此出台统一法律来约束抗菌药的使用是不现实的。然而，这一不利的情形并未羁绊住欧盟严格监管抗菌药的步伐，相反的，欧盟通过多管齐下的策略，积极建立药物监测系统，借助众多行业协会、非政府的合作项目制定的指南和建议，任各成员国各取所需。这种种策略在各成员国中按需实施，取得了斐然的成效，使欧盟成为了全球抗菌药监管的模范之一。

　　我们了解了美国和欧洲的严格举措，知道了各国从滥用抗菌药物到规范使用的不易过程，那么作为不断发展、不断完善的大国——中国，在面临超级细菌来袭时又是如何监管抗菌药的呢？

第四节　中国——曲折的前行

　　了解了世界上一些国家和地区较为领先与严格的抗菌药监管后，让我们将目光聚焦到中国。本节我们将向大家介绍我国对于抗菌药物的管理概况及管理策略，并一探这些举措的成效。

一、抗菌药物滥用严重，形势迫在眉睫

　　2014年2月《英国医学杂志》（*British Medical Journal, BMJ*）刊登了一篇来自英国诺丁汉特伦特大学的Yan Li等对中国抗菌药物滥用现状的综述。文中指出：在中国，门诊和住院患者抗菌药物的使用率很高，平均而言，中

国每人每年使用 138g 抗菌药物——是美国的 10 倍，约有 75% 的季节性流感患者使用抗菌药物，97% 的手术患者给予抗菌药物治疗，住院患者抗菌药物处方率为 80%，这远高于发达国家水平和 WHO 推荐标准。

中国的百姓大多视抗菌药物为灵丹妙药，不管是咳嗽还是腹泻，发热还是出皮疹，都要吃上一点抗菌药物。在中国，老百姓们将抗菌药物称之为"消炎药"，认为吃了抗菌药物，红、肿、热、痛的炎症症状就会烟消云散，百病皆治。但实际上，对于非细菌感染性疾病，尤其是自限性疾病，服用抗菌药物是无效的。由于抗菌药物的滥用，中国的细菌耐药率增长速度世界第一。抗菌药物滥用的另一后果是药物不良反应，2001—2005 年，全国每年约发生 14 738 000 例中至重度的抗菌药物不良反应，其中约 150 000 名患者死亡。在抗菌药滥用现象中，使用最为泛滥的药物为头孢菌素类、青霉素类和喹诺酮类。

种种抗菌药物滥用的现况，与中国购买抗菌药物容易、百姓认知程度较低、医生临床使用混乱、监管乏力等因素有关。

二、抗菌药物管理初现规模，史上最严限抗令出台

抗菌药滥用的形势如此严峻，加强监管已刻不容缓。

（一）抗菌药物管理的目标

抗菌药物管理（antimicrobial agents stewardship/antimicrobials stewardship）在广义上是指医疗机构为改善疾病结局、保证良好费用 - 效益比而实施的优化抗菌治疗，以及为减少药物不良反应或不良后果（包括耐药）所做的努力及其措施，涵盖了抗菌药物政策、管理计划、细菌耐药监测和感染控制等；在狭义上主要指管理计划。抗菌药物管理计划是建立在下列基本共识或推定上的：①抗菌药物处方行为是可以改变的；②抗菌药物应用是耐药的主要原因；③减少抗菌药物使用将减少细菌耐药性的发生；④合理使用抗菌药物能改善治疗结果，降低治疗费用。虽然设计严格的随机平行对照试验尚不多，但有 77%（51 项 /66 项研究）的干预研究表明，改变抗菌药处方行为可以改善细菌耐药。

抗菌药物管理计划的目标一般确定为：①优化临床疗效，并使非期望后

果（包括药物不良反应、某些病原菌被选择、出现耐药菌）降至最低；②降低医疗费用，但不影响医疗质量。

（二）抗菌药物管理的相关法规

在上述抗菌药管理目标的指导下，自 2004 年起至今，我国各级卫生部门出台了一系列规范抗菌药使用的规章和文件，原国家卫生部（现名为卫生健康委员会）先后发布《医疗机构药事管理规定》《抗菌药物临床应用指导原则》《处方管理办法》《中国国家处方集》等一系列规章和规范性文件，不断建立健全全国抗菌药物临床应用监测网、细菌耐药监测网和合理用药监测系统，并先后开展"医院管理年""医疗质量万里行""抗菌药物临床应用专项整治"活动，加强抗菌药物临床应用管理，规范医务人员用药行为，促进临床合理使用抗菌药物。

为了进一步指导医疗机构规范抗菌药物临床应用行为，保障患者用药安全、有效、经济，2012 年 4 月，国家卫生部以 84 号部长令形式发布了《抗菌药物临床应用管理办法》，提出了建立抗菌药物临床应用分级管理制度和细菌耐药预警机制，明确了医疗机构抗菌药物遴选、采购、临床使用、监测和预警、干预与退出全流程工作机制，加大了对不合理用药现象的干预力度，进一步明确了监督管理和法律责任。这份《抗菌药物临床应用管理办法》被称为"史上最严格的限抗令"，从法制化、规范化的角度，对十余年来抗菌药物临床应用管理实践经验进行了提炼和固化，成为抗菌药物临床应用管理长效机制的重要基础，这进一步加强了我国抗菌药物临床应用管理，有效控制了细菌耐药，保障了医疗质量和医疗安全，维护了人民群众健康权益，减轻了群众看病就医的负担。接下来我们就重点介绍一下该办法中的抗菌药物管理规定，其中包括抗菌药物管理体系建构、医疗质量控制、细菌耐药监测、抗菌药物分级管理制度等。

《抗菌药物临床应用管理办法》对于从国家卫健委到县级以上地方卫生行政部门直至各级医疗机构的抗菌药物临床应用管理组织机构和职责已作出明确规定："二级以上医院应当在药事管理与药物治疗学委员会下设立抗菌药物管理工作组，由医务、药学、感染性疾病、临床微生物、护理、医院感染管理等部门负责人和具有高级专业技术职务任职资格的人员组成。其他医疗机构设立抗菌药物管理工作小组或指定专职技术人员，负责具体管理工作。"

医院抗菌药物管理工作组（antimicrobial stewardship team, AST）的核心成员是具有高级技术职称、有志于此项工作、熟悉文献和发展动态、有一定管理能力、在抗菌药物使用与感染性疾病方面有较高知识和实践能力的专业人员，由具备专家水平的感染病科医师和接受过感染病训练的临床药师分别担任正、副组长。AST 成员应该有强烈的责任感和合作精神。AST 的工作主要包括以下几方面：①在抗菌药物政策和管理办法指导原则的框架下，根据医院或机构类型、专业特点、管理基础和学科水平，制定适合医院实际情况的管理细则；②制订教育培训计划和负责实施，并探索与设计干预和效果评价方法；③开展微生物学监测，包括按照感染性疾病分类的病原谱和细菌耐药率的系统监测，以及重点科室、多重耐药菌的目标监测；④建立药事管理与药物治疗学委员会、医院感染管理委员会、护理部、临床科室等的关系协调原则与机制；⑤制定资料管理制度（收集、总结分析和反馈），设计和实现信息化管理，建立资料库；⑥开展科研工作。

三、多重策略保驾护航，限制滥用从点滴开始

AST 是抗菌药物管理工作体系建构的重要一环，有助于医院内建立合理化的抗菌药物管理策略。常用的管理策略可以包括：教育/指南、处方集限制、处方点评/反馈、计算机辅助处方等。其优缺点如表 7.4-1 所示。

表 7.4-1　抗菌药物管理计划主要策略的评价

策略	措施	人员	优点	缺点
教育/指南	制定指南对临床医师进行培训	抗感染委员会制定指南，由医师或药师实施	可以改变处方行为，避免处方者失去自主性	被动接受教育，可能无效
处方集限制	对于批准指征的目标抗菌药物实施配药限制	抗感染委员会制定指南，由资格认可人员实施	最直接地控制抗菌药物使用；个体化的受教育机会	处方者失去自主性；需频繁咨询医师

续表

策略	措施	人员	优点	缺点
处方点评/反馈	每日点评目标抗菌药使用是否恰当;联系处方医师推荐另选治疗	抗感染委员会制定指南,由点评人员(通常为临床药师)实施	避免处方者失去自主性;个体化的受教育机会	推荐意见的可接受性与依从性较差
计算机辅助处方	应用信息技术完善上述措施	抗感染委员会制定计算机系统的规则,借助计算机程序开展	提供所在治疗医院可能最为重要的患者特定资料;有助于其他方法实施	完善复杂的计算机系统需要时间和资源

1. 教育/指南 指南规范了诊断感染性疾病的标准,并为临床抗菌药物的选用提供了证据基础;医院是抗菌药物应用密度最高的机构,是抗菌药物管理重点所在。改变医师处方行为是抗菌药物管理最基础的工作,因而利用各项指南、专家共识等资料进行抗菌药物临床应用功能和管理的再教育与培训十分必要。

为了保证《抗菌药物临床应用管理办法》的贯彻实施,帮助医护人员合理使用抗菌药物,原国家卫生计生委委托专家先后编写了《抗菌药物临床合理应用(星火计划培训教材)》《卫生部萌芽计划培训教材:临床微生物与感染》《<抗菌药物临床应用管理办法>释义和抗菌药物临床应用培训教材》《国家抗微生物治疗指南》等书,同时开展"星火计划""萌芽计划""培元计划(2016)",培训医护人员合理使用抗菌药物。一些专家组还基于临床证据、专家意见等制定了相关指南或专家共识,如《2013成人急性感染性腹泻诊疗专家共识》《铜绿假单胞菌下呼吸道感染诊治专家共识》《替考拉宁临床应用剂量中国专家共识》等。2015年更新的《抗菌药物临床应用指导原则》更加详细地阐释了针对目前耐药情况如何选用抗菌药,并给出了相关的推荐意见,让抗感染用药有据可依。除这些国家层面的指南外,还应当根据所在地区或医院各类感染的病原谱和耐药现状制定当地或本院适用的指南,或将国际或国内的指南与当地耐药监测资料结合,实行符合地方特点的抗感染用药选择策略。

2. 处方集限制 由于执行指南的依从性较差,也缺乏明确的考量指标，故一种更严格的管理策略，即处方集限制策略被采用，其规定只有某些药物可以"自由"处方和调配，而有些药物仅能由获得授权的感染病医师处方。

这一限制策略的实际应用是基于我国的抗菌药物分级管理制度的。根据《卫生部抗菌药物临床应用指导原则》和《卫生部办公厅关于进一步加强抗菌药物临床应用管理的通知》（卫办医发〔2009〕38 号）精神，要求医疗机构按照非限制性使用、限制性使用和特殊使用的分级管理原则，建立健全抗菌药物分级管理制度，明确各级医师使用抗菌药物的处方权限。此项制度在很大程度上切断了滥用抗菌药的源头。

长期以来，我国各级医师只要取得执业资格就能拥有所有抗菌药物的处方权，这对抗菌药物的合理使用是相当不利的，因此抗菌药物管理最重要的策略之一就是实行抗菌药分级管理制度：

（1）非限制性使用：非限制性使用的抗菌药经过了长期临床应用被证明安全、有效，对细菌耐药性影响较小，价格也相对便宜，所有医师均可根据病情需要选用这一级抗菌药。

（2）限制性使用：限制性使用的抗菌药与非限制性使用的抗菌药相比，在疗效、安全性、对细菌耐药性影响、药品价格等方面存在局限性，使用时应根据病情需要，由主治医师及以上级别的医师签名方可使用。

（3）特殊使用：特殊使用的抗菌药包括具有明显或者严重不良反应的抗菌药物；需要严格控制使用以免细菌过快产生耐药性的抗菌药物；新上市不足 5 年的抗菌药物，疗效或安全性方面的临床资料较少，不优于现用药物的抗菌药物；价格昂贵的抗菌药物。这些抗菌药在使用时必须严格掌握指征，需经过相关专家讨论，由副主任、主任医师签名方可使用，紧急情况下未经会诊同意或需越级使用的，处方量不得超过 1 日用量，并须做好相关病历记录。

基于抗菌药分级管理制度的处方集限制策略，改变了我国长期以来抗菌药处方权未得到任何管控的状况。在抗菌药物品规繁多、混乱的背景下，处方集限制可以规范各级医生的用药，有效控制抗菌药物的滥用，同时也大大减少了抗菌药物的治疗费用，为患者和医疗系统减轻了沉重的经济负担。

3. 处方点评/反馈　然而，处方集限制策略并非无懈可击，它可能导致非限制性使用的抗菌药物的大量、不合理使用的问题，针对这一缺点，另一项策略即处方点评和反馈应运而生。处方点评和反馈由临床药师主导，对非限制性使用药物处方每几小时或每天进行分析和评判，并将点评结果反馈给处方医师，甚至其所在科室，对不合理用药进行深入调查并对相应违规医生给予处罚。

处方点评是近年来在中国医院管理系统中发展起来的用药监管模式，这一模式下医院对医生的临床处方进行综合统计分析，这能从不同层面和不同角度反映医疗机构处方工作的整体和细分情况，为医疗机构管理层进行决策提供科学的数据支持，以达到合理用药、用药监测、用药管理的目的。

点评中要对使用量异常增长的、半年内使用量始终居于前列的、经常超适应证超剂量使用的、企业违规销售的、频繁发生严重不良事件的抗菌药物进行深入调查，并将点评和调查结果作为医师定期考核、临床科室和医务人员绩效考核的依据。对于出现以下情形之一的医师，医疗机构应该取消其处方权：抗菌药物考核不合格的；限制处方权后，仍出现超常处方且无正当理由的；未按照规定开具抗菌药物处方，造成严重后果的；未按照规定使用抗菌药物，造成严重后果的；开具抗菌药物处方牟取不正当利益的。药师若未按照规定审核抗菌药物处方与用药医嘱，造成严重后果的；或者发现处方不适宜、超常处方等情况未进行干预且无正当理由的，医疗机构应当取消其药物调剂资格。医师处方权和药师药物调剂资格取消后，6个月内不得恢复。

严厉的处方点评制度可以避免经验性治疗时间过长。一项随机对照研究表明，开展处方点评可显著减少抗菌药处方费用，推算每年节约390 000美元。但该策略的难点在于点评人的水平不一，不能统一，同时处方医师的依从性也值得考虑。

4. 计算机辅助处方 随着电子计算机在医院内广泛应用，计算机辅助处方系统应运而生。该系统整合了处方过程所需要的资料数据（特定患者的临床信息、所在医院或地区各类感染病原谱和耐药状况、药物基本信息），设计出适合本医院或本地区的软件，以此对医嘱进行识别。

据 Glowacki 等报道，使用计算机辅助处方系统后，3个月期间有137份不合理抗菌药物联合治疗处方被退回，134份需要按药师意见修改。在ICU的研究显示，与医师决策处方相比，计算机辅助处方可显著缩短抗菌药物治疗时间、住 ICU 时间和总住院时间。

计算机辅助处方能对处方 / 医嘱进行有效的统计、监控和管理，大大提高了规范化处方的比例，是未来医院抗菌药管理的发展方向。

5. 转换治疗　除了上述管理策略外，也可通过转换抗菌药的剂型、参考抗菌药的体内过程参数、转换所用药物的抗菌谱等方法规范抗菌药的使用。转换治疗策略也有助于加强抗菌药的合理使用。

转换治疗（switch therapy）包括降级治疗（down step therapy）和序贯治疗（sequence therapy）。两者都是当病情改善时，从静脉给药转换至口服给药，只不过前者血药浓度降低（如 β- 内酰胺类药物口服吸收度不高，患者好转后继续口服静脉治疗剂量，会造成血药浓度下降），后者血药浓度基本不变（如喹诺酮类药物口服吸收度好，患者好转后转为口服，给予同样的治疗剂量，血药浓度基本维持不变）。转换治疗的优点是节约费用，减少医院感染机会，是目前抗菌治疗中最为肯定而无异议的策略。

6. PK/PD 模型　应用药动学 / 药效学（PK/PD）原理制订给药方案也是抗菌药临床应用的策略之一。抗菌药物的 MIC 是体外测得的抗菌活性，在体内或临床能否达到相应疗效还需要看该药在体内的药动学过程，即药物在体内的浓度和维持一定浓度的持续时间。将 PK 和 PD 相结合已经成为优化抗菌药物治疗的理论基石，近年来发展起来的 Monte Carlo 模型获得的群体 PK/PD 数据为推广 PK/PD 临床应用提供了方便，同时也被证明可以显著改善治疗结果。

7. 降阶梯治疗　"重拳出击、降阶梯治疗"是针对重症感染所提出的一种策略。在临床诊断建立 1 小时内开始初始经验性抗菌治疗，要求覆盖前 3 ~ 4 位的主要病原菌，获得病原学诊断报告后应结合临床治疗反应重新进行一次病情评价，将最初的广谱治疗方案更改为针对性的窄谱抗菌药物，这一策略称为降阶梯治疗（de-escalation therapy）。此策略为改善预后采用的广谱联合治疗与为避免耐药而尽可能缩短广谱抗菌药物使用时间找到了一个平衡方案。

8. 耐药性监测　细菌耐药性的持续性监测也是有效控制抗菌药物滥用的必不可少的手段之一。2004 年国家卫生部组建"全国抗菌药物临床应用监测网"，并于 2006 年 5 月下发通知开始建立全国"抗菌药物临床应用监测网"

和"细菌耐药性监测网"，第一批有 109 家医院参加。了解和掌握抗菌药物临床应用情况，不仅可以用于分析其使用强度与耐药的关系，而且可以洞察市场动态，对于净化市场环境、指导临床合理用药均具有重要意义。各地区或各医院应当建立自己的细菌实验室，进行细菌耐药性监测并建立抗菌药物临床应用预警机制，提高临床合理应用比率，减少患者治疗失败的风险。对主要目标细菌耐药率超过 30% 的抗菌药物，应及时将预警信息通报本机构医务人员；对主要目标细菌耐药率超过 40% 的抗菌药物，应慎重经验选择；对主要目标细菌耐药率超过 50% 的抗菌药物，应参照药敏试验结果选用；对主要目标细菌耐药率超过 75% 的抗菌药物，应暂停该类抗菌药物的临床应用，根据追踪细菌耐药性监测结果，再决定是否恢复其临床应用。

四、卧薪尝胆终见效，成绩卓著振人心

在了解了我国针对抗菌药的各项监管策略后，大家一定想知道：这些多方位严格的举措实施后是否卓有成效呢？令人振奋的是，在众多抗菌药物管理策略的共同出击下，近年来我国的抗菌药滥用情况得到了很大程度的遏制，治理成果喜人。

2015 年，Bao 等在学术期刊 PLoS ONE 上发表的一项研究从各方面调查了中国的抗菌药使用情况，其研究结果显示：在 2011 年国家卫生部发布《关于做好全国抗菌药物临床应用专项整治活动的通知》后的近 4 年间，我国抗菌药滥用状况得到了很大的改善。这表明，我国近些年来对抗菌药物采取的严格管控态度和一系列相互辅助的管理措施有效地遏制了抗菌药的滥用，在滥用蔚然成风的医疗背景下，这样的成果实属不易。接下来就为大家展示我国在菌药博弈中取得的战果：

1. **抗菌药的处方比例逐渐降低，趋于合理化**　住院患者抗菌药物处方率从 62.9% 下降至 35.3%，门诊、急诊患者的抗菌药物处方率也分别下降至 12.9% 和 28.4%（图 7.4-1）。

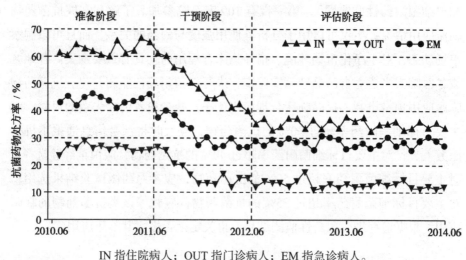

IN 指住院病人；OUT 指门诊病人；EM 指急诊病人。

图 7.4-1　2010—2014 年中国抗菌药物滥用改善情况（处方率）

2. 抗菌药的患者使用费用逐渐降低　住院及门诊患者的抗菌药物支出费用和占就医总费用的比例逐年下降，住院患者的平均抗菌药总费用从 203.7 美元降至 95.4 美元，门诊患者则降至 6.7 美元，两类患者在"特殊使用"类的抗菌药上的花费分别减少了 44.4 美元和 1.8 美元（图 7.4-2）。

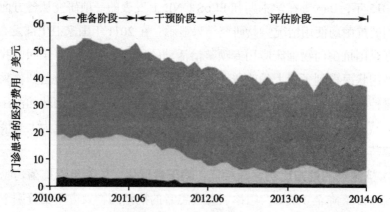

图 7.4-2　2010—2014 年中国抗菌药物滥用改善情况（门诊就医费用）

3. 抗菌药的住院患者使用时长逐渐缩短　以往患者平均在术前 3.97 天开始预防性使用抗菌药，经抗菌药物整治活动后，术前抗菌药使用时间缩

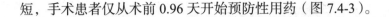

短，手术患者仅从术前 0.96 天开始预防性用药（图 7.4-3）。

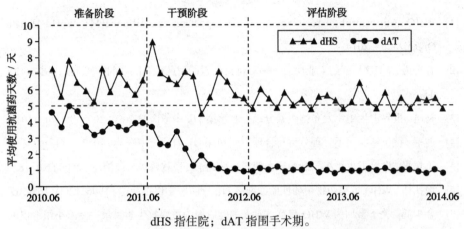

dHS 指住院；dAT 指围手术期。

图 7.4-3　2010—2014 年中国抗菌药物滥用改善情况（使用时长）

4. 抗感染药的购入金额比例逐渐降低　从医院对于抗菌药物的采购情况来看，自 2011 年整治活动后，全国抗感染药物购入金额占全部药物的份额逐渐降低，并趋于稳定在一个相对较低的水平。

发表在国际期刊上的上述研究结果，从抗菌药的处方率、患者的药费支出、住院患者的用药时长，以及医院的购药金额等多个角度较为全面地展示了我国在抗菌药监管上取得的显著成效，向全世界递交了一份令人欣慰的答卷。

和人类面临的许多共同挑战一样，抗菌药物管理是一个世界性难题，而我国还有其特殊性，如长期积累、欠债太多、基础薄弱、微生物实验室建设滞后等。尽管已取得丰硕成果，但我们不能懈怠，仍应时刻意识到：抗菌药物管理是抵御细菌耐药性蔓延的重中之重；建立和完善抗菌药物管理的各级组织是实行有效管理的基本保证；AST 是核心和关键；抗菌药物管理策略是实施和推进管理工作的基本措施和抓手。抗菌药物管理集重要性、紧迫性、艰巨性、社会性、长期性于一身，我们需要学习和借鉴国际经验，更需要实践、研究和创新，走出符合中国实际国情的抗菌药物管理之路。

菌药博弈，任重而道远，我们在前行。

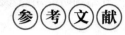

[1] WHO. Antimicrobial resistance: global report on surveillance[M]. World Health Organization, 2014.

[2] 韩秀霞. WHO 与制药工业协力——对付抗生素的耐药性 [J]. 国外医学情报, 1997 (12): 15.

[3] 马越. 世界卫生组织发布抗生素分级控制草案 [J]. 中华医学杂志, 2005, 85(16): 1101.

[4] 翁蓓. 抗生素应用不合理分析与合理应用初探 [J]. 内蒙古中医药, 2012, 31(13): 73.

[5] 王长青. 世界卫生组织限制对牲畜使用抗菌药 [J]. 畜牧兽医科技信息, 2000 (10): 18.

[6] 徐兆炜. WHO 抗菌药物耐药性监测网络 [J]. 预防医学情报杂志, 1996, 12(3): 168-169.

[7] 金少鸿. 关于参加为 WHO 起草"对人类健康极为重要抗生素目录"专家小组会议的汇报 [J]. 中国药事, 2005, 19(3): 182-184.

[8] 丁香园. WHO 发布首份全球抗菌药物耐药监测报告 [EB/OL]. http://infect.dxy.cn/article/74453.html, 2014-05-13.

[9] 施雾. 二战后美国畜牧养殖业滥用抗生素问题初探 [J]. 学术研究, 2013 (4): 99-104.

[10] 陈华栋, 张尚鹏, 徐星娥, 等. 细菌耐药性发展与抗菌药物使用的量效关系 [J]. 中华医院感染学杂志, 2012, 22(7): 1538-1540.

[11] 张霓, 陈锦新, 王坚. 从美国一项临床控制感染的有益行动谈我国抗生素使用状况的改善 [J]. 中国药业, 2000, 9(2): 8.

[12] 杨景勋. 美国抗击病原菌对抗生素耐药的一些策略和措施 [J]. 中国药物警戒, 2004, 1(2): 36-37.

[13] 马越, 李景云, 金少鸿. 美国食品药品监督管理局修订有关人用抗生素类药品说明书的新规定 [J]. 中国药事, 2003, 17(10): 643-645.

[14] 郑明节, 曹金刚. 国内外控制细菌耐药性的策略 [J]. 中国药物警戒, 2011, 8(9): 534-537.

[15] 陈燕军. 对欧盟禁用动物抗生素添加剂的再思考 [EB/OL]. http://www.feedtrade.com.cn/tech/200907/295721.html, 2009-07-21.

[16] 李艳芳. 环境保护法典型案例 [M]. 北京: 中国人民大学出版社, 2003: 297-300.

[17] 郭晓昕. 捷克管理抗菌药的"新政策" [J]. 家庭用药, 2004 (5): 8.

[18] 中华人民共和国卫生部医政司, 卫生部合理用药专家委员会.《抗菌药物临床应用管

理办法》释义和抗菌药物临床应用培训教材 [M]. 北京：人民卫生出版社，2012:
55-75.

[19] Li Y. China's misuse of antibiotics should be curbed[J]. BMJ, 2014, 348: g1083.

[20] Bao L, Peng R, Wang Y, et al. Significant reduction of antibiotic consumption and patients'
costs after an action plan in China, 2010 2014[J]. PLoS ONE, 2015, 10(3): e0118868.

[21] 丁香园 . 世卫组织（WHO）更新基本药物清单，提出关于抗生素使用的新建议 [EB/
OL]. http://www.dxy.cn/bbs/topic/37023966?keywords=WHO+%E5%9F%BA%E6%9C%
AC%E8%8D%AF%E7%89%A9.

[22] WHO updates Essential Medicines List with new advice on use of antibiotics, and adds
medicines for hepatitis C, HIV, tuberculosis and cancer[EB/OL]. http://www.who.int/
mediacentre/news/releases/2017/essential-medicines-list/en/. 2017.

[23] WHO. 20th Essential Medicines List [EB/OL]. http://www.who.int/medicines/
news/2017/20th_essential_med-list/en/. 2017.

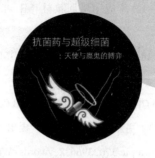

·结语·

　　这，是一场博弈，战斗的双方——细菌与抗菌药，狭路相逢激烈厮杀，从前方惨烈的战况——抗菌药的滥用与细菌耐药性的增长，到后方不曾间断的支援——世界各国携手致力于合理用药，加强抗菌药监管，我们一路走来。

　　在超级细菌肆虐时，我们惶恐不安；

　　在回顾激动人心的抗菌药发现史时，我们心潮澎湃；

　　在构建细菌与抗菌药的知识体系时，我们求知若渴；

　　在剖析抗菌药滥用与误用时，我们擦亮了双眼；

　　在管控抗菌药迎击细菌耐药时，我们勇往直前。

　　博弈并未结束，而你我却已成为了战场上勇往直前的勇士。相信在酣畅阅毕此书后，我们能抛去之前的不安与无知，怀揣着勇气与智慧，从自身做起，与细菌耐药性战斗到底，用知识的武装去争取这场菌药博弈的最终胜利！

　　值此书付梓之际，感谢在此书撰写及同名 MOOC 创建过程中辛勤付出的学生小伙伴们：王千迷、李文思、李良瑾、宋嘉旸、张伟峰、陆壮、陈玉洁、薛浩（按姓氏笔画排序）！此书付印之时，你们多已从复旦毕业，步入各自的工作岗位或远赴海外留学，但正是藉由与你们在复旦师生同行之时组成的这支精锐的教学团队，才得以成就此书，也才得以有复旦大学药学院首门 MOOC 的诞生。为师在此谨向你们每一位表达深深的谢意以及由衷的欣慰，这份至真至纯的师生情义将永存于心。

也在此感恩挚爱的先生和女儿！因着你们的陪伴和鼓励，得以走过建课和成书过程中的诸多辛苦和艰难，感谢你们不厌其烦地在完成过程中给予的建议和创意。

本书部分内容来自网络资源，不一一列举，在此一并表示感谢！

汤文璐

2019 年夏 于上海